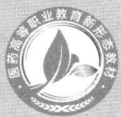

医药高等职业教育新形态教材

U0741741

医学检验项目化教学实训指导

（供医学检验技术专业用）

主　编　马桂芳　吴　芹　杨　李
副主编　孙金霞　李启松　黄思怡
编　者　（以姓氏笔画为序）
　　　　马桂芳（江苏医药职业学院）
　　　　孙金霞（江苏医药职业学院）
　　　　杨　李（江苏医药职业学院）
　　　　李启松（江苏医药职业学院）
　　　　吴　芹（江苏医药职业学院）
　　　　沈利民（盐城市大丰人民医院）
　　　　林素平（东台市人民医院）
　　　　周　翔（溧阳市人民医院）
　　　　高学荣（江苏医药职业学院）
　　　　殷　欣（江苏医药职业学院）
　　　　黄思怡（江苏医药职业学院）
　　　　韩玉清（盐城市第三人民医院）

中国健康传媒集团
中国医药科技出版社

内 容 提 要

《医学检验项目化教学实训指导》是一本项目化教学改革配套的实训教材，本教材分六部分，共58个典型项目，涉及医学检验技术专业的6门核心课程，包括基本技能项目和综合技能项目，基本技能项目主要为医学检验专业学生必须掌握的基本职业技能项目；综合技能项目来源于临床工作岗位任务，选择目前医院检验科临床实验室最基本、最重要并具有代表性的常规检验项目，制订了细致完善的项目报告单，包括项目方案思路、项目实施流程、过程评价、总结拓展等方面，且提供了可操作性的量化评价标准。本教材具有以下特色：①实训项目具有代表性，实用性强，与临床实际相结合，符合岗位要求。②每个项目都提供了切实可行的评价标准，不仅提升了学生的规范操作意识和生物安全意识等职业素养，也培养了学生分析问题和解决问题的能力。本教材为书网融合教材，可通过扫描二维码观看与内容相关的彩图，便教易学。

本教材主要供医学检验技术专业的师生教学使用，也适用于医学类其他专业的本科生、专科生和继续教育学习。

图书在版编目（CIP）数据

医学检验项目化教学实训指导 / 马桂芳，吴芹，杨李主编. -- 北京：中国医药科技出版社，2024.12.（医药高等职业教育新形态教材）. -- ISBN 978-7-5214-5118-4

Ⅰ. R446.1

中国国家版本馆CIP数据核字第2024G7M616号

美术编辑 陈君杞

版式设计 友全图文

出版 **中国健康传媒集团**｜中国医药科技出版社
地址 北京市海淀区文慧园北路甲22号
邮编 100082
电话 发行：010-62227427 邮购：010-62236938
网址 www.cmstp.com
规格 787×1092mm $\frac{1}{16}$
印张 19$\frac{3}{4}$
字数 510千字
版次 2024年12月第1版
印次 2024年12月第1次印刷
印刷 北京印刷集团有限责任公司
经销 全国各地新华书店
书号 ISBN 978-7-5214-5118-4
定价 **69.00元**

获取新书信息、投稿、为图书纠错，请扫码联系我们。

医药高等职业教育新形态教材

评审委员会

数字化编委会

前　言

随着医学教育改革的不断深入，为了更好地促进高等职业教育医学检验技术专业人才培养，实现职业教育的"专业与行业岗位对接""教学内容与职业标准对接""教学过程与临床过程对接""考试标准与执业标准对接""职业教育与终身教育对接"五个对接，坚持以学习者为中心，深入分析高职学生的学情，积极实施行动导向的教学模式，采取项目化教学等教学方式，切实提升教学效果，促使人才培养链和产业链紧密衔接，更好地培养高素质、高水平、应用型的卓越医学检验人才，根据医学检验高职院校学生培养计划及职业能力培养的需求，组织编写了本教材。

《医学检验项目化教学实训指导》是以"项目引领，任务驱动"的思路组织编写的，适用于医学检验技术专业，是一本实践性很强的教学参考书。江苏医药职业学院医学检验技术专业从 2013 年起开始对微生物学检验、免疫学检验、寄生虫学检验、血液学检验、临床检验基础、生物化学检验等课程进行项目化教学改革，多年来积累了一定的经验。本教材涉及医学检验技术专业的6门核心课程内容，每门课程内容包括基本技能项目和综合技能项目两部分，基本技能项目主要为医学检验专业学生必须掌握的基本职业技能项目，包括目标、原理、仪器设备和器材、内容与操作步骤、注意事项、思考题和评价标准等方面；综合技能项目来源于临床工作岗位任务，选择目前医院检验科临床实验室最基本、最重要并具有代表性的常规检验项目，每个项目包括目标、项目任务、材料准备、项目实施、评价考核等方面，制订了细致完善的项目报告单，包括分组、项目方案思路、实施方案、过程评价、总结拓展等方面，且提供了可操作性的量化评价标准。本教材注重学生动手能力的培养，提供了项目操作过程的科学性和规范性，不仅培养学生的职业素养，同时也提高了学生分析问题解决问题的能力。旨在通过本课程的学习，使学生达到高素质技术技能型医学检验人才的培养目标。

本教材由长期从事医学检验技术教学工作的教师和临床工作一线专家共同编写，同时得到盐城市第三人民医院检验科、盐城市第一人民医院检验科、东台市人民医院检验科、大丰人民医院检验科、句容市人民医院检验科、溧阳市人民医院检验科等多家单位多位行业专家的大力支持和帮助。在编写过程中，各位编者都非常认真、负责和投入，配合默契，互相帮助，为本书的顺利完稿付出了辛勤的劳动，在此一并表示衷心的感谢！

由于检验医学发展迅速，内容涉及广泛，加之编者水平有限，书中难免存在不足之处，敬请同行专家和读者提出宝贵意见和建议，以便再版时修改完善。

编　者
2024 年 8 月

目 录

第一篇　微生物学检验

第二篇　免疫学检验

第三篇 寄生虫学检验

第四篇 血液学检验

第五篇　临床检验基础

第六篇　生物化学检验

第一篇　微生物学检验 ▶

第一部分　微生物学检验基本技能项目

项目一　细菌的形态与特殊结构观察

一、目标

（一）知识目标

1.熟悉显微镜油镜的使用和保护方法。

2.掌握细菌的基本形态、特殊结构的形态特征。

（二）能力目标

1.具有在显微镜下正确认识细菌的基本形态、特殊结构的能力。

2.具备使用油镜观察细菌形态、结构的能力。

（三）素质目标

1.严格按照操作规程进行操作，养成良好的操作习惯。

2.爱护显微镜及染色标本片。

二、原理

玻璃的折射率（1.520）与空气的折射率（1.000）相差较大，因而当光线通过集光器进入物镜时，由于折射而散失的光线较多，进入物镜中的光线较少，导致视野昏暗，物象不清晰；而在标本玻片与油镜之间加香柏油代替空气，香柏油的折射率（1.515）与玻璃相近，当光线通过时，由于折射而散失的光线较少，进入物镜中的光线较多，因而视野明亮，物象清晰（图1-1）。

三、仪器设备和器材

普通光学显微镜、香柏油、擦镜液、擦镜纸、细菌基本形态及特殊结构示教片。

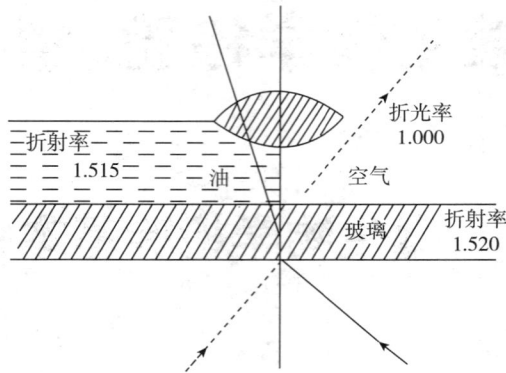

图 1–1 油镜原理示意图

四、内容与操作步骤

（一）油镜使用

1.接通电源，打开开关。

2.将载玻片标本放在载物台上，用移动器或固定夹固定好。先用低倍镜找到视野，然后转换油镜头，升高聚光器，把光圈完全打开。

3.在标本上滴加1滴香柏油，从侧面注视油镜，并缓慢将镜头转移至油内。

4.边观察接目镜边轻轻转动细调节器（此时动作轻柔，防止压坏玻片及损坏物镜），直至找到清晰物象。

5.镜检时应将标本按一定方向呈"弓"形移动，直至整个标本观察完毕，以防漏检。观察时应将两只眼睛同时睁开，左眼观察，右眼用于绘图或记录。

6.使用完毕，用擦镜纸（切不可用手、布或其他纸类）蘸少许擦镜液擦去香柏油，再用擦镜纸将残存的擦镜液擦干净。

7.最后，将物镜转成"八"字形，下降聚光器，罩好镜套，放入镜箱内。

（二）基本形态观察

1.**球菌** 金黄色葡萄球菌。

2.**杆菌** 大肠埃希菌。

3.**弧菌** 霍乱弧菌。

（三）特殊结构观察

1.**荚膜** 产气荚膜梭菌，用黑斯（Hiss）荚膜染色后，菌体呈紫色，菌体四周有一淡紫色的荚膜圈。

2.**鞭毛** 伤寒沙门菌的鞭毛，经染色后，菌体和周身鞭毛均呈红色。

3.**芽孢** 破伤风梭菌的芽孢，注意芽孢的大小、形状及其位置。经革兰染色后，菌体呈紫色杆状，菌体顶端有一圆形不着色的芽孢。

五、注意事项

1.使用显微镜时应小心爱护，不得随意拆卸。

2.搬动显微镜时，用一手持镜臂、一手托镜座平端。

3.载物台要放平，以防滴加的香柏油流出玻片。

4.玻片干后才能加香柏油，滴加时要避免气泡形成，香柏油要适量，不宜过多或过少。

5.调节粗调节轮时，动作要轻，侧面观察镜头和玻片的距离，注意使镜头与玻片不要相碰。

6.用擦镜纸擦拭油镜头时，注意手法要轻柔，并向同一方向拖拭，防止旋转擦拭，以免损伤贵重的油镜光学系统。

六、思考题

1.用红蓝铅笔绘出镜下所见细菌基本形态和特殊结构图。

2.在光镜下能看到的细菌特殊结构有哪些？

七、评价标准

油镜使用操作评价标准见表1-1。

表1-1　油镜使用操作评价标准

序号	项目	考核内容	分值	扣分标准	扣分	备注
1	准备工作	仪表端庄，头发符合要求，着白大衣、帽子、口罩、手套	4	仪表、着装不整、漏缺某一项，扣2分		
		材料的准备：光学显微镜、镜油、擦镜纸等		工作台面凌乱、漏缺某一项、摆放顺序错误，扣2分		
2	操作流程	油镜下观察结果取标本片先用低倍镜观察，然后滴加香柏油用油镜观察	44	未检查显微镜电源，扣5分		
				未正确使用低倍镜观察，扣10分		
				使用油镜未滴加香柏油，扣5分		
				油镜观察时操作错误，扣10分		
				标本片损坏，扣14分		
3	结果记录	绘出镜下图用红蓝铅笔绘制显微镜下观察到的细菌的形态与特殊结构图	40	细菌形态、结构绘制有误，扣40分		

序号	项目	考核内容	分值	扣分标准	扣分	备注
4	职业素养	操作结束清理工作台、物品放到指定位置	8	不清理、物品没放到指定位置（含坐凳）、显微镜未正确复位，扣2分		
		用过医疗垃圾分类放入指定污物缸，消毒台面		垃圾未分类放置、未消毒台面，扣2分		
		保护器材，生物安全防护		损坏器材、划伤，液体外流跌落等，扣2分		
		操作结束后消毒手		操作结束后未消毒手，扣2分		
5	总体印象	安全，规范，流畅，完成质量好	4	从生物安全、规范操作、完成质量等方面考虑，最多扣4分		

项目二　细菌革兰染色技术

一、目标

（一）知识目标

1. 熟悉革兰染色法的原理。
2. 掌握革兰染色方法、结果判断及临床意义。

（二）能力目标

1. 具有制备细菌涂片的能力。
2. 具备正确使用油镜观察染色结果的能力。

（三）素质目标

1. 严格按照操作规程进行操作，养成良好的操作习惯。
2. 对革兰染色标本及废液妥善处理，注意生物安全。

二、原理

革兰阳性菌的细胞壁肽聚糖层厚，肽聚糖网状分子形成一种透性屏障，当乙醇脱色时，肽聚糖脱水而孔障缩小，故保留结晶紫–碘复合物在细胞膜上，呈紫色。革兰阴性菌的细胞壁肽聚糖层薄，交联松散，乙醇脱色不能使其结构收缩，其脂含量高，乙醇将脂溶解，缝隙加大，结晶紫–碘复合物溶出细胞壁，沙黄或稀释复红复染后呈红色。

三、仪器设备和器材

（一）标本

平皿细菌培养物。

（二）试剂

革兰染液：结晶紫染液、碘液、脱色液（95%乙醇）、复染液。

（三）器材

载玻片、试管架、红蓝铅笔、接种环、记号笔、酒精灯、打火机、0.9%氯化钠注射液（生理盐水）、吸水纸、冲洗瓶、钟表、显微镜、香柏油、擦镜纸、擦镜液、染色盘、染色架、纱布（可用于拭擦玻片）、消毒洗手液、洗面盆、抹布、锐器盒（装损坏的玻片等）、普通污物缸（装用后的擦镜纸等废物）、废液缸（装革兰染色废液）等。

四、内容与操作步骤

（一）细菌染色的一般程序

细菌染色法分单染法和复染法。单染法是用一种染料去染，所有细菌都染成一种颜色；复染法是用多种染料对细菌进行染色，不同细菌可染成不同的颜色。

大部分细菌染色的基本程序相同，即涂片→干燥→固定→染色。

（二）细菌涂片制备

1.涂片　取一张洁净载玻片，用记号笔在洁净载玻片上进行标记，以无菌操作方法取生理盐水，用接种环挑取少量葡萄球菌或大肠埃希菌于玻片上预加的生理盐水中，并研磨成均匀浑浊的菌液（如系液体标本，则不需加生理盐水，可直接涂于载玻片上），涂成1cm×1cm大小的均匀薄膜，接种环灭菌后放回试管架上。取菌量不可太多，使生理盐水磨成灰白色为宜。

2.干燥　涂片最好在室温下自然干燥，如欲加速干燥，可在离火焰约15cm高处微微加热烘干（将涂膜背面置火焰上方不烤手的高处略加烘烤），但切勿紧靠火焰，以免将涂膜烤焦，细菌变形，染色后难以观察。

3.固定　涂片干燥后，手持玻片的一端，将载玻片的背面以钟摆速度来回通过酒精灯火焰三次，共2～3秒，注意温度不可太高，以玻片加温面触及皮肤感觉微烫且尚能忍受为度。固定的目的：①使菌体较牢固黏附于载玻片，防止其在染色时被染液和水冲掉；②杀死细菌；③使菌体蛋白质变性凝固，从而使细菌形态固定；④可改变菌体对染料的通透性，从而使细菌易于着色。固定完毕，放置待冷后再进行染色。

（三）革兰染色法

根据实验目的选择不同的染色方法，在实际工作中，应用最广泛的是革兰染色法。

1.标记　选择玻片并正确编号（学号+标本号）。

2.涂片　用灭菌接种环挑取菌落与载玻片上预先滴加的生理盐水涂布成1cm×1cm或蚕豆大小的半透明菌膜。

3.干燥　涂片制成后，在空气中使其迅速干燥，以免菌体皱缩变形（若需加快干燥速度，将涂布面朝上，置于火焰上方，于不烫手的位置，慢慢烘干，切勿紧贴火焰）。

4.固定　玻片干燥后用火焰加热法固定，即玻片（菌膜面向上）中速从火焰上端通过3次进行固定，以玻片反面接触手背皮肤，热而不烫为宜。

5.初染　加结晶紫染液染1分钟，细流水冲洗，并倒去玻片上积水。

6.媒染　加碘液染1分钟，细流水冲洗。

7.脱色　加脱色液，不时摇动30秒，至无紫色逸出为止，细流水冲洗。

8.复染　加复染液，染1分钟，细流水冲洗。

9.镜检　待已染色的细菌标本片自然干燥或用吸水纸吸干后，再用显微镜进行观察。葡萄球菌染成紫色，系革兰阳性菌（G^+），呈葡萄状排列的球菌；大肠埃希菌染成红色，系革兰阴性菌（G^-），呈单个散在排列的杆菌。

五、注意事项

1.涂片厚薄要适宜，以菌膜刚好能透过字迹为宜（半透明）。如果涂片太厚有可能将革兰阴性菌染成紫色，涂片太薄则可能将革兰阳性菌染成红色。

2.脱色时间长短要适宜，如果涂片较厚应相应的延长脱色时间，若涂片较薄则相应的缩短脱色时间，脱色时应不断旋转玻片摇匀，使其充分脱色，通常脱到乙醇中没有紫色流下即可。

3.水洗时，水流不能过大，防止水流直接对准菌膜冲洗。

4.所有染液应防止因蒸发而改变浓度，特别是卢戈碘液久存或受光作用后失去媒染作用；涂片上积水过多会降低染液浓度，影响染色效果。

5.因细菌的菌龄不同，染色结果也有差异，一般以18～24小时培养物染色结果最好。

六、思考题

1.选取典型细菌视野画图并描述（染色性、形态、排列等）。

2.制备一张好的涂片应注意些什么？

3.若兰阳性菌染成革兰阴性菌可能有哪些原因？

4.细菌革兰染色的主要步骤有哪些？

七、评价标准

革兰染色法操作评价标准见表1-2。

表1-2　革兰染色法操作评价标准

序号	项目	考核内容	分值	扣分标准	扣分	备注
1	准备工作	仪表端庄，头发符合要求，着白大衣、帽子、口罩、手套	5	仪容、着装不整、漏缺某一项，扣2分		
		合理摆放实验器材、试剂及标本		工作台面凌乱、漏缺某一项、摆放顺序错误，扣3分		
2	操作流程	编号 取玻片并正确编号	2	未编号或编号错误，扣2分		
		点酒精灯 先提灯芯排气后点灯	1	未正确点燃酒精灯，扣1分		
		制片 观察菌落后，无菌操作挑取细菌涂片（取菌前，酒精灯火焰从环向棒端烧，取菌后从棒向环端烧），干燥后进行固定，熄灭酒精灯	12	未观察菌落，扣1分		
				违反无菌操作，扣1分		
				接种环使用不规范、灭菌不当，扣2分		
				未加生理盐水，扣1分		
				菌落选择不当，扣1分		
				接种环未冷却取菌，扣1分		
				涂片不均匀、过厚、过大或过小，扣1分		
				涂片未完全干燥或过热，扣1分		
				标本片不按要求通过酒精灯火焰、未试热，扣2分		
				未及时熄灭酒精灯或方法不正确，扣1分		
		染色 按顺序染色，加第一染液，染色一定时间，细小流水缓慢冲洗染液。加第二染液，依此类推，染完第四染液，冲洗干净，干燥	10	顺序错误，扣1分		
				漏缺某一步骤染色，扣1分		
				染色液过多（以不漏滴入染色盘为准），扣1分		
				染液未盖住细菌涂片，扣1分		
				染色时间过长或过短，扣1分		
				脱色时间过长，扣1分		
				先倒染液后冲水，扣1分		
				冲水过大、过快，扣1分		
				冲洗不干净，扣1分		
				染色片未完全干燥，扣1分		

续表

序号	项目	考核内容	分值	扣分标准	扣分	备注
2	操作流程	使用显微镜 取显微镜、用低倍镜找视野后，熟练使用油镜找到细菌并报告，油镜使用完毕，擦拭油镜头（先用擦镜纸擦去香柏油，再用擦镜液脱去香柏油，最后用擦镜纸擦净）并复位显微镜	20	取显微镜不正确，扣2分		
				未用低倍镜找视野，扣2分		
				找不到细菌，扣5分		
				使用油镜不当，压坏玻片，扣5分		
				未擦拭或方法不当，扣3分		
				未能正确复位显微镜，扣3分		
3	结果记录	结果 绘出镜下细菌形态，描述菌体颜色、菌体形态、菌体G^+或G^-	30	绘制错误或未绘制，扣5分		
				描述菌体颜色错误，扣5分		
				描述菌体形态错误，扣5分		
				指认菌体G^+或G^-错误，扣10分		
				红色、紫色不清晰，扣5分		
		报告 报告找到革兰阳性球（杆）菌或找到革兰阴性球（杆）菌，且报告结果与标本结果一致	10	报告错误或报告正确但与染色结果描述不一致；报告结果与标本结果不一致，扣10分		
4	职业素养	操作结束清理工作台、物品放到指定位置、用消毒液擦拭桌面（标本片放标本盒内）	5	不清理工作台、物品没按要求放到指定位置、未用消毒液擦拭桌面，扣1分		
		将使用过的一次性物品弃入污物缸或指定位置		用过的一次性物品未放入污物缸，扣1分		
		注意保护器材		损坏器材，扣1分		
		注意生物安全防护		划伤手和标本外溢等，扣1分		
		操作结束后消毒手		操作结束后未消毒手，扣1分		
5	总体印象	安全，规范，流畅，完成质量好	5	从生物安全，规范操作，完成质量等方面考虑，最多扣5分		

项目三　培养基的制备技术

一、目标

（一）知识目标

1.掌握常用培养基的种类及用途。

2.熟悉常用培养基制备程序。

3.了解常用的灭菌方法。

（二）能力目标

1.具备常用细菌培养基配制的能力。

2.具备对物品进行常规消毒和灭菌的能力。

（三）素质目标

1.严格按照仪器操作规程进行操作，养成良好的操作习惯。

2.严格无菌操作，注意生物安全。

3.准确称量培养基，认真操作。

二、原理

高压蒸汽灭菌是基于水的沸点随着蒸汽压力的升高而升高。当蒸汽压力达到 $1.05kg/cm^2$ 时，水蒸气温度升高到121℃，经15~30分钟，可全部杀死锅内物品上的各种微生物。

三、仪器设备和器材

（一）试剂

牛肉膏、氯化钠、蛋白胨、琼脂粉、蒸馏水、1mol/L的NaOH、1mol/L的HCl等。

（二）器材

锥形瓶、量筒、精密pH试纸、天平、高压蒸汽灭菌器、脱脂棉、一次性培养皿、酒精灯、电炉等。

四、内容与操作步骤

（一）基础培养基的制备程序和方法

制备一般培养基的基本程序包括调配、溶化、矫正pH值、过滤、分装、灭菌、鉴定和保存等步骤。

1.调配 按培养基组成准确称取各成分用量，放入三角烧瓶或大容量烧瓶中，加一定量蒸馏水，振摇后使其充分混匀。应注意，染料、胆盐和指示剂等应在矫正pH后加入。

2.溶化 将调配好的混合物在电炉上加热，随时搅拌，防止外溢，使其完全溶化。溶化完毕，注意补足失去的水分。

3.矫正pH值 可用pH比色法或精密pH试纸，矫正培养基的pH值。一般将培养基的pH值调至7.2~7.6。经高压灭菌后，其pH值降低0.1~0.2，故在矫正pH值时应比实际需要的pH值高0.1~0.2。

4.过滤 自配的培养基通常有一些浑浊或沉淀，需滤过澄清后方可使用。液体或半固体培养基常用滤纸过滤，固体培养基在熔化后趁热以绒布或双层纱布加脱脂棉过滤。如称取的为半成品成分，则不需要滤过。

5.分装 根据需要将培养基分装于三角烧瓶或试管等。

（1）基础培养基 一般分装于三角烧瓶内，灭菌后备用，以便随时分装倾注平板或配制营养培养基等。

（2）琼脂斜面 通常在熔化后分装于试管，量约为试管高度的1/4～1/3，加塞后灭菌，趁热摆成斜面，斜面长度约为试管长度的2/3，且保持试管下端有1cm柱高。

（3）半固体培养基 分装量为试管容量的1/4～1/3，加塞灭菌后趁热直立，凝固待用。

（4）液体培养基 分装量约为试管长度的1/3，灭菌后趁热直立待用。

（5）琼脂平板 先将灭菌或加热熔化后的固体培养基，冷至50℃左右，以无菌操作倾注于灭菌平皿内。内径9cm的平皿装13～15ml，若内径7cm的平皿装7～8ml，轻摇平皿，使培养基平铺于平皿底部，待凝固后将平皿翻转，置4℃保存备用。

6.灭菌

（1）高压蒸汽灭菌 耐热物质配制成的培养基（如普通培养基等）常用高压蒸气灭菌，方法是103.43kPa 121.3℃ 15～20分钟；含糖培养基以68.95kPa 115.6℃ 10～15分钟为宜，以免破坏糖类物质。

（2）间歇灭菌 不耐高热的物质配制成的培养基，如糖类、明胶和牛乳等常用间歇灭菌，方法是加热100℃ 30分钟，置37℃温箱内过夜，第二天再加热100℃ 30分钟，连续三次。

（3）血清凝固器灭菌 富含蛋白质的培养基（如含血清或鸡蛋清的培养基），需用血清凝固器进行间歇灭菌。方法是将配制好的培养基摆放在血清凝固器内（一般做成斜面），第一天加热75℃ 30分钟，第二天加热80℃ 30分钟，第三天加热85℃ 30分钟。在三次灭菌的间隙将培养基置37℃温箱内过夜。

7.鉴定 培养基鉴定的基本要求如下。①无菌试验：将灭菌后的培养基置37℃温箱中培养24小时，无任何细菌生长为合格；②效果试验：将已知菌种接种至此培养基上，证明相应的细菌可在此培养基上生长，且形态、菌落、生化反应等特征典型。

8.保存 制备好的培养基应注明名称、制作日期、有效期，用牛皮纸包裹或装于保鲜袋内，以减少水分蒸发，存放于4℃冰箱或冷暗处保存备用。琼脂平板应将底朝上、盖朝下放置；液体培养基应直立放置。

（二）常用培养基的种类、制备及用途

1.培养基按物理性状分类 ①液体培养基。②固体培养基。③半固体培养基。

2.培养基按用途不同分类 ①基础培养基：含有细菌需要的基本营养成分，供营养要求不高的细菌生长繁殖需要，如肉膏汤培养基、普通琼脂平板及普通斜面培养基等；②营养培养基：在普通培养基中加入血液、血清等营养物质即成营养培养基，供营养要求较高的细菌生长繁殖需要，如血琼脂培养基、血清肉汤培养基等；③选择培养基：在培养基中加入抑制非目的菌生长的化学物质或药物，利于目的菌的分离和检出，如SS琼脂平板、EMB琼脂平板等；④鉴别培养基：供细菌生化反应试验用，可根据实验结果鉴别细菌。如糖发酵培养基、蛋白胨水培养基等；⑤厌氧培养基：培养厌氧菌用，如疱肉培养基等。

五、注意事项

1. 在进行调配时应在瓶中先加入少量水，再加入各种固体成分，以免固体成分黏附在瓶壁上。装培养基的容器不能用铁、铜等材质的容器，若铁进入培养基中，含量超过0.14mg/L时可抑制细菌毒素的产生；含铜量超过0.3mg/L时可抑制细菌的生长。某些特殊成分（如染料、胆盐、指示剂等）应在矫正pH后加入。

2. 如需要制备十分澄清的培养基，可用卵蛋白加热澄清法：取一个鸡蛋的卵蛋白加水20ml，搅拌至出现泡沫，倒入1000ml液体或溶化的固体培养基，混匀，流通蒸汽加热30~60分钟，使培养基中的不溶性物质附着于凝固蛋白，取出后用纱布加脱脂棉（固体培养基）或滤纸（液体或半固体培养基）过滤。

3. 灭菌后的培养基在进行分装时应注意无菌操作，倾注平板时培养基的温度不能过高，否则冷凝水多，影响细菌的分离并易造成污染；也不能温度过低，否则琼脂过早凝固，使平板表面高低不平。

4. 在加热溶化时注意溶液不能溢出瓶外，否则会影响培养基的营养成分，若水分蒸发，应补足失去的水分。

六、思考题

1. 何为培养基？试述常见培养基的种类和用途。
2. 简述制备培养基的基本程序和注意事项。

七、评价标准

培养基的制备操作评价标准见表1-3。

表1-3 培养基的制备操作评价标准

序号	项目	考核内容	分值	扣分标准	扣分	备注
1	准备工作	仪表端庄、头发符合要求，着白大衣、帽、口罩、手套	4	仪表、着装不整、漏缺某一项，扣2分		
		材料的准备：天平、烧杯、培养皿等		工作台面凌乱、漏缺某一项、摆放顺序错误，扣2分		

续表

序号	项目	考核内容	分值	扣分标准	扣分	备注
2	操作流程	调配 准确称取培养基成分用量，放入三角烧瓶或大容量烧瓶中，加入蒸馏水，用玻璃棒混匀	5	称量不准确，扣3分		
				未充分混匀，扣2分		
		溶化 在电炉上加热搅拌，溶化完毕，补足失去的水分	5	加热时培养基外溢，扣2分		
				未完全溶化，扣1分		
				溶化后，未补足失去的水分，扣2分		
		矫正pH 用精密pH试纸，矫正培养基的pH	4	矫正pH未比实际需要的pH高0.1~0.2，扣4分		
		过滤 溶化后如有浑浊或沉淀，过滤。如称取的为半成品成分则不需要滤过	2	未根据培养基性状选择过滤方式，扣2分		
		分装 根据需要将培养基分装于三角烧瓶或试管等	10	分装容器选择不正确，扣5分		
				分装量过多或过少，扣3分		
				分装后未及时处理培养基，扣2分		
		灭菌 根据灭菌培养基所含成分选择合适的灭菌方法	9	灭菌方法选择错误，扣5分		
				灭菌温度、时间错误，扣4分		
		鉴定 无菌试验、效果试验鉴定培养基	4	未进行无菌试验，扣2分		
				未进行效果试验，扣2分		
		保存 制备好的培养基用牛皮纸包裹或装于保鲜袋内，存放于4℃冰箱	5	制备好的培养基未标注，扣2分		
				未用牛皮纸包裹或装于保鲜袋内，扣1分		
				未存放于4℃冰箱或冷暗处保存备用，扣1分		
				放置方式不正确，扣1分		
3	结果记录	观察培养基表面是否平整、鉴定是否合格	40	培养基表面不平整，扣15分		
				培养基鉴定不合格，扣25分		
4	职业素养	操作结束清理工作台、物品放到指定位置	8	不清理、物品没放到指定位置（含坐凳），扣2分		
		用过医疗垃圾分类放入指定污物缸，消毒台面		垃圾未分类放置、未消毒台面，扣2分		
		保护器材，生物安全防护		损坏器材、划伤、液体外流跌落等，扣2分		
		操作结束后消毒手		操作结束后未消毒手，扣2分		
5	总体印象	安全，规范，流畅，完成质量好	4	从生物安全，规范操作，完成质量等方面考虑，最多扣4分		

项目四 细菌的培养与分离技术

一、目标

（一）知识目标

1.掌握平板划线法及斜面、液体和半固体培养基接种方法。
2.熟悉细菌各种接种技术的应用。

（二）能力目标

1.具备使用各种细菌接种工具的能力。
2.具备在固体、液体和半固体培养基上接种细菌的能力。

（三）素质目标

1.严格无菌操作，具有生物安全意识。
2.注意个人防护，养成良好的操作习惯。

二、原理

平板划线法是将微生物样品在固体培养基表面多次作"由点到线"稀释而达到分离出单个菌落的目的。

三、仪器设备和器材

（一）菌种

葡萄球菌、大肠埃希菌。

（二）培养基

液体、半固体、固体培养基。

（三）其他

接种环、接种针、酒精灯等。

四、内容与操作步骤

（一）接种方法

1.平板划线接种法 主要用于临床标本中混杂着多种细菌的分离培养，经过划线接种，将细菌分散到固体培养基的表面，以获得单个菌落。常用的平板划线接种法可分为以下两种。

（1）分区划线法　此法多用于含菌量较多的粪便、脓汁、痰液等标本的细菌离培养。具体操作如下：右手以持毛笔式握住接种环，垂直在火焰上烧灼灭菌。接种环冷却后，以无菌操作蘸取葡萄球菌和大肠埃希菌混合液1环。左手持平板培养基，左手拇指、食指开启平皿盖，右手将取菌后的接种环在平板培养基表面一角来回划线涂布，密而不重叠，接种环与培养基表面呈30°～45°，作为第一区，约占平板总表面积的1/5。划线时，以腕力在平板表面作轻快的滑动动作，不可用力太大，以免划破培养基表面。再次灭菌接种环，以杀灭接种环上剩余的细菌，待冷。将平皿转动一定角度进行第2区划线，第2区划线与第1区划线开始相交2～3条，以后可不必相交。约占平板表面积的1/4。再灭菌接种环后用相同方法进行第3区、第4区划线。接种完毕，灭菌接种环。平板底部做好标记（姓名、班级、日期、标本名称等），倒置（平板底部向上）于37℃温箱中培养18～24小时，观察琼脂平板表面生长出单个菌落和菌苔，注意两种菌落的大小、形状、边缘、表面结构、颜色、透明度等性状有无区别。

（2）连续划线法　此法多用于含菌量不多的标本或咽拭、棉拭的细菌分离培养。具体操作如下：将接种环在火焰上烧灼灭菌。待接种环冷却后，以无菌操作取标本或少许菌液。涂布于培养基的1/5处，然后在培养基表面连续左右划曲线，密而不重叠，并逐渐下移，将整个平板布满曲线。接种完毕，灭菌接种环。平板底部做好标记（姓名、日期、标本名称等），倒置（平板底部向上）于37℃温箱中培养18～24小时，观察结果。

2. 斜面培养基接种法　主要用于纯培养、保存菌种及生化反应试验等。通常是从平板培养物上调取某一单个菌落，移种至斜面培养基上。

（1）左手持平板培养基（或菌种管和接种管），右手持接种环或接种针在火焰上烧灼灭菌，待冷后挑取单个菌落。

（2）左手换取待接种的斜面培养基，斜面部向上，以右手手掌与小指拔取并夹持试管塞，管口通过火焰灭菌。

（3）将取菌后的接种环（针）伸入斜面管内，先从斜面底部到顶部划一条直线，然后再从斜面底部由下而上蛇形（曲线）划线。接种环（针）进出试管时，均不应触及试管口内壁。

（4）将试管口和接种环（针）灭菌后放好，塞回试管塞。

（5）注明标记，置37℃温箱培养18～24小时后观察生长情况。斜面培养物呈均匀一致的菌苔。

3. 液体培养基接种法　主要用于增菌培养和生化反应试验。

（1）左手拇指、食指、中指及无名指分别握持菌种管与待接种的肉汤管。

（2）接种环灭菌冷却后，从菌种管挑取少量菌苔或菌落移种到肉汤管中。或取链球菌培养物少许，接种于血清肉汤管中。在接近菌面上方的管壁上轻轻研磨，并蘸取少量肉汤与之调和，使细菌混合于肉汤中。

（3）灭菌试管口和接种环，加塞、标记，置37℃温箱培养18～24小时后观察生长结果。大肠埃希菌可出现均匀浑浊生长；链球菌可出现沉淀生长；枯草芽孢杆菌为表面生长，形成菌膜。

4.半固体培养基接种法 主要用于检查细菌的动力和保存菌种。

（1）同液体培养基接种法，握住菌种管与待接种的半固体培养基。

（2）接种针灭菌冷却后，挑取接种管少量大肠埃希菌菌苔，垂直刺入半固体培养基的中央，深入管底至3/4处（不必穿至管底），随即沿原穿刺线退出。

（3）试管口和接种针灭菌后加塞，注明标记，置37℃温箱培养18～24小时后观察结果。有鞭毛的细菌（如大肠埃希菌）能够沿穿刺线向四周扩散生长，为动力试验阳性；而无鞭毛的细菌（如痢疾志贺菌）只能够沿穿刺线生长，为动力试验阴性。

（二）培养方法

常用的细菌培养方法可分为四类，即普通培养法、二氧化碳培养法、厌氧培养法和微需氧培养法。

1.普通培养法 用于无须特殊要求的需氧菌和兼性厌氧菌的培养。是指需氧菌和兼性厌氧菌在有氧条件下的培养方法。将已接种细菌的琼脂平板、斜面、半固体或液体培养基等，置于37℃温箱，培养18～24小时，观察细菌的生长情况。一般细菌培养18～24小时后即可出现生长迹象，但若标本中的细菌量少或为生长缓慢的细菌如结核分枝杆菌，需培养3～7天，甚至4～8周后，才能观察到生长迹象。

2.二氧化碳培养 用于肺炎链球菌、奈瑟菌属、布鲁菌属和流感嗜血杆菌等的培养。是将已接种细菌的培养基置于5%～10% CO_2 环境中进行培养的方法。某些细菌特别是在初次分离时，需要在5%～10% CO_2 环境中培养才能生长良好。常用的二氧化碳培养法有以下三种。

（1）烛缸法 取有盖磨口标本缸或玻璃干燥器，在盖及磨口处涂以凡士林。将接种细菌的培养基放入缸中，再放入蜡烛并点燃，加盖密封。随燃烧产生的 CO_2 增加，蜡烛自行熄灭，此时缸内 CO_2 的浓度为5%～10%，然后放置37℃温箱培养。

（2）化学法（重碳酸钠–盐酸法） 每升容积的容器内，重碳酸钠与盐酸按0.4g∶0.35ml比例，分别将两种试剂各置于一容器内（如平皿内），连同容器放置于标本缸或干燥器内，盖紧盖后倾斜容器，使盐酸与重碳酸钠接触而产生 CO_2。

（3）二氧化碳培养箱 能自动调节二氧化碳的含量、温度和湿度，培养物置培养箱内，培养一定时间后能直接观察生长情况，使用较为方便，但价格较昂贵。

3.厌氧培养法 用于专性厌氧菌的培养。常用的方法有肉渣（庖肉）培养法、焦性没食子酸法、厌氧罐培养法、厌氧袋培养法及需氧菌共生厌氧法等。

4.微需氧培养法 用于微需氧菌（如弯曲菌属、幽门螺杆菌等）的培养。微需氧菌在空气中及绝对无氧环境中均不能生长，在含有5%～6% O_2，5%～10% CO_2 和85% N_2 左右的气体环境中才能生长，将细菌接种于培养基上，置于上述气体环境中，37℃温箱培养。

五、注意事项

1.细菌接种过程中需注意无菌操作，避免污染，因此每一步操作均需严格按要求进行。操作时不宜说话或将口鼻靠近培养基表面，以免呼吸道排出的细菌污染培养基。

2.所有操作均需在酒精灯火焰附近进行，平皿盖、试管塞、瓶塞均应拿在手上打开，禁止将盖或塞事先取下放置在桌面上。

3.取菌种前灼烧接种针（环）时要将镍铬丝烧红，烧红的接种针（环）稍事冷却再取菌种，以免烧死菌种。

4.取菌时注意菌落不要取得太多，应蘸取而不宜刮取，否则平板划线很难分离出单个菌落。

5.平板划线时注意掌握好划线的力度和角度，用力不能过重，接种环和培养基表面呈30~40°角，划线要密而不重复，充分利用培养基，并注意不能划破平板。半固体培养基接种时注意穿刺线要直，并沿原穿刺线退出。

6.接种完毕后，需在培养基上做好标记再放置温箱孵育。废弃的有菌材料（如玻片、有菌的平板、试管、吸管等）均需灭菌后再清洗。发生有菌材料污染应及时进行消毒处理。

六、思考题

1.说出平板划线接种法的操作方法及注意事项。

2.说出培养细菌的方法及其用途。

3.为什么接种环使用前后都要烧灼灭菌？

七、评价标准

细菌分区划线操作评价标准见表1-4。

表1-4　细菌分区划线操作评价标准

序号	项目	考核内容	分值	扣分标准	扣分	备注
1	准备工作	仪表端庄、头发符合要求，着白大衣、帽子、口罩、手套	4	仪表、着装不整、漏缺某一项，扣2分		
		材料的准备：待接种标本、平板（7cm）、记号笔、标记用不干胶标签、接种环、接种针、培养箱等		工作台面凌乱、漏缺某一项、摆放顺序错误，扣2分		
2	操作流程	平板标记 在平板底部粘贴上不干胶标签，并在标签上正确标记（学号+标本号+日期）	6	未标记、标记错误、直接标记在平板上或标记标签粘贴在平板底部以外的位置（有一项扣2分，直至6分扣完）		

序号	项目	考核内容	分值	扣分标准	扣分	备注
2	操作流程	灭菌接种环 右手持接种环（执笔式）通过红外电热灭菌器或酒精灯灭菌	8	接种环握持姿势不正确或使用不规范（如晃动接种环以加速冷却等），扣2分		
				接种环使用前未灭菌，扣2分		
				接种环灭菌位置不合理，扣2分		
				灭菌时间过长或过短，扣2分		
		取菌 待冷却后从标记为"细菌接种用"的细菌培养物平皿中挑取少许标本	5	未观察标本，扣1分		
				平板握持姿势不合理，启盖方式不正确，扣1分		
				接种环未冷却、试温，扣2分		
				未取单个菌落，或单个菌落完全取完，扣1分		
		分区划线 左手持琼脂平板（45°角），用拇指打开皿盖，使其与皿底间分开2～3cm宽的缝隙，右手持取标本的接种环深入皿内，先将细菌标本在培养基一角涂成直径约1cm大小的薄膜，并以此为起点，使接种环与接种平板琼脂面呈30°～40°角，以腕力在平板琼脂表面进行连续不重叠划线作为第一区，其范围不能超过平板的1/4；灭菌接种环，待冷却后，转动平皿至适合操作的位置（各区之间的交角应为120°左右，即平板转动一定角度约60°，以便充分利用整个平板的琼脂面积），将接种环通过第一区3～4次，连续不重叠划线，作为第二区。同法依次划完第三、四区，第四区切勿重新接触第一、二区。注意每区的划线须有数条线与上区交叉接触，每区线间需保持一定距离，线条要密而不重复；划第三至第四区间可不灭菌	25	平板拿取不规范、盖子打开方式不正确，扣2分		
				转平皿动作不熟练，扣1分		
				未在培养基一角涂成直径约1cm的薄膜，扣2分		
				划破培养基，扣2分		
				接种后未灭菌接种环，扣6分		
				接种环未冷却、试温，扣3分		
				划破培养基，扣4分		
				角度过大或过小，扣2分		
				未倒置平板，放入培养箱未检查温度，菌种平皿、记号笔、凳子等未回归原位，扣3分		

续表

序号	项目	考核内容	分值	扣分标准	扣分	备注
3	结果记录	无菌操作 无杂菌污染	5	平板污染，扣5分		
		划线 划线线条清晰，线距合理（每区的划线须有数条与上区交叉接触，线条紧密不重复），1～3区各区划线内夹角成钝角	10	四区与一区相连，扣2分		
				四区与二区相连，扣2分		
				三区与一区相连，扣2分		
				主体划线线条不直、杂乱或重叠，线距疏密不均，扣2分		
				1～3区各区划线内夹角不成钝角，扣2分		
		菌苔菌落 菌苔菌落四区分布明显。（1至2区以菌苔为主，3区菌落为主，4区全部为菌落） 各划线区域大小合适，充分利用平板有效培养面积 单菌落20个以上	25	只有1个生长区，扣10分；有2个分区，扣6分；有3个分区，扣2分		
				各划线区域布局不合理，扣2分		
				未充分利用平板有效培养面积，扣2分		
				未出现单个菌落，扣11分 单个菌落：1～5个，扣10分；6～10个，扣6分；11～15个，扣4分；16～19个，扣2分 （注：如四区与一区、二区相连，三区与一区相连形成的单个菌落要扣除，不计入单个总数）		
4	职业素养	操作结束清理工作台、物品放到指定位置	8	不清理、物品没放到指定位置（含坐凳），扣2分		
		用过医疗垃圾分类放入指定污物缸，消毒台面		垃圾未分类放置、未消毒台面，扣2分		
		保护器材，生物安全防护		损坏器材、划伤、液体外流跌落等，扣2分		
		操作结束后消毒手		操作结束后未消毒手，扣2分		
5	总体印象	安全，规范，流畅，完成质量好	4	从生物安全、规范操作、完成质量等方面考虑，最多扣4分		

项目五 细菌的生物化学鉴定技术

一、目标

(一)知识目标

1.掌握鉴别细菌常用生化试验的原理、操作方法。
2.熟悉鉴别细菌常用生化试验的结果判断及应用。

(二)能力目标

1.具备熟练操作细菌的生物化学试验的能力。
2.具备正确判断各种生物化学试验结果的能力。

(三)素质目标

1.养成严谨的工作态度。
2.具有质量意识和团队合作精神。

二、原理

(一)糖(醇、苷)类发酵试验

各种细菌含有不同的糖分解酶,分解糖的能力不同,有些细菌能分解糖产酸产气,有些只产酸,而有些细菌则不能分解糖,借此可协助鉴别细菌,尤其在肠道细菌的鉴定中经常使用。糖(醇、苷)类发酵试验是将葡萄糖、乳糖等分别加入蛋白胨培养基内(实验室常用葡萄糖发酵管及乳糖发酵管),并加入一定量的酸碱指示剂及一支倒置小玻璃管。接种细菌,经37℃ 18~24小时培养后,细菌分解糖产酸,则指示剂发生酸性反应(变色);如产气,则倒置小管顶部有气泡。

(二)甲基红试验

某些细菌分解葡萄糖产生丙酮酸,丙酮酸继续被分解,则可产生甲酸、乙酸、琥珀酸、乳酸等,这样使培养基的 pH 降至4.5以下,这时加入甲基红指示剂呈红色。若细菌分解葡萄糖产酸量少,或产生的酸进一步转化为其他物质(如醇、酮、醛、气体和水等),则培养基的pH仍在6.2以上,故加入甲基红指示剂呈黄色。本试验常用于鉴定大肠埃希菌与产气肠杆菌。

(三)VP试验

丙酮酸在丙酮酸脱羧酶作用下生成中性的乙酰甲基甲醇,并在碱性环境中被氧化成二乙酰，进一步与培养基中精氨酸的胍基结合，形成红色化合物。

（四）吲哚试验

有的细菌具有色氨酸酶，能分解蛋白胨中的色氨酸，产生靛基质（即吲哚），吲哚无色，不易观察，加入吲哚试剂后，试剂中的对二甲基氨基苯甲醛与吲哚结合，生成红色的玫瑰吲哚，易于观察。

（五）尿素分解试验

某些细菌具有脲酶，能分解尿素产生氨，使培养基呈碱性，酚红指示剂变成红色。

（六）硫化氢试验

某些细菌能分解培养基中的含硫氨基酸生成硫化氢，硫化氢与培养基中的醋酸铅或硫酸亚铁作用生成黑色的硫化铅或硫化亚铁沉淀。黑色沉淀越多，表示生成的硫化氢量也越多。

（七）枸橼酸盐利用试验

某些细菌可利用枸橼酸盐作为碳源，并分解产生碳酸盐，使培养基变成碱性，指示剂溴麝香草酚蓝变为深蓝色。

（八）克氏双糖铁（KIA）试验

克氏双糖铁（KIA）试验是检测细菌分解葡萄糖、乳糖及是否产生硫化氢的组合试验，常用于肠杆菌科细菌的鉴定。指示剂为酚红，酸性时呈现黄色，碱性呈现红色。细菌分解葡萄糖、乳糖产酸产气，使斜面和底层均呈黄色，且有气体；有的细菌只产酸不产气体。若细菌只分解葡萄糖，不分解乳糖，分解葡萄糖产酸，斜面和底层先呈黄色，由于培养基中，葡萄糖与乳糖的比例为1：10，葡萄糖含量少，所生成的少量酸被空气中氧所氧化，并因细菌生长繁殖利用含氮物质生成碱性化合物，中和斜面部分酸，使斜面又恢复成红色。底层因处于缺氧状态，细菌分解葡萄糖所生成的酸一时不被氧化而仍保持黄色。细菌分解含硫氨基酸产生硫化氢，硫化氢与培养基中亚铁离子作用，生成黑色的硫化亚铁。

三、仪器设备和器材

（一）菌种

大肠埃希菌、伤寒沙门菌、产气肠杆菌、变形杆菌的18～24小时培养物。

（二）培养基

单糖发酵管培养基（内置一开口向下的玻璃小导管，小导管中应充满培养液，不能有气泡）、克氏双糖铁培养基、葡萄糖蛋白胨水培养基、蛋白胨水培养基、枸橼酸盐培养基、尿素分解试验微量管、H_2S 试验微量管。

四、内容与操作步骤

（一）糖（醇、苷）类发酵试验

将大肠埃希菌、伤寒沙门菌分别接种于葡萄糖或乳糖发酵管中，置 37℃ 温箱中培养 18～24 小时，观察结果。

（二）甲基红试验

将大肠埃希菌、产气肠杆菌分别接种于葡萄糖蛋白胨水中，37℃ 培养 18～24 小时后取出，分别滴入甲基红试剂 2～3 滴，观察结果。

（三）VP试验

将大肠埃希菌、产气肠杆菌分别接种于葡萄糖蛋白胨水中，37℃ 培养 18～24 小时后取出，分别滴入 VP 试剂 2～3 滴，观察结果。

（四）吲哚试验

将大肠埃希菌、伤寒沙门菌分别接种于蛋白胨水中，37℃ 培养 18～24 小时后取出，沿培养基管壁缓慢加入吲哚试剂数滴，观察结果。

（五）尿素分解试验

将变形杆菌、产气肠杆菌分别接种于尿素培养基中，37℃ 培养 18～24 小时后取出，观察结果。

（六）硫化氢试验

分别将大肠埃希菌、变形杆菌接种于醋酸铅或硫化亚铁培养基或 H_2S 试验微量管中，37℃ 培养 18～24 小时后取出，观察结果。

（七）枸橼酸盐利用试验

将大肠埃希菌、产气肠杆菌分别接种于枸橼酸盐培养基中，37℃ 培养 18～24 小时后取出，观察结果。

（八）克氏双糖铁（KIA）试验

将大肠埃希菌、伤寒沙门菌用接种针接种于克氏双糖铁（KIA）培养基中（底层穿刺，斜面划线），37℃ 培养 18～24 小时后取出，观察结果。

五、注意事项

1.发酵管的制备、细菌的接种均应严格无菌操作。

2.发酵管可以制成液体的，需在试管中加入一支小倒管以观察产气情况，并可以选用不同的指示剂。

　　3.培养基的pH应控制在7.2～7.4。

六、思考题

　　1.鉴别细菌的常用生化反应有哪些？

　　2.IMViC试验包括哪几个试验？

七、评价标准

　　细菌的生化试验操作评价标准见表1-5。

表1-5　细菌的生化试验操作评价标准

序号	项目	考核内容	分值	扣分标准	扣分	备注
1	准备工作	仪表端庄、头发符合要求，着白大衣、帽子、口罩、手套	4	仪表、着装不整、漏缺某一项，扣2分		
		材料的准备：微量发酵管、接种环、接种针、培养箱等		工作台面凌乱、漏缺某一项、摆放顺序错误，扣2分		
2	操作流程	取待检菌 用接种针（环）按无菌操作原则取少许细菌	20	接种前未灭菌接种环，扣10分		
				接种环未冷却、试温，扣5分		
				未取单个菌落，或单个菌落完全取完，扣5分		
		接种生化管 将待检细菌接种于微量生化管或试管中，标记	20	接种方法错误，扣10分		
				接种后未标记，扣5分		
				接种后未灭菌接种环，扣5分		
		培养 放入恒温培养箱	4	放入培养箱未检查温度，扣4分		
3	结果记录	观察试验结果 18～24小时后观察结果，并拍照记录试验结果	40	未及时观察结果，扣10分		
				结果未拍照，扣10分		
				结果记录错误，扣20分		
4	职业素养	操作结束清理工作台、物品放到指定位置	8	不清理、物品没放到指定位置（含坐凳），扣2分		
		用过医疗垃圾分类放入指定污物缸，消毒台面		垃圾未分类放置、未消毒台面，扣2分		
		保护器材，生物安全防护		损坏器材、划伤、液体外流跌落等，扣2分		
		操作结束后消毒手		操作结束后未消毒手，扣2分		
5	总体印象	安全，规范，流畅，完成质量好	4	从生物安全、规范操作、完成质量等方面考虑，最多扣4分		

项目六 纸片扩散法药敏试验

一、目标

(一)知识目标

1.掌握抗菌药物的种类和抗菌谱。

2.熟悉纸片扩散法药敏试验原理及结果判断。

(二)能力目标

1.具备根据细菌种类选择抗菌药物的能力。

2.具备判断结果的能力。

(三)素质目标

1.对接种标本妥善处理,注意生物安全。

2.培养精益求精的工作作风。

二、原理

商品化药敏纸片是一种含有一定浓度抗生素的滤纸片,一旦与培养基接触,即可吸收培养基中的水分而使抗生素均匀扩散,形成一种递减的浓度梯度,当培养基上的细菌被这些药物作用后表现出自身特异的敏感性(在纸片周围的细菌生长被抑制而形成透明的抑菌圈)或抗性(在纸片周围的细菌照常生长或抑菌圈很小),根据抑菌圈直径的大小可测定细菌对此种药物的敏感程度。指导临床选用有效的药物治疗疾病,避免耐药性产生。

三、仪器设备和器材

(一)菌种

金黄色葡萄球菌ATCC25923株、大肠埃希菌ATCC25922株18~24小时斜面培养物。

(二)培养基

M–H培养基。

(三)试剂

标准药敏纸片庆大霉素、青霉素、红霉素、环丙沙星、头孢唑林等。

（四）其他

小镊子、毫米尺、接种环等。

四、内容与操作步骤

1.取M-H琼脂平板一个，用记号笔在平皿底部标出贴药敏纸片的位置。各纸片中心距离应大于24mm，纸片中心距平板边缘距离应大于15mm。

2.将大肠埃希菌或葡萄球菌培养物调配成0.5麦氏浊度的菌液，用无菌棉拭子蘸取菌液，在管内壁旋转挤去多余菌液，均匀涂布在M-H培养基表面，反复涂布3次，每次旋转平板60°角度，最后沿平板内缘涂抹一圈。

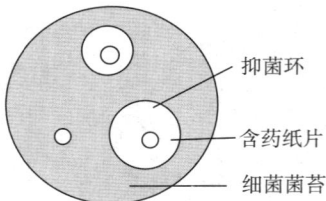

抑菌环
含药纸片
细菌菌苔

图1-2　纸片扩散法药敏试验

3.待稍干后，用无菌镊子取药敏纸片，按标记位置贴于培养基表面。

4.将贴上纸片的平板置37℃温箱培养18~24小时后取出，观察结果（图1-2）。

五、注意事项

1.培养基的成分、酸碱度以及平板的厚度等对试验结果都可以造成影响。购买培养基时应考虑其质量，对每批M-H琼脂平板均需用标准菌株检测，合格后方可使用。制备平板时，注意其厚度并且厚薄要均匀。

2.药物纸片的贴放要均匀，并且要充分接触琼脂。药物纸片应始终保存在封闭、冷冻、干燥的环境，否则会影响其活性。长期储存须置-20℃的冰箱，日常使用或没用完的纸片应及时放4℃保存，用时须提前1~2小时取出放室温平衡。纸片应在有效期内使用。

3.菌液浓度也可影响试验的结果，浓度大、细菌多时，抑菌环减小；菌量少时，抑菌环则偏大。此外，菌液配好后应在15分钟内用完。

4.培养温度以35℃为宜。平板的堆放不超过2块，防止受热不均。

5.试验过程严格按要求操作，严格无菌操作。

6.抑菌环的测量要仔细、精确。

六、思考题

1.谈谈如何保证药敏试验的准确性？

2.结合你的药敏试验结果谈谈如何指导临床用药？

七、评价标准

纸片扩散法药敏试验操作评价标准见表1-6。

表1-6　纸片扩散法药敏试验操作评价标准

序号	项目	考核内容	分值	扣分标准	扣分	备注
1	准备工作	仪表端庄、头发符合要求，着白大衣、帽子、口罩、手套	4	仪表、着装不整、漏缺某一项，扣2分		
		材料的准备：药敏纸片、培养基、菌液、棉拭子、镊子等		工作台面凌乱、漏缺某一项、摆放顺序错误，扣2分		
2	操作流程	标记 培养基、试管标记	5	未标记，扣3分		
				标记错误，扣2分		
		制备菌液 挑取3~5个已分离纯化菌落，用生理盐水稀释菌液，调制0.5麦氏浊度	15	未取单个菌落，扣5分		
				未调制0.5麦氏浊度，扣10分		
		接种 用无菌棉拭子蘸取菌液，在管壁液面上方旋转紧压去除多余菌液，在平板上涂布3次，每次平板旋转60度角，最后沿平板内缘涂抹一圈	16	棉签拿法不正确，扣2分		
				持试管方法不正确，扣2分		
				试管口未烧灼灭菌，扣2分		
				未挤去多余菌液，扣3分		
				少涂1次，扣2分		
				内缘未涂，扣2分		
				未正确处理含菌棉签，扣3分		
		贴药敏纸片 待平板上的水分被琼脂完全吸收后贴药敏纸片	11	未干燥，扣3分		
				纸片位置贴错，扣3分		
				纸片贴重复，扣3分		
				贴完纸片未用镊子按压，扣2分		
		培养 接种完毕后15分钟内放入恒温培养箱	7	未及时放入培养箱，扣5分		
				放入培养箱未检查温度，扣2分		
3	结果记录	用游标卡尺（直尺）测量抑菌圈直径，查表判断结果	30	抑菌圈完整，扣10分		
				测量准确，扣10分		
				查表方法正确，扣10分		
4	职业素养	操作结束清理工作台、物品放到指定位置	8	不清理、物品没放到指定位置（含坐凳），扣2分		
		用过医疗垃圾分类放入指定污物缸，消毒台面		垃圾未分类放置、未消毒台面，扣2分		

序号	项目	考核内容	分值	扣分标准	扣分	备注
4	职业素养	保护器材，生物安全防护	8	损坏器材、划伤、液体外流跌落等，扣2分		
		操作结束后消毒手		操作结束后未消毒手，扣2分		
5	总体印象	安全，规范，流畅，完成质量好	4	从生物安全、规范操作、完成质量等方面考虑，最多扣4分		

第二部分　微生物学检验综合技能项目

项目七　血液标本的细菌学检验

一、目标

（一）知识目标

1.掌握临床血液标本中常见的病原菌的种类。
2.熟悉血液标本微生物检验工作流程。

（二）能力目标

1.具备用各项方法检测出血液标本中的微生物并做药敏试验的能力。
2.具备正确报告检验结果的能力。

（三）素质目标

1.树立无菌操作和生物安全意识。
2.培养团队合作精神和严谨认真的工作作风。

二、项目任务

（一）标本采集、增菌培养、革兰染色、分离培养

按无菌操作原则取血液标本接种于增菌培养基，置35℃培养18～24小时，全自动血培养仪出现报警提示有细菌生长。涂片染色镜检对于疑有细菌生长的血标本培养物，进行涂片革兰染色镜检，记录检验结果。根据涂片染色镜检结果，选择合适的培养基转种分离细菌，血液阳性标本一般选用血琼脂平板、巧克力平板和麦康凯平板分离细菌，置于35℃培养18～24小时，观察生长现象，描述菌落特征。

（二）细菌鉴定及细菌药物敏感试验

取菌落涂片，革兰染色镜检，根据形态学检查结果，选用合适的生物化学试验及血清学试验对细菌进行鉴定，同时做抗菌药物敏感试验。

（三）结果报告及总结

综合分析检验结果，正确进行血液标本细菌学检验报告，进行自评、互评及老师评

价，并提交项目报告单。

三、材料准备

（一）标本

血液标本。

（二）培养基

血琼脂平板、巧克力平板、M-H平板、微量生化管等。

（三）试剂

革兰染色液、无菌生理盐水、香柏油、擦镜液、各种生化试剂等。

（四）器材及其他

载玻片、无菌试管、小镊子、光学显微镜、接种环、接种针、酒精灯、超净工作台、恒温培养箱、各种药敏纸片等。

四、项目实施

（一）分组

学生5～6人一组，进行分工并讨论制订项目实施方案。

（二）流程

血液标本的细菌学检验流程见图1-3。

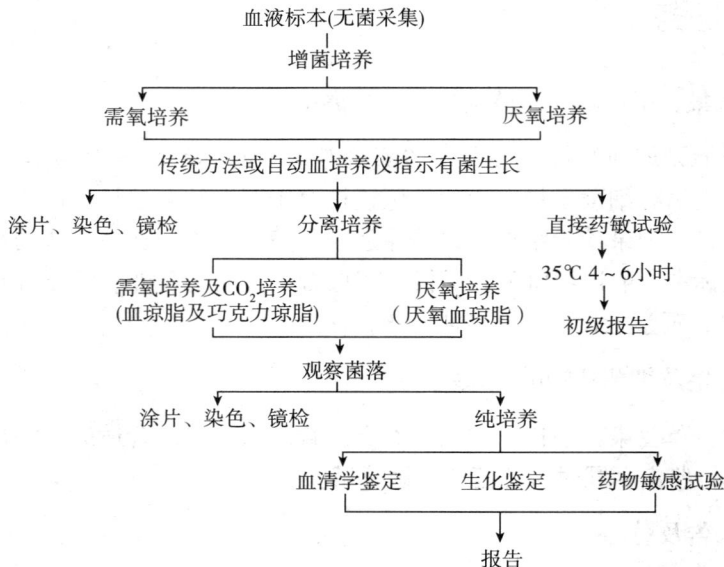

图 1-3 血液标本的细菌学检验流程图

（三）注意事项

1.认真仔细观察血液标本增菌培养物的生长现象，判断是否有细菌生长。

2.正确选择培养基进行血液标本的细菌分离培养，注意四分区划线的操作技术。

3.注意贴药敏纸片之间的间距要符合要求，纸片中心间距不少于24mm，纸片距平皿内边缘不少于15mm。

4.严格按照微生物检验操作规程进行操作，注意无菌操作和生物安全，特别注意实训过程中的自我保护，防止感染。

五、评价与考核

采用表1-7《血液标本的细菌学检验项目评价考核表》进行评价。

表1-7　血液标本的细菌学检验项目评价考核表

评价内容 （100分）	考核要点	项目分值	得分	备注
项目方案设计 （15分）	文献查阅	3		
	方案设计	10		
	创新性	2		
项目过程评价 （60分）	血液标本的细菌学检验	60		见表1-8
项目总结 （25分）	自评、互评	5		
	师评	10		
	项目报告	10		

表1-8　血液标本的细菌学检验项目过程评价表

序号	项目		考核内容	分值	扣分标准	扣分	备注
1	准备工作		1.仪表端庄，着装规范，个人防护	4	仪表、着装不规范，扣2分 个人防护不符合要求，扣2分		
			2.操作态度严谨，习惯良好	3	操作态度不严谨，扣2分 操作习惯欠佳，扣1分		
			3.实验室所需设备和器材齐全，放置合理	2	设备和器材准备不齐或放置不合理，扣2分		
			4.台面整洁	1	台面不整洁，扣1分		
2	操作流程	接收标本增菌培养	1.申请单审核并进行编号	2	申请单未核对，扣1分 未编号，扣1分		
			2.标本审核	2	未审核标本，扣1分 送检、保存不当，扣1分		
			3.血液培养瓶标记	2	血培养瓶选择不当，扣1分 未进行标记，扣1分		

续表

序号	项目		考核内容	分值	扣分标准	扣分	备注
2	操作流程	接收标本增菌培养	4.血液培养瓶震荡后，正确放入温箱或全自动血培养仪	2	血液培养瓶未振摇或放入全自动血培养仪错误，扣2分		
			5.孵育	2	孵育温度不当，扣1分 培养环境不当，扣1分		
		增菌液观察、移种、显微镜检查	1.血液增菌液现象观察、移种	2	增菌现象未观察，扣1分 移种选择培养基错误，扣1分		
			2.菌液涂片及染色	2	涂片量过多或过少，扣1分 染色过程错误，扣1分		
			3.显微镜检查	2	显微镜使用错误，扣1分 镜下形态结构不能正确辨认，扣1分		
			4.一级报告	2	细菌染色形状不对或形态和排列不典型，扣1分 未及时向临床通报镜检结果，扣1分		
			5.直接药敏试验	2	镜检有细菌，未及时进行直接药敏试验，扣2分		
		进一步鉴定及药敏试验	1.菌落观察、涂片、革兰染色镜检	5	菌落涂片错误，扣2分 革兰染色错误，扣3分		
			2.生化试验选择、接种及孵育	10	生化试验选择不当或鉴定中选择错误，扣5分 接种方法错误，扣3分 孵育时间和温度错误，扣2分		
			3.药敏试验选择	5	药敏纸片选择全部错误，扣5分		
			4.药敏试验	10	菌液配制错误，扣2分 涂布平板方式错误，扣2分 贴药敏纸片方式错误，扣2分 孵育方式错误，扣1分 量抑菌圈方式错误，扣1分 结果判读不符合要求，扣2分		
3	结果记录		1.生化结果观察及分析或血清学试验	5	生化结果观察、判定错误，扣2分 血清学试验操作顺序错误，扣2分 血清学试验未做对照，扣1分		
			2.药敏结果判读及分析	5	药敏结果判读错误，扣2分 体外敏感、体内耐药未解释，扣3分		
			3.结果报告，审核结果，发出报告	5	报告错误，扣2分 未认真审核报告结果，扣2分 未签名及填写日期，扣1分		

续表

序号	项目	考核内容	分值	扣分标准	扣分	备注
4	职业素养	1.原始记录	1	无原始记录或记录不完整，扣1分		
		2.项目用品清理	1	未清洁实验台，试剂、材料未归位，扣1分		
		3.全过程操作规范性和熟练程度	5	整体操作不规范，扣3分 操作不熟练、条理不清等，扣2分		
		4.质量控制意识	3	质量控制意识弱，扣1分 未进行每日质控检测，扣2分		
		5.生物安全意识	5	生物安全意识弱，扣3分 废弃物处理不当，扣2分		
5	总体印象	1.生物安全相关问题	4	酌情扣分		
		2.质量控制相关问题	3	酌情扣分		
		3.操作过程相关问题	3	酌情扣分		

六、思考与讨论

1.说出采血的时间、次数、部位及采血的量。

2.在革兰染色过程中，最关键的是哪一步?

七、项目报告单

微生物学检验项目报告单见表1-9。

表1-9　微生物学检验项目报告单

一、项目任务		
二、项目概述		
三、任务分配		
姓名	序号	任务

31

四、项目设计思路

五、项目实施方法与步骤

六、项目实施应具备的物质条件（第一天试剂、仪器，第二天试剂、仪器等）

七、项目实施及结果记录

标本直接镜检结果	涂片染色镜检结果	
	菌体颜色	
	菌体形状	
	菌体G$^+$或G$^-$	

菌落特征与形态检查结果	培养基种类	菌落特征	菌落涂片染色结果
	血琼脂平板 巧克力平板 麦康凯平板		

细菌鉴定试验结果	生物化学试验		血清学试验（必要时）	
	试验名称	试验结果	试验名称	试验结果

药物敏感试验结果	药物名称	抑菌环直径（mm）	敏感程度（结果）		
			敏感(S)	中介(I)	耐药(R)

续表

八、结果报告
九、项目小结

项目八　尿液标本的细菌学检验

一、目标

（一）知识目标

1.掌握临床尿液标本中常见的病原菌的种类。

2.熟悉尿液标本微生物检验工作流程。

（二）能力目标

1.具备运用各项方法检测出尿液标本中的微生物并做药敏试验的能力。

2.具备正确报告检验结果的能力。

（三）素质目标

1.树立无菌操作和生物安全意识。

2.规范操作，形成良好的操作行为习惯和严谨认真的工作作风。

二、项目任务

（一）标本采集、革兰染色、分离培养、尿液细菌计数

用倾注平板法或定量接种环法进行菌落计数。取尿液标本5～10ml放于无菌试管中，经3000r/min 30分钟离心后，取沉渣涂片染色镜检，记录检验结果。根据涂片染色镜检结果，选择合适的培养基转种分离细菌，置于35℃培养18～24小时，观察生长现象，描述菌落特征。

（二）细菌鉴定及细菌药物敏感试验

取菌落涂片，革兰染色镜检，根据形态学检查结果，选用合适的生物化学试验及血清学试验对细菌进行鉴定，同时做抗菌药物敏感试验。

（三）结果报告及总结

综合分析检验结果，正确进行尿液标本细菌学检验报告，进行自评、互评及老师评价，并提交项目报告单。

三、材料准备

（一）标本

尿液标本。

（二）培养基

血琼脂平板、麦康凯平板、M-H平板、微量生化管等。

（三）试剂

革兰染色液、无菌生理盐水、香柏油、擦镜液、各种生化试剂等。

（四）器材及其他

载玻片、无菌试管、小镊子、光学显微镜、接种环、接种针、酒精灯、超净工作台、恒温培养箱、各种药敏纸片等。

四、项目实施

（一）分组

学生5~6人一组，进行分工并讨论制订项目实施方案。

（二）流程

尿液标本的细菌学检验流程见图1-4。

（三）注意事项

1.正确选择培养基进行尿液标本分离培养，注意四分区划线的操作技术。

2.倾注平板法菌落计数时注意选择正确的平板进行计数。

3.尿液中菌较少，最好离心取沉渣涂片，进行革兰染色镜检。

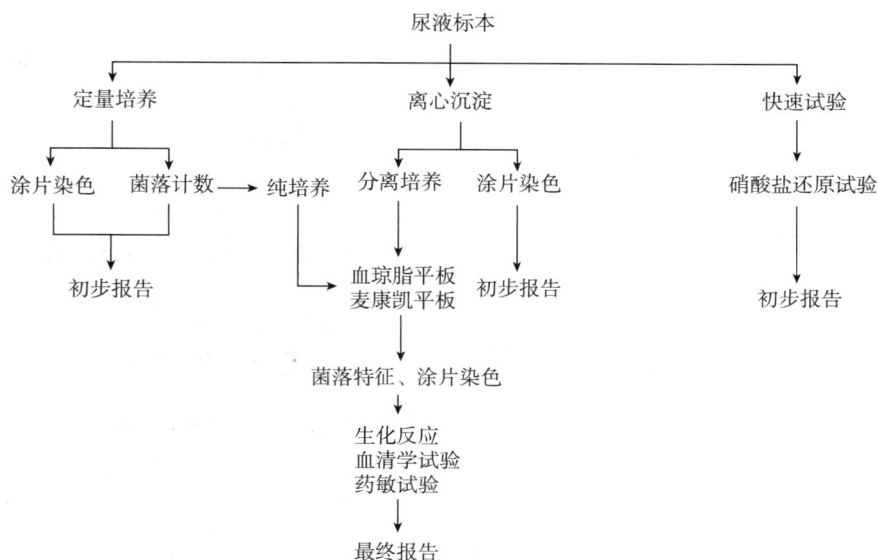

图 1-4　尿液标本的细菌学检验流程图

五、评价与考核

采用表 1-10《尿液标本的细菌学检验项目评价考核表》进行评价。

表 1-10　尿液标本的细菌学检验项目评价考核表

评价内容（100分）	考核要点	项目分值	得分	备注
项目方案设计 （15分）	文献查阅	3		
	方案设计	10		
	创新性	2		
项目过程评价 （60分）	尿液标本的细菌学检验	60		见表1-11
项目总结 （25分）	自评、互评	5		
	师评	10		
	项目报告	10		

表 1-11　尿液标本的细菌学检验项目过程评价表

序号	项目	考核内容	分值	扣分标准	扣分	备注
1	准备工作	1.仪表端庄，着装规范，个人防护	4	仪表、着装不规范，扣2分 个人防护不符合要求，扣2分		
		2.操作态度严谨，习惯良好	3	操作态度不严谨，扣2分 操作习惯欠佳，扣1分		
		3.实验室所需设备和器材齐全，放置合理	2	设备和器材准备不齐或放置不合理，扣2分		
		4.台面整洁	1	台面不整洁，扣1分		

续表

序号	项目		考核内容	分值	扣分标准	扣分	备注
2	操作流程	标本接收	1.申请单审核并进行编号	2	申请单未核对，扣1分 未编号，扣1分		
			2.标本审核	2	未审核标本，扣1分 送检、保存不当，扣1分		
		显微镜检查	1.离心、取沉渣或菌落涂片	6	离心时间、速度不符合要求，扣1分 离心前未平衡，扣1分 弃去上清液未至消毒缸内，扣2分 留取沉渣量不符合要求，扣1分 涂片太厚或太薄，扣1分		
			2.染色	2	染色过程错误，扣2分		
			3.显微镜检查	2	显微镜使用错误，扣1分 镜下相态结构不能正确辨识，扣1分		
		标本接种	1.培养基选择、标记、预温	2	培养基选择不当或未进行标记，扣1分 特殊培养基未进行预温，扣1分		
			2.标本接种	2	标本接种未按无菌要求操作或操作程序不当，扣2分		
			3.培养温度、环境	2	培养温度不当，扣1分 培养环境不当，扣1分		
		进一步鉴定及药敏试验	1.菌落计数	2	未进行菌落计数，扣2分		
			2.菌落观察、涂片、革兰染色，镜检	7	菌落涂片错误，扣2分 革兰染色错误，扣3分 镜下染色性状及形态难以辨识，扣2分		
			3.生化试验选择、接种及孵育	8	生化试验选择不当或鉴定中选择错误，扣5分 接种方法错误，扣2分 孵育时间和温度错误，扣1分		
			4.药敏片选择	3	药敏纸片选择全部错误，扣3分		
			5.药敏试验	10	菌液配制错误，扣2分 涂布平板方式错误，扣2分 贴药敏纸片方式错误，扣2分 孵育方式错误，扣1分 量抑菌圈方式错误，扣1分 结果判读不符合要求，扣2分		

续表

序号	项目	考核内容	分值	扣分标准	扣分	备注
3	结果记录	1.生化结果观察及分析或血清学试验	5	生化结果观察、判定错误，扣2分 血清学试验操作顺序错误，扣2分 血清学试验未做对照，扣1分		
		2.药敏结果判读及分析	5	药敏结果判读错误，扣2分 体外敏感、体内耐药未解释，扣3分		
		3.结果报告，审核结果，发出报告	5	报告错误，扣2分 未认真审核报告结果，扣2分 未签名及填写日期，扣1分		
4	职业素养	1.原始记录	1	无原始记录或记录不完整，扣1分		
		2.项目用品清理	1	未清洁实验台，试剂、材料未归位，扣1分		
		3.全过程操作规范性和熟练程度	5	整体操作不规范，扣3分 操作不熟练、条理不清等，扣2分		
		4.质量控制意识	3	质量控制意识弱，扣1分 未进行每日质控检测，扣2分		
		5.生物安全意识	5	生物安全意识弱，扣3分 废弃物处理不当，扣2分		
5	总体印象	1.生物安全相关问题	4	酌情扣分		
		2.质量控制相关问题	3	酌情扣分		
		3.操作过程相关问题	3	酌情扣分		

六、思考与讨论

1.中段尿标本的采集方法及注意事项有哪些？

2.氧化酶试验原理是什么？

七、项目报告单

微生物学检验项目报告单见表1-12。

表1-12 微生物学检验项目报告单

一、项目任务
二、项目概述
三、任务分配

姓名	序号	任务

四、项目设计思路
五、项目实施方法与步骤
六、项目实施应具备的物质条件（第一天试剂、仪器，第二天试剂、仪器等）

七、项目实施及结果记录

标本直接镜检结果	涂片染色镜检结果	
	菌体颜色	
	菌体形状	
	菌体G$^+$或G$^-$	

菌落特征与形态检查结果	培养基种类	菌落特征	菌落涂片染色结果
	血琼脂平板		
	巧克力平板		
	麦康凯平板		

细菌鉴定试验结果	生物化学试验		血清学试验（必要时）	
	试验名称	试验结果	试验名称	试验结果

药物敏感试验结果	药物名称	抑菌环直径（mm）	敏感程度（结果）		
			敏感（S）	中介(I)	耐药(R)

八、结果报告

九、项目小结

项目九　痰液标本的细菌学检验

一、目标

（一）知识目标

1.掌握临床痰液标本中常见的病原菌的种类。

2.熟悉痰液标本微生物检验工作流程。

（二）能力目标

1.具备运用各项方法检测出痰液标本中的致病微生物并做药敏试验的能力。

2.具备正确报告检验结果的能力。

（三）素质目标

1.树立无菌操作和生物安全意识。

2.培养团队合作精神，妥善处理实验用品，注意生物安全。

二、项目任务

（一）标本采集、革兰染色、分离培养

取痰液标本直接涂片，革兰染色镜检，确定标本是否适合做细菌培养，并初步判定是否有病原菌存在。若临床怀疑为抗酸菌感染，直接涂片后抗酸染色镜检。根据涂片染色镜检结果，选择合适的培养基转种分离细菌，置于35℃培养18～24小时，观察生长现象，描述菌落特征。

（二）细菌鉴定及细菌药物敏感试验

取可疑菌落涂片，革兰染色镜检，根据形态学检查结果，选用合适的生物化学试验及血清学试验对细菌进行鉴定，同时做抗菌药物敏感试验。

（三）结果报告及总结

综合分析检验结果，正确进行痰液标本细菌学检验报告，进行自评、互评及老师评价，并提交项目报告单。

三、材料准备

（一）标本

痰液标本。

（二）培养基

血琼脂平板、巧克力平板、麦康凯平板、M-H平板、微量生化管等。

（三）试剂

革兰染色液、无菌生理盐水、抗酸染色液、香柏油、擦镜液、各种生化试剂等。

（四）器材及其他

载玻片、无菌试管、小镊子、光学显微镜、接种环、接种针、酒精灯、超净工作台、恒温培养箱、各种药敏纸片等。

四、项目实施

（一）分组

学生5~6人一组，进行分工并讨论制订项目实施方案。

（二）流程

痰液标本的细菌学检验流程见图1-5。

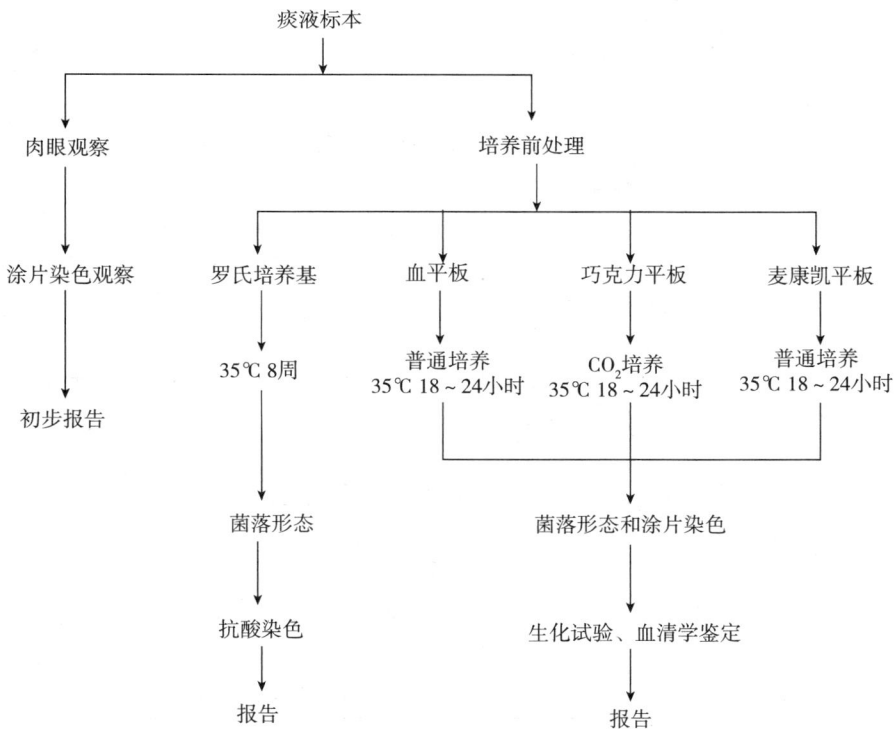

图1-5 痰液标本的细菌学检验流程图

（三）注意事项

1.标本盛器为无菌器皿。
2.首先检查痰液标本是否适合做细菌培养。
3.正确选择培养基进行痰液标本的细菌分离培养，注意四分区划线的操作技术。
4.操作过程严格进行无菌操作。

五、评价与考核

采用表1-13《痰液标本的细菌学检验项目评价考核表》进行评价。

表1-13　痰液标本的细菌学检验项目评价考核

评价内容 （100分）	考核要点	项目分值	得分	备注
项目方案设计 （15分）	文献查阅	3		
	方案设计	10		
	创新性	2		
项目过程评价 （60分）	痰液标本的细菌学检验	60		见表1-14
项目总结 （25分）	自评、互评	5		
	师评	10		
	项目报告	10		

表1-14　痰液标本的细菌学检验项目过程评价表

序号	项目		考核内容	分值	扣分标准	扣分	备注
1	准备工作		1.仪表端庄，着装规范，个人防护	4	仪表、着装不规范，扣2分 个人防护不符合要求，扣2分		
			2.操作态度严谨，习惯良好	3	操作态度不严谨，扣2分 操作习惯欠佳，扣1分		
			3.实验室所需设备和器材齐全，放置合理	2	设备和器材准备不齐或放置不合理，扣2分		
			4.台面整洁	1	台面不整洁，扣1分		
2	操作流程	标本接收	1.申请单审核并进行编号	2	申请单未核对，扣1分 未编号，扣1分		
			2.标本审核	2	未审核标本，扣1分 送检、保存不当，扣1分		
		显微镜检查	1.直接涂片	2	涂片方法错误，扣1分 涂片量过多或过少，扣1分		
			2.染色	3	染色过程错误，扣3分		

续表

序号	项目		考核内容	分值	扣分标准	扣分	备注
2	操作流程	显微镜检查	3.显微镜检查	5	显微镜使用不正确，5分全扣 镜检视野不符合要求，扣2分 不能正确判断痰标本是否合格，扣3分		
		标本接种	1.培养基选择、标记、预温	2	培养基选择不当或未进行标记，扣1分 特殊菌培养基未进行预温，扣1分		
			2.标本接种	2	标本接种未按无菌要求操作，扣1分 接种操作程序不当，扣1分		
			3.培养温度、环境	2	培养温度不当，扣1分 培养环境不当，扣1分		
		进一步鉴定及药敏试验	1.菌落观察、涂片、革兰染色，镜检	5	菌落涂片错误，扣2分 菌落半定量计数错误，扣2分 革兰染色不正确，扣1分		
			2.生化试验选择、接种及孵育	10	生化试验选方案择不当或鉴定卡选择错误，扣5分 接种方法错误，扣3分 孵育时间和温度不正确，扣2分		
			3.药敏试验选择	5	药敏纸片选择全部错误，5分全扣 药敏片选择半数错误，扣3分		
			4.药敏试验	10	菌液配制错误，扣2分 涂布平板方式错误，扣2分 贴药敏纸片方式错误，扣2分 孵育方式错误，扣1分 量抑菌圈方式错误，扣1分 结果判读不符合要求，扣2分		
3	结果记录		1.生化结果观察及分析或血清学试验	5	生化结果观察、判定错误，扣2分 血清学试验操作顺序错误，扣2分 血清学试验未做对照，扣1分		
			2.药敏结果判读及分析	5	药敏结果判读错误，扣3分 体外敏感、体内耐药未解释，扣2分		
			3.结果报告，审核结果，发出报告	5	报告错误，扣2分 未认真审核报告结果，扣2分 未签名及填写日期，扣1分		

续表

序号	项目	考核内容	分值	扣分标准	扣分	备注
4	职业素养	1.原始记录	1	无原始记录或记录不完整，扣1分		
		2.项目用品清理	1	未清洁实验台，试剂、材料未归位，扣1分		
		3.全过程操作规范性和熟练程度	5	整体操作不规范，扣3分 操作不熟练、条理不清等，扣2分		
		4.质量控制意识	3	质量控制意识弱，扣1分 未进行每日质控检测，扣2分		
		5.生物安全意识	5	生物安全意识弱，扣3分 废弃物处理不当，扣2分		
5	总体印象	1.生物安全相关问题	4	酌情扣分		
		2.质量控制相关问题	3	酌情扣分		
		3.操作过程相关问题	3	酌情扣分		

六、思考与讨论

1.合格痰液标本的评价标准是什么？

2.使用显微镜油镜应注意哪些事项？

七、项目报告单

微生物学检验项目报告单见表1–15。

表1–15　微生物学检验项目报告单

一、项目任务		

二、项目概述		

三、任务分配

姓名	序号	任务

续表

四、项目设计思路

五、项目实施方法与步骤

六、项目实施应具备的物质条件（第一天试剂、仪器，第二天试剂、仪器等）

七、项目实施及结果记录

标本直接镜检结果	涂片染色镜检结果	
	菌体颜色	
	菌体形状	
	菌体 G^+ 或 G^-	

菌落特征与形态检查结果	培养基种类	菌落特征	菌落涂片染色结果
	血琼脂平板 巧克力平板 麦康凯平板		

细菌鉴定试验结果	生物化学试验		血清学试验（必要时）	
	试验名称	试验结果	试验名称	试验结果

药物敏感试验结果	药物名称	抑菌环直径（mm）	敏感程度（结果）		
			敏感（S）	中介(I)	耐药(R)

续表

八、结果报告
九、项目小结

项目十　脓液标本的细菌学检验

一、目标

（一）知识目标

1.掌握临床脓液标本中常见的病原菌的种类。

2.熟悉脓液标本微生物检验工作流程。

（二）能力目标

1.具备运用各项方法检测出脓液标本中的微生物并做药敏试验的能力。

2.具备正确报告检验结果的能力。

（三）素质目标

1.树立无菌操作和生物安全意识。

2.培养团队合作精神和严谨认真的工作作风。

二、项目任务

（一）标本采集、革兰染色、分离培养

取脓液标本直接涂片，革兰染色镜检，记录检验结果。根据涂片染色镜检结果，选择合适的培养基转种分离细菌，置于35℃培养18～24小时，观察生长现象，描述菌落特征。

（二）细菌鉴定及细菌药物敏感试验

取可疑菌落涂片，革兰染色镜检，根据形态学检查结果，选用合适的生物化学试验及血清学试验对细菌进行鉴定，同时做抗菌药物敏感试验。

（三）结果报告及总结

综合分析检验结果，正确进行脓液标本细菌学检验报告，并提交项目报告单。

三、材料准备

（一）标本

脓液标本。

（二）培养基

血琼脂平板、麦康凯平板、M–H平板、微量生化管等。

（三）试剂

革兰染色液、无菌生理盐水、香柏油、擦镜液、各种生化试剂等。

（四）器材及其他

载玻片、无菌试管、小镊子、光学显微镜、接种环、接种针、酒精灯、超净工作台、恒温培养箱、各种药敏纸片等。

四、项目实施

（一）分组

学生5～6人一组，进行分工并讨论制订项目实施方案。

（二）流程

脓液标本的细菌学检验流程见图1–6。

脓液

肉眼观察　　涂片　　需氧培养　　厌氧培养

标本性状
颜色等　　革兰染色　　血平板
EBM或麦康凯　　厌氧小瓶运送

强化血琼脂平板
牛心脑琼脂浸液琼脂平板

初步判断　　初步报告

菌落观察

纯培养　　涂片、染色　　生化试验

最终报告

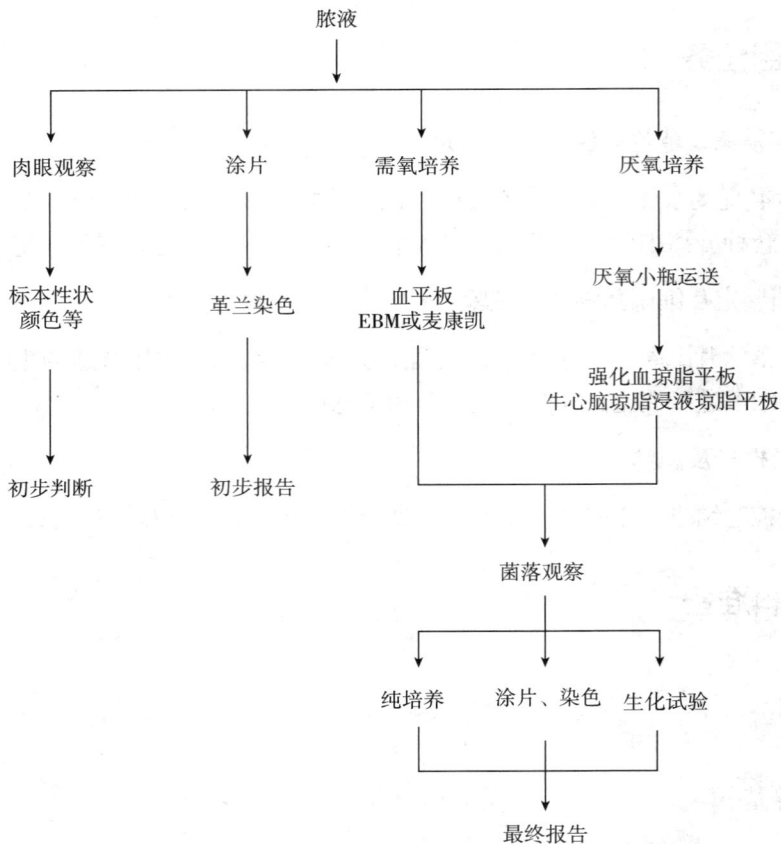

图 1-6　脓液标本的细菌学检验流程图

（三）注意事项

1. 认真仔细观察脓液标本直接镜检结果。

2. 拭子采集的标本应立即送达实验室接种，避免干燥。

3. 正确选择培养基进行脓液标本的细菌分离培养，注意四分区划线的操作技术。

4. 特别注意操作过程中的自我保护，防止感染。

5. 涂片染色镜检时注意涂片的厚薄。

五、评价与考核

采用表1-16《脓液标本的细菌学检验项目评价考核表》进行评价。

表1-16　脓液标本的细菌学检验项目评价考核表

评价内容（100分）	考核要点	项目分值	得分	备注
项目方案设计（15分）	文献查阅	3		
	方案设计	10		
	创新性	2		
项目过程评价（60分）	脓液标本的细菌学检验	60		见表1-17
项目总结（25分）	自评、互评	5		
	师评	10		
	项目报告	10		

表1-17　脓液标本的细菌学检验项目过程评价表

序号	项目		考核内容	分值	扣分标准	扣分	备注
1	准备工作		1.仪表端庄，着装规范，个人防护	4	仪表、着装不规范，扣2分 个人防护不符合要求，扣2分		
			2.操作态度严谨，习惯良好	3	操作态度不严谨，扣2分 操作习惯欠佳，扣1分		
			3.实验室所需设备和器材齐全，放置合理	2	设备和器材准备不齐或放置不合理，扣2分		
			4.台面整洁	1	台面不整洁，扣1分		
2	操作流程	标本接收	1.申请单审核并进行编号	2	申请单未核对，扣1分 未编号，扣1分		
			2.标本审核	2	未审核标本，扣1分 送检、保存不当，扣1分		
		显微镜检查	1.直接涂片	2	涂片方法错误，扣1分 涂片量过多或过少，扣1分		
			2.染色	3	染色过程错误，扣3分		
			3.显微镜检查	5	镜检视野不符合要求，扣2分 不能正确辨认脓液或病灶分泌物中的细菌染色性状、形态和排列，扣3分		
		标本接种	1.培养基选择、标记、预温	2	培养基选择不当或未进行标记，扣1分 特殊菌培养基未进行预温，扣1分		
			2.标本接种	2	标本接种未按无菌要求操作，扣1分 接种操作程序不当，扣1分		
			3.培养温度、环境	2	培养温度不当，扣1分 培养环境不当，扣1分		

续表

序号	项目		考核内容	分值	扣分标准	扣分	备注
2	操作流程	进一步鉴定及药敏试验	1.菌落观察、涂片、革兰染色,镜检	7	菌落涂片错误,扣2分 革兰染色错误,扣3分 镜下染色性状及形态难以辨识,扣2分		
			2.生化试验选择、接种及孵育	10	生化试验选择不当或鉴定中选择错误,扣5分 接种方法错误,扣3分 孵育时间和温度错误,扣2分		
			3.药敏试验选择	3	药敏纸片选择全部错误,扣3分		
			4.药敏试验	10	菌液配制错误,扣2分 涂布平板方式错误,扣2分 贴药敏纸片方式错误,扣2分 孵育方式错误,扣1分 量抑菌圈方式错误,扣1分 结果判读不符合要求,扣2分		
3	结果记录		1.生化结果观察及分析或血清学试验	5	生化结果观察、判定错误,扣2分 血清学试验操作顺序错误,扣2分 血清学试验未做对照,扣1分		
			2.药敏结果判读及分析	5	药敏结果判读错误,扣3分 体外敏感、体内耐药未解释,扣2分		
			3.结果报告,审核结果,发出报告	5	报告错误,扣2分 未认真审核报告结果,扣2分 未签名及填写日期,扣1分		
4	职业素养		1.原始记录	1	无原始记录或记录不完整,扣1分		
			2.项目用品清理	1	未清洁实验台,试剂、材料未归位,扣1分		
			3.全过程操作规范性和熟练程度	5	整体操作不规范,扣3分 操作不熟练、条理不清等,扣2分		
			4.质量控制意识	3	质量控制意识弱,扣1分 未进行每日质控检测,扣2分		
			5.生物安全意识	5	生物安全意识弱,扣3分 废弃物处理不当,扣2分		
5	总体印象		1.生物安全相关问题	4	酌情扣分		
			2.质量控制相关问题	3	酌情扣分		
			3.操作过程相关问题	3	酌情扣分		

六、思考与讨论

1.采集脓液标本可用哪些方法

2.本项目中你用到的生化鉴定试验有哪些？原理是什么？结果如何进行判断？

七、项目报告单

微生物学检验项目报告单见表1–18。

表1–18　微生物学检验项目报告单

一、项目任务
二、项目概述
三、任务分配

姓名	序号	任务

四、项目设计思路

五、项目实施方法与步骤

六、项目实施应具备的物质条件（第一天试剂、仪器，第二天试剂、仪器等）

七、项目实施及结果记录

标本直接镜检结果	涂片染色镜检结果	
	菌体颜色	
	菌体形状	
	菌体 G^+ 或 G^-	

菌落特征与形态检查结果	培养基种类	菌落特征	菌落涂片染色结果
	血琼脂平板		
	巧克力平板		
	麦康凯平板		

细菌鉴定试验结果	生物化学试验		血清学试验（必要时）	
	试验名称	试验结果	试验名称	试验结果

药物敏感试验结果	药物名称	抑菌环直径（mm）	敏感程度（结果）		
			敏感（S）	中介(I)	耐药(R)

八、结果报告

九、项目小结

第二篇　免疫学检验 ▶

第一部分　免疫学检验基本技能项目

项目一　直接凝集试验鉴定伤寒沙门菌属

一、目标

(一)知识目标

1.掌握直接凝集试验的原理及临床意义。

2.熟悉抗原抗体反应的特异性。

(二)能力目标

1.具备操作直接凝集试验-玻片法，并能判断试验结果的能力。

2.具备玻片凝集试验的临床应用能力。

(三)素质目标

1.严格按照操作规程进行操作，养成良好的操作习惯。

2.对污物妥善处理，注意生物安全。

二、原理

在适宜电解质的参与下，颗粒性抗原(细菌、螺旋体、红细胞、白细胞和血小板等)直接与其相应抗体发生特异性结合，出现肉眼可见的凝集现象，叫作直接凝集反应。常用的方法有玻片法、试管法、微孔法、柱凝集法。玻片凝集试验在载玻片上将已知细菌抗体与待测细菌混合，如果抗原与抗体相对应，则引起细菌凝集，反之则不凝集，据其凝集现象可判断细菌种类。

三、仪器设备和器材

(一)标本

待测细菌培养物。

(二)试剂

伤寒诊断血清、生理盐水。

(三)器材

玻片、蜡笔、接种环等。

四、内容与操作步骤

1.取玻片一张，用蜡笔划为二等份，左侧加生理盐水1滴，右侧加伤寒沙门菌诊断血清1滴（图2-1）。

2.用接种环无菌操作取待测细菌培养物，分别与左侧盐水及右侧伤寒沙门菌诊断血清混匀。

3.轻轻晃动玻片，1~2分钟后，将玻片置于有良好光源和黑色背景下，观察结果（图2-2）。液体仍然浑浊，无凝集块出现，为阴性；液体变清，并有乳白色凝集块出现，为阳性。

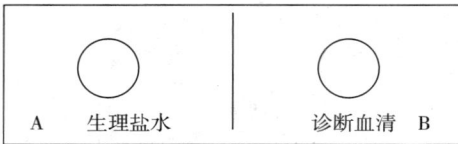

图2-1　玻片凝集试验操作示意图

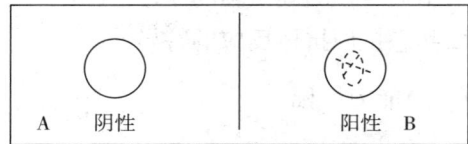

图2-2　玻片凝集试验结果

试验结果记录在表2-1中，记录结果之后，将玻片放入含消毒液的指定容器内，切勿任意放置或冲洗。

表2-1　玻片凝集试验结果记录表

试验内容	生理盐水+待测菌	伤寒沙门菌诊断血清+待测菌
现象		
结论		

五、注意事项

1.取细菌培养物时不宜过多。

2.细菌培养物与免疫血清混合时，必须将细菌涂散、涂均匀，但不宜将面积涂得过大，以免很快干涸而影响结果观察。

六、思考题

请简述玻片凝集试验的临床应用。

七、评价标准

玻片凝集试验评价标准见表2-2。

表2-2 玻片凝集试验评价标准

序号	项目	考核内容	分值	扣分标准	扣分	备注
1	准备工作	着白大衣、帽子、口罩、手套	20	漏缺一项，扣5分		
				着装不整，扣5分		
		仪表端庄、头发符合要求		仪容、头发不符合要求，扣5分		
		选择并合理摆放项目器材、试剂及标本		工作台面凌乱、漏缺某一项、摆放顺序错误，扣5分		
2	操作流程	1.编号，选择玻片并正确编号	5	未编号或编号错误，扣5分		
		2.划线，用蜡笔将玻片划为二等份	5	未正确划线，扣5分		
		3.加样，分别滴加生理盐水和伤寒沙门菌诊断血清1滴于玻片左右两侧无菌操作用接种环取待测细菌培养物，分别与左侧盐水及右侧伤寒沙门菌诊断血清混匀（取菌前，酒精灯火焰从环向棒端烧，取菌后从棒向环端烧）	20	加样不对或不准，扣4分		
				未垂直滴加，扣4分		
				违反无菌操作，扣4分		
				接种环使用不规范、灭菌不当，扣4分		
				未混匀，扣4分		
3	结果记录	1.观察，晃动玻片1～2分钟后，将玻片置于有良好光源和黑色背景下观察结果	10	未正确晃动玻片，扣3分		
				未晃动玻片1～2分钟，扣4分		
				未将玻片置于有良好光源和黑色背景下观察，扣3分		
		2.报告，根据观察现象正确报告实验结果并记录	20	判断阴、阳性错误，扣20分		
4	职业素养	操作结束清理工作台、物品放到指定位置、用消毒液擦拭桌面	15	不清理工作台、物品没按要求放到指定位置、未用消毒液擦拭桌面，扣3分		
		将使用过的一次性物品弃入污物缸或指定位置		用过的一次性物品未放入污物缸，扣3分		
		注意保护器材		损坏器材，扣3分		
		注意生物安全防护		划伤手和标本外溢等，扣3分		
		操作结束后消毒手		操作结束后未消毒手，扣3分		
5	总体印象	安全，规范，流畅，完成质量好	5	从生物安全、规范操作、完成质量等方面考虑，最多扣5分		

项目二　肥达试验

一、目标

（一）知识目标

1.掌握直接凝集反应的原理及临床意义。

2.熟悉抗原抗体反应的特异性。

（二）能力目标

1.具备操作直接凝集反应－试管法，并能判断试验结果的能力。

2.具备试管凝集试验的临床应用能力。

3.具备解读肥达试验临床意义的能力。

（三）素质目标

1.养成严谨、务实、认真、实事求是的工作态度。

2.对污物妥善处理，注意生物安全。

3.具有规范操作意识、自我保护意识。

二、原理

肥达试验属于直接凝集试验。颗粒性抗原在试管内与相应抗体特异性结合，在一定条件下，出现肉眼可见的凝集现象。试验中先将待测血清（抗体）进行倍比稀释，再加入已知定量抗原（伤寒杆菌菌体、鞭毛抗原；甲、乙、丙型副伤寒杆菌鞭毛抗原），根据每个血清稀释度的凝集情况，检测患者血清中是否存在相应的伤寒杆菌或甲、乙、丙型副伤寒杆菌的抗体，及其相对含量，用于伤寒的辅助诊断。

三、仪器设备和器材

（一）标本

待测血清。

（二）试剂

伤寒杆菌菌体、鞭毛抗原诊断菌液，甲、乙、丙型副伤寒杆菌鞭毛抗原诊断菌液，生理盐水。

（三）器材

试管、刻度吸管、水浴箱等。

四、内容与操作步骤

1.取试管，排成5×7形式，5排分别编成"O"（伤寒杆菌菌体抗原诊断菌液）、"H"（伤寒杆菌鞭毛抗原诊断菌液）、"A"（甲型副伤寒杆菌鞭毛抗原诊断菌液）、"B"（乙型副伤寒杆菌鞭毛抗原诊断菌液）、"C"（丙型副伤寒杆菌鞭毛抗原诊断菌液）。

2.加生理盐水，每支试管加入生理盐水0.5ml。

3.血清稀释和倍比稀释，另取试管一支，加入患者血清0.2ml，用1.8ml生理盐水作1:10稀释。分别于每排第一管内分别注入0.5ml该稀释血清；充分混匀，吸出0.5ml加到第2管，混匀后取出0.5ml加入第3管，如此连续稀释至第6管，混匀后，从第6管取出0.5ml弃去，第7管不加血清，作为阴性对照。至此1~6管的血清稀释倍数依次为1:20、1:40、1:80、1:160、1:320、1:640。

4.每排加入相应的定量抗原（O、H、A、B、C），每管加入菌液抗原0.5ml，加入菌液后，各管血清又稀释了一倍，故最终各管待测血清稀释倍数为1:40、1:80、1:160、1:320、1:640、1:1280，参见表2-3。

表2-3 直接凝集试验-试管法

试管号	1	2	3	4	5	6	7（阴性对照）
生理盐水（ml）	0.5 →	0.5 →	0.5 →	0.5 →	0.5 →	0.5 →	0.5
待检血清（ml）	0.5	0.5	0.5	0.5	0.5	0.5	-
诊断菌液（ml）	0.5	0.5	0.5	0.5	0.5	0.5	0.5
血清稀释度	1:40	1:80	1:160	1:320	1:640	1:1280	-

5.充分振荡混匀，于37℃水浴放置16~20小时判定结果。

6.结果判定。将试管置于有良好光源和黑色背景下，观察管底凝集物和上清液的浊度，记录凝集程度，判定凝集效价（表2-4）。试验结果请填写在表2-5，记录结果之后，将试管放入含消毒液的指定容器内，切勿任意放置或冲洗。

表2-4 肥达试验（直接凝集试验-试管法）结果分析

凝集物	上清液	凝集程度
全部凝集	澄清	++++（最强凝集）
大部分凝集	透明度75%	+++（强凝集）
有明显凝集，约50%细菌形成凝块	透明度50%	++（中度凝集）
很少凝集	透明度25%	+（弱凝集）
不凝集（部分细菌因静止沉于管底）	浑浊	-（不凝集）

表2-5　肥达试验（直接凝集试验-试管法）结果记录表

		1 （1：40）	2 （1：80）	3 （1：160）	4 （1：320）	5 （1：640）	6 （1：1280）	7 （阴性对照）
O	现象							
	结论							
H	现象							
	结论							
A	现象							
	结论							
B	现象							
	结论							
C	现象							
	结论							
肥达试验结果								

7.参考值。正常人血清中相应抗体效价如下：O＜1：80，H＜1：160，A＜1：80，B＜1：80，C＜1：80。

五、注意事项

1.应在光亮处观察管底凝集状态，轻轻摇动判定结果，不能剧烈振荡。

2.菌液稀释后应及时使用。

3.菌液中有摇不散的凝块时，不能使用。

4.试剂应在载明的有效期内使用。

六、思考题

1.什么是血清的效价？

2.如何判定血清的效价？

七、评价标准

肥达试验评价标准见表2-6。

表2-6　肥达试验评价标准

序号	项目	考核内容	分值	扣分标准	扣分	备注
1	准备工作	着白大衣、帽子、口罩、手套	20	漏缺一项，扣5分		
				着装不整，扣5分		
		仪表端庄、头发符合要求		仪容、头发不符合要求，扣5分		
		选择并合理摆放项目器材、试剂及标本		工作台面凌乱、漏缺某一项、摆放顺序错误，扣5分		
2	操作流程	1.取试管并正确排列和编号（O、H、A、B、C）	5	排列错误，扣2分		
				未编号或编号错误，扣3分		
		2.加样，每支试管加入生理盐水0.5ml	5	加样量不准，扣5分		
		3.倍比稀释，另取一支试管对待测血清作1∶10稀释（0.2ml患者血清+1.8ml生理盐水）。分别取1∶10稀释血清0.5ml加入每一排第一支试管内，混匀后分别吸取0.5ml于第2管，混匀后分别吸0.5ml于第3管，如此连续稀释至第6管，混匀后，从第6管吸取0.5ml弃去，第7管不加，作为阴性对照	20	加样不对或不准，扣4分		
				未按照要求倍比稀释，扣8分		
				加样量不准，扣4分		
				未作阴性对照，扣4分		
		4.加样，每排试管中分别加入O、H、A、B、C菌液抗原0.5ml	5	加样错误或不准，扣5分		
		5.混匀孵育，充分振荡混匀，于37℃水浴放置16~20小时判定结果	5	未充分震荡，扣2分		
				水浴温度相差1℃以上，扣2分		
				水浴时间不在16~20小时，扣1分		
3	结果记录	1.观察，将试管置于有良好光源和黑色背景下，观察管底凝集物和上清液的浊度	5	未将试管置于有良好光源和黑色背景下，扣5分		
		2.报告，根据观察现象正确报告试验结果并记录	15	判断效价错误（每种抗原相应的效价3分），扣15分		
4	职业素养	操作结束清理工作台，物品放到指定位置，用消毒液擦拭桌面	15	不清理工作台、物品没按要求放到指定位置、未用消毒液擦拭桌面，扣3分		
		将使用过的一次性物品弃入污物缸或指定位置		用过的一次性物品未放入污物缸，扣3分		
		注意保护器材		损坏器材，扣3分		
		注意生物安全防护		划伤手和标本外溢等，扣3分		
		操作结束后消毒手		操作结束后未消毒手，扣3分		
5	总体印象	安全，规范，流畅，完成质量好	5	从生物安全、规范操作、完成质量等方面考虑，最多扣5分		

项目三　间接凝集试验检测类风湿因子

一、目标

（一）知识目标

掌握间接凝集试验的原理及临床意义。

（二）能力目标

1.具备操作间接凝集试验，并能判断试验结果的能力。

2.具备间接凝集试验的临床应用能力。

3.具备解读类风湿因子临床意义的能力。

（三）素质目标

1.严格按照操作规程进行操作，养成严谨的工作态度，培养良好的操作习惯。

2.对污物妥善处理，注意生物安全。

二、原理

将可溶性抗原（或抗体）吸附在颗粒性物质表面，再与相应抗体（或抗原）反应，在适宜电解质中出现肉眼可见的凝集现象，称间接凝集试验。可以用于吸附的颗粒性物质有红细胞（人O型血红细胞、绵羊红细胞、家兔红细胞等）、聚苯乙烯胶乳颗粒、活性炭等。

类风湿因子（rheumatoid，RF）是一种针对体内变性IgG的自身抗体，RF具有与人变性IgG结合的能力。将人变性IgG和聚苯乙烯胶乳颗粒表面结合，制成致敏颗粒，与患者血清反应。根据胶乳凝集现象判断血清中是否含有RF。

三、仪器设备和器材

（一）标本

待测血清。

（二）试剂

生理盐水，类风湿因子（RF）检测试剂盒，包括RF诊断试剂（人变性IgG致敏胶乳颗粒）、阳性对照血清、阴性对照血清。

（三）器材

黑色反应板、微量移液器、记号笔、毛细滴管、搅拌棒等。

四、内容与操作步骤

（一）定性试验

1.将试剂盒从冰箱中取出，按试剂盒说明书，试剂和标本恢复至室温（20～30℃）。

2.在黑色反应板上标记阳性、阴性对照及待测血清（图2-3）。

3.在黑色反应板相应孔中加阳性、阴性对照1滴（约50μl），待检血清20μl。

4.在各孔内加入RF诊断试剂1滴（约50μl）。

5.用搅拌棒将阳性、阴性对照及待测血清与RF诊断试剂混匀，2分钟后观察结果。

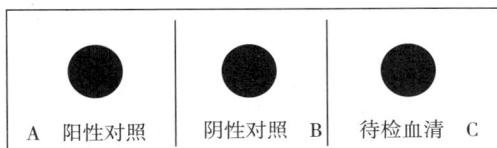

图2-3　间接胶乳凝集试验（定性）

（二）半定量试验

定性试验阳性时，将待测血清在黑色反应板孔内用生理盐水连续进行倍比稀释（1∶2～1∶8）；各加抗体标记胶乳颗粒1滴，混匀，2分钟后观察结果（操作如上）。

（三）结果观察

如混合液由均匀白色浑浊状逐渐变为透明，并出现大小不等的白色凝集块者，即为凝集（阳性）；如混合液仍呈均匀浑浊状，则为不凝集（阴性）（图2-4）。试验结果记录，请填写表2-7。

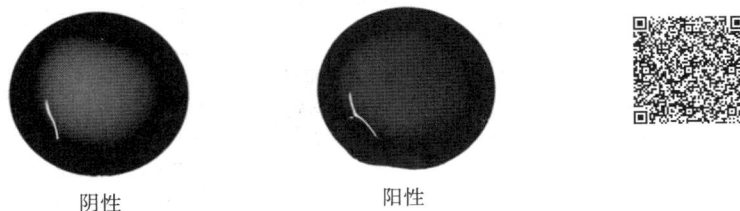

阴性　　　　　　　　阳性

图2-4　间接胶乳凝集试验结果观察

表2-7　RF（间接胶乳凝集试验）试验结果记录表

试验内容	RF诊断试剂+阳性对照	RF诊断试剂+阴性对照	RF诊断试剂+待测血清
现象			
结论			

五、注意事项

1. 经离心获得新鲜血清样本，贮存于2~8℃，48小时内使用，时间过长须冰冻贮存。
2. 带测标本不得使用血浆。
3. 若阴、阳性对照结果出现异常，则试剂不可使用。
4. 加试剂和阴性、阳性对照，保证滴液大小一致。
5. 试剂盒贮存于2~8℃，切勿冷冻，不同批次试剂不得混用。
6. 胶乳凝集试验只能检测RF的IgM类。

六、思考题

1. 间接凝集试验中载体起到什么作用？
2. 简述检测RF的原理。

七、评价标准

RF（间接胶乳凝集试验）评价标准见表2-8。

表2-8　RF（间接胶乳凝集试验）评价标准

序号	项目	考核内容	分值	扣分标准	扣分	备注
1	准备工作	着白大衣、帽子、口罩、手套	20	漏缺一项，扣5分		
				着装不整，扣5分		
		仪表端庄、头发符合要求		仪容、头发不符合要求，扣5分		
		选择并合理摆放项目器材、试剂及标本		工作台面凌乱、漏缺某一项、摆放顺序错误，扣5分		
2	操作流程	1.平衡室温，按照试剂盒说明书，将试剂盒和标本恢复室温	5	未将试剂盒和标本恢复室温，扣5分		
		2.编号，在黑色反应板上标记阳性、阴性对照和待测血清	5	未编号或编号错误，扣5分		
		3.加样，在黑色反应板相应的反应孔中加阳性、阴性对照1滴（约50μl），待测血清20μl；在各孔内加入RF诊断试剂1滴（约50μl）	10	加样量不准，扣3分		
				使用毛细滴管时未垂直滴加，扣7分		
		4.混匀，用搅拌棒将阳性、阴性对照及待测血清与RF诊断试剂混匀	10	未混匀，扣10分		
3	结果记录	1.2分钟后观察黑色反应板上的凝集现象，记录凝集现象	10	直接观察结果，未等待2分钟，扣10分		
		2.报告，根据观察现象正确判断阴阳性，报告结果并记录	20	判断阴阳性错误，扣20分		

续表

序号	项目	考核内容	分值	扣分标准	扣分	备注
4	职业素养	操作结束清理工作台，物品放到指定位置，用消毒液擦拭桌面	15	不清理工作台、物品没按要求放到指定位置、未用消毒液擦拭桌面，扣3分		
		将使用过的一次性物品弃入污物缸或指定位置		用过的一次性物品未放入污物缸，扣3分		
		注意保护器材		损坏器材，扣3分		
		注意生物安全防护		划伤手和标本外溢等，扣3分		
		操作结束后消毒手		操作结束后未消毒手，扣3分		
5	总体印象	安全，规范，流畅，完成质量好	5	从生物安全、规范操作、完成质量等方面考虑，最多扣5分		

项目四　双向琼脂扩散试验检测抗体的效价

一、目标

（一）知识目标

掌握双向琼脂扩散试验的原理及临床意义。

（二）能力目标

1.具备操作双向琼脂扩散试验，并能判断试验结果的能力。

2.具备双向琼脂扩散试验的临床应用能力。

3.具备判断抗体效价的能力。

（三）素质目标

1.具有安全意识和工匠精神。

2.养成良好的卫生习惯和行为习惯。

3.具有良好的评判性思维能力、应变能力和执行能力。

二、原理

可溶性抗原与相应抗体在琼脂中相应孔内分别向周围自由扩散病发生特异性结合，在比例适当处形成可见的一条白色沉淀线。可用不同稀释度的抗体做检测，以效价反应含量。

三、仪器设备和器材

（一）抗原及相应的抗体

抗原为人IgG，抗体为羊抗人IgG免疫血清。

（二）试剂

1%琼脂糖（1g琼脂糖加100ml巴比妥缓冲液），生理盐水，阳性对照。

（三）器材

载玻片、打孔器、微量移液器、湿盒、恒温恒湿培养箱等。

四、内容与操作步骤

1.制备琼脂玻片，将加热溶化的1%琼脂糖5ml，迅速倾入载玻片上，制成厚度约为3mm的琼脂糖凝胶板，室温内自然冷却。

2.打孔，待凝固后用打孔器打孔，孔径3mm，孔距4mm（图2-5左侧）。

3.加样，中央孔加入适当浓度的抗原（人IgG），周围按照顺序加入不同浓度的免疫血清（1∶5、1∶10、1∶20、1∶40），10μl/孔；第5孔加入生理盐水作为阴性对照，第6孔加阳性对照血清（图2-5左侧）。

4.温育，置湿盒37℃温育24～48小时。

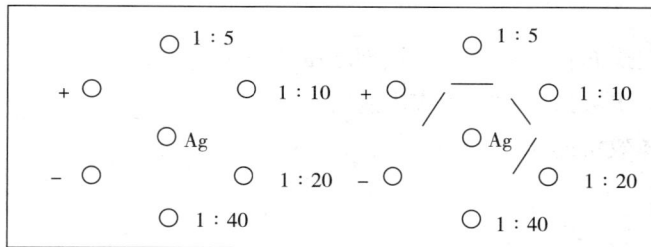

图2-5　双向琼脂扩散试验打孔及结果示意图

5.结果观察。在本试验中，1∶5～1∶20孔和阳性对照孔与中央孔之间可出现白色沉淀线，以出现白色沉淀线的最高稀释空稀释倍数表示该血清的效价（图2-5右侧）。试验结果记录，请填写表2-9。

表2-9　抗体效价检测（双向琼脂扩散试验）结果记录表

	1∶5	1∶10	1∶20	1∶40	阴性对照	阳性对照
现象						
结论						

五、注意事项

1. 玻片要清洁干燥、边缘整齐。浇制琼脂板时，一次性迅速完成，防止气泡形成。

2. 打孔时要圆整光滑，避免产生裂缝。

3. 加样时应尽量避免产生气泡或加到孔外，务必使每个孔既被加满又不使样品溢出孔外。

4. 温育时间要适宜，时间过长，沉淀线可解离，导致假阴性、不出现或不清楚。

5. 37℃扩散后，可置冰箱放置一定时间后观察结果，此时沉淀线更加清晰。

六、思考题

双向琼脂扩散试验的其他应用有哪些？

七、评价标准

双向琼脂扩散试验检测抗体的效价评价标准见表2-10。

表2-10 双向琼脂扩散试验检测抗体的效价评价标准

序号	项目	考核内容	分值	扣分标准	扣分	备注
1	准备工作	着白大衣、帽子、口罩、手套	20	漏缺一项，扣5分		
				着装不整，扣5分		
		仪表端庄、头发符合要求		仪容、头发不符合要求，扣5分		
		选择并合理摆放项目器材、试剂及标本		工作台面凌乱、漏缺某一项、摆放顺序错误，扣5分		
2	操作流程	1. 倾倒琼脂板，将加热溶化的1%琼脂5ml，迅速倾入载玻片上，制成厚度约为3mm的琼脂糖凝胶板，室温下自然冷却	5	琼脂溢出或不满，扣2分		
				琼脂糖凝胶板过厚或过薄，扣2分		
				未自然冷却，扣1分		
		2. 打孔，待凝固后用打孔器打孔	5	打孔孔径或孔距不符合要求，扣2分		
				琼脂破裂，扣3分		
		3. 加样，各孔内分别加入人IgG、羊抗人IgG免疫血清、阳性血清、生理盐水	10	加样量不准或溢出，扣10分		
		4. 温育，置湿盒37℃温育24小时	10	未放置湿盒，扣3分		
				温育温度相差1℃以上，扣3分		
				温育时间未达24小时，扣4分		
3	结果记录	1. 观察琼脂板上的白色沉淀线，记录沉淀现象	10	观察现象记录错误，扣10分		
		2. 报告，根据观察现象正确判断阴阳性，报告结果并记录	20	结果错误，扣20分		

续表

序号	项目	考核内容	分值	扣分标准	扣分	备注
4	职业素养	操作结束清理工作台，物品放到指定位置，用消毒液擦拭桌面	15	不清理工作台、物品没按要求放到指定位置、未用消毒液擦拭桌面，扣3分		
		将使用过的一次性物品弃入污物缸或指定位置		用过的一次性物品未放入污物缸，扣3分		
		注意保护器材		损坏器材，扣3分		
		注意生物安全防护		划伤手和标本外溢等，扣3分		
		操作结束后消毒手		操作结束后未消毒手，扣3分		
5	总体印象	安全，规范，流畅，完成质量好	5	从生物安全、规范操作、完成质量等方面考虑，最多扣5分		

项目五　酶联免疫吸附试验检测丙型肝炎病毒抗体

一、目标

（一）知识目标

掌握酶联免疫吸附试验的原理及临床意义。

（二）能力目标

1.具备操作酶联免疫吸附试验，并能判断酶联免疫吸附试验结果的能力。

2.具备酶联免疫吸附试验的临床应用能力。

3.具备解读血清丙型肝炎病毒抗体检测的临床意义的能力。

（三）素质目标

1.具有安全意识、规范操作意识。

2.严格按照操作规程进行操作，养成良好的操作习惯。

3.对污物妥善处理，注意生物安全。

二、原理

在微孔反应板上预包被重组丙型肝炎病毒抗原（重组抗原），采用酶联免疫吸附试验（ELISA）双抗原夹心法检测丙型肝炎病毒抗体（抗体）。加入生物素化的丙型肝炎病毒抗原

（生物素抗原）和待测样本后，如果样本中存在丙型肝炎病毒抗体（抗体），则会与包被抗原和生物素抗原进行特异性反应，形成"包被抗原–抗体–生物素抗原"结构的免疫复合物，并结合在固相载体上。通过洗涤去除未结合的生物素抗原和抗体，再加入辣根过氧化物酶标记的亲和素（酶标记物），则酶标记物会与上述复合物中的生物素抗原进行结合，形成"包被抗原–抗体–生物素抗原–酶标记物"结构的免疫复合物。通过洗涤去除未结合的酶标记物，再加入底物缓冲液和底物液，底物在酶的催化下生成蓝色产物。用终止液终止酶反应后，微孔中的蓝色溶液变成黄色，颜色的深浅与样本中丙型肝炎病毒抗体的浓度在一定范围内成正比。用酶标仪在450nm波长下测定吸光度（OD值），计算待测样本丙型肝炎病毒抗体浓度。

三、仪器设备和器材

（一）标本

待测血清6个。

（二）试剂

丙型肝炎病毒抗体诊断试剂盒，包括预包被反应板、生物素抗原试剂、酶标记物、显色液A、显色液B、终止液、阴性对照、阳性对照、浓缩洗涤液等。

（三）器材

微量移液器、枪头、吸水纸、记号笔、水浴箱、酶标仪等。

四、内容与操作步骤

1.**实验准备** 核对实验仪器和材料，检查试剂和标本，选取所需反应板并做好标记。（包括待测标本、阴性对照3孔、阳性对照2孔和空白空1孔）。

2.**稀释浓缩洗液** 按照说明书要求稀释浓缩液，混匀备用（已配制，待用）。

3.**加生物素试剂** 除空白空外，其余各孔分别加入50μl生物素试剂。

4.**加样** 分别在相应孔中加入待测样本、阴性和阳性对照各50μl，空白孔除外。通过振荡器充分混匀（时间30秒），封板，于37℃温育60分钟。

5.**洗涤** 取出反应板，弃去孔中液体，将洗涤液注满孔中，静置30~60秒后，弃去孔中液体，甩干。重复5次，于吸水纸上充分拍干。

6.**加酶标记物** 空白孔不加酶标记物，其余孔加入酶标记物100μl，通过振荡器充分混匀（时间30秒），封板，于37℃温育30分钟。

7.**洗涤** 取出反应板，弃去孔中液体，将洗涤液注满孔中，静置30~60秒后，弃去孔中液体，甩干。重复5次，于吸水纸上充分拍干。

8.显色 每孔先后加显色剂A、B各1滴，通过振荡器充分混匀（时间30秒），封板，放置37℃水浴箱中避光孵育30分钟。

9.终止反应 每孔加入终止液1滴，混匀。

10.酶标仪读数 打开电脑软件进行布板、选择酶标仪双波长（450nm/630nm）比色、选用空白孔校零，点击开始，读取各孔OD值，并打印记录结果。

11.临界值计算 临界值（Cut off值）计算：临界值（Cut off值）=阴性对照平均值+0.12。

12.检验结果判断 样本OD值<临界值（Cut off值）为丙型肝炎病毒抗体阴性；样本OD值≥临界值（Cut off值）为丙型肝炎病毒抗体阳性。

试验结果记录，请填写表2-11。

表2-11 血清丙型肝炎病毒抗体检测（酶联免疫吸附试验）结果记录表

试验内容	1	2	3	4	5	6	阴	阴	阴	阳	阳	空白
OD值												
Cut off值												
结论							/	/	/	/	/	/

五、注意事项

1.整个检测工作中应严格防止交叉感染，操作时必须戴手套，穿工作衣，严格健全和执行消毒隔离制度。所有样品，洗弃液和各种废弃物都应按传染物处理。

2.使用试剂瓶滴加试剂时，应先摇匀，并弃去1滴，垂直滴加。

3.洗涤时反应孔均须加满，防止孔口内有游离酶未能洗净。

4.测定结果的判定必须以酶标仪读数为准。肉眼观测显色但OD值低于阈值的标本应判为阴性。

5.反应板温育时，以封口膜覆盖孔口，可避免其他因素对实验带来的非预期的影响。

6.不同品名、不同批号的试剂不可混用，以免产生错误结果。

六、思考题

酶联免疫吸附试验的原理、常见技术类型及应用分别是什么？

七、评价标准

酶联免疫吸附试验检测丙型肝炎病毒抗体评价标准见表2-12。

表2-12　酶联免疫吸附试验检测丙型肝炎病毒抗体评价标准

序号	项目	考核内容	分值	扣分标准	扣分	备注
1	准备工作	着白大衣、帽子、口罩、手套	4	漏缺一项，扣1分		
				着装不整，扣1分		
		仪表端庄、头发符合要求		仪容、头发不符合要求，扣1分		
		选择并合理摆放项目器材、试剂及标本		工作台面凌乱、漏缺某一项、摆放顺序错误，扣1分		
2	操作流程	1.编号，在反应板上做好标记	2	未标记、标记错误，扣2分		
		2.加生物素试剂，除空白空外，其余各孔分别加入50μl生物素试剂	1.5	调节移液枪速度过快，扣0.5分		
				加样姿势不正确（垂直角度<45°），扣0.5分		
				加样出现气泡，扣0.5分		
		3.加样，分别在相应孔中加入待测样本、阴性和阳性对照各50μl，空白孔除外。通过振荡器充分混匀，37℃温育60分钟	6.5	调节移液枪速度过快，扣0.5分		
				加样姿势不正确（垂直角度<45°），扣0.5分		
				不同标本未更换枪头，扣1分		
				加样出现气泡，扣0.5分		
				标本加样顺序混乱，扣1分		
				未混匀，扣1分		
				未充分温育，扣2分		
		4.洗板，取出反应板，弃液，拍干。每孔注满洗涤液，静置5秒后弃液、甩干。重复洗涤5次，拍干	6	洗涤液未注满或溢出，扣2分		
				未静置30~60秒，扣1分		
				未洗涤5次，扣2分		
				在滤纸同一位置扣板，扣1分		
		5.加酶结合物，每孔滴加100μl，充分混匀后放置37℃水浴箱中避光孵育30分钟	7	滴加试剂后未充分混匀，扣3分		
				未贴封板膜或顺序错误，扣2分		
				未充分温育，扣2分		
		6.洗板，取出反应板，弃液，拍干。每孔注满洗涤液，静置5秒后弃液、甩干。重复洗涤5次，拍干	6	洗涤液未注满或溢出（1次有未注满或溢出现象扣0.5分），扣2分		
				未静置30~60秒（1次扣0.5分），扣1分		
				未洗涤5次（1次扣0.5分），扣2分		
				在滤纸同一位置扣板，扣1分		
		7.显色，每孔先后加显色剂A、B各1滴，充分混匀，放置37℃水浴箱中避光孵育10分钟	3	试剂重加、漏加或顺序错误，扣0.5分		
				滴加前未混匀滴瓶，扣0.5分		
				滴瓶未垂直0.5		
				液体未弃去1滴，扣0.5分		
				滴加试剂后未充分混匀，扣0.5分		
				孵育时间过长或过短，扣0.5分		

续表

序号	项目	考核内容	分值	扣分标准	扣分	备注
2	操作流程	8.终止反应，加终止液1滴，混匀	2	试剂重加、漏加或顺序错误，扣0.5分		
				滴加前未混匀滴瓶，扣0.5分		
				液体未弃去1滴，扣0.5分		
				滴瓶未垂直，扣0.5分		
		9.酶标仪读数，正确使用酶标仪	2	设置参数不正确或看不清，扣1分		
				没有单双波长的选择，扣1分		
3	结果记录	1.公式正确，报告完整，检测结果正确，相对误差小。（无结果此项分值全扣）	24	空白OD绝对值大于0.08，扣4分		
				阴性对照OD值大于0.1，扣4分		
				阳性对照OD值小于0.8，扣4分		
				CUTOFF值公式或计算不正确，扣12分		
		2.结果准确度	16	无结果或结果错误（6个标本，错一个扣3分，扣完为止），扣16分		
4	职业素养	操作结束清理工作台，物品放到指定位置，用消毒液擦拭桌面	15	不清理工作台、物品没按要求放到指定位置、未用消毒液擦拭桌面，扣3分		
		将使用过的一次性物品弃入污物缸或指定位置		用过的一次性物品未放入污物缸，扣3分		
		注意保护器材		损坏器材，扣3分		
		注意生物安全防护		划伤手和标本外溢等，扣3分		
		操作结束后消毒手		操作结束后未消毒手，扣3分		
5	总体印象	安全，规范，流畅，完成质量好	5	从生物安全、规范操作、完成质量等方面考虑，最多扣5分		

项目六　胶体金免疫层析技术检测人绒毛膜促性腺激素

一、目标

（一）知识目标

掌握胶体金免疫层析试验的原理及临床意义。

（二）能力目标

1.具备操作胶体金免疫层析试验，并能判断试验结果的能力。

2.具备解读人绒毛膜促性腺激素（hCG）临床意义的能力。

（三）素质目标

1.具有规范操作意识、环保意识。

2.养成良好的生物安全防范意识。

3.具有良好的评判性思维能力和执行能力。

二、原理

hCG是由 α 和 β 两个亚基组成的糖蛋白，G区包被有胶体金标记抗 β -hCG抗体（鼠源），T区包被有抗 α -hCG抗体（兔源）。C区包被有羊抗鼠IgG抗体。测试时在A区滴加尿液（或将A区浸入尿液），通过层析作用，尿液向B区移动，流经G区时将胶体金标记的抗 β -hCG复溶，若尿液中含有hCG，即结合形成胶体金抗 β -hCG-hCG复合物；继续移行至T区是，hCG复合物与抗 α -hCG结合，形成胶体金抗 β -hCG-hCG- 抗 α -hCG复合物，胶体金抗 β -hCG被固定下来，在T区显示红色线条，为阳性反应；多余的胶体金抗 β -hCG继续移行至C区时，被羊抗鼠IgG（二抗）捕获，显示质控线条（图2-6）。

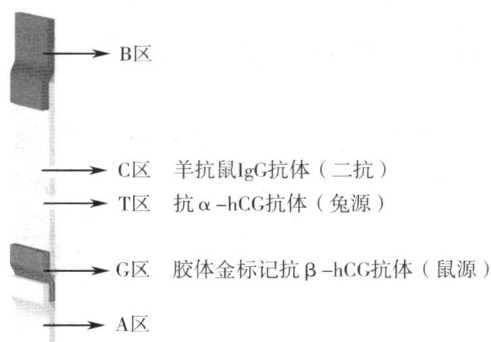

图 2-6 胶体金免疫试验试纸条

三、仪器设备和器材

（一）标本

待检尿液。

（二）试剂

早早孕妊娠诊断试纸条（胶体金免疫层析试验试剂盒）。

四、内容与操作步骤

1.试剂和尿样标本恢复至室温。

2.从原包装铝箔袋中取出试剂条，在1小时内应尽快地使用。

3.将试剂条按箭头方向插入尿液标本中，尿液液面不能超过试剂条的"MAX"线。

4.至少5秒钟后取出，平放于干净平整的台面上观察结果。

5.等待红色条带的出现，测试结果应在3分钟时读取。10分钟后判定无效。

6.结果观察。

（1）阳性（＋） 质控线和测试线均呈红色。

（2）阴性（－） 仅质控线呈红色，测试线不呈红色。

（3）无效 质控线不呈红色，表明不正确的操作过程或试剂条已变质损坏。

试验结果记录，请填写表2-13。

表2-13 人绒毛膜促性腺激素（hCG）检测（胶体金免疫层析技术）结果记录表

	待测尿液
现象	
结论	

五、注意事项

1.试剂盒应低温、避光保存，使用前取出恢复至室温。

2.在规定时间内观察结果。

3.若标本不立即测试，可在检测前于2～8℃保存48小时；如果需要延长储存时间，可在-20℃以下冻存，冷冻标本检测前应充分溶化并恢复室温，摇匀。

4.尿样出现浑浊和沉淀时，请勿摇动，取上清检测；或通过离心或过滤取上清检测。

5.质控线和测试线均不呈红色，表明实验失败或试剂失效，应重新进行实验。

六、思考题

试比较胶体金免疫渗滤试验、胶体金免疫层析试验的异同和特点？

七、评价标准

胶体金免疫层析技术检测人绒毛膜促性腺激素评价标准见表2-14。

表2-14 胶体金免疫层析技术检测人绒毛膜促性腺激素评价标准

序号	项目	考核内容	分值	扣分标准	扣分	备注
1	准备工作	着白大衣、帽子、口罩、手套	20	漏缺一项，扣5分		
				着装不整，扣5分		
		仪表端庄、头发符合要求		仪容、头发不符合要求，扣5分		
		选择并合理摆放项目器材、试剂及标本		工作台面凌乱、漏缺某一项、摆放顺序错误，扣5分		

续表

序号	项目	考核内容	分值	扣分标准	扣分	备注
2	操作流程	1.平衡室温，试纸条和尿样标本恢复至室温	10	未恢复至室温，扣5分		
				未在1小时内使用，扣5分		
		2.检测，将试纸条按箭头方向插入尿液标本中5秒钟，尿液液面不能超过试纸条的"MAX"线	20	未按照箭头方向插入尿液标本，扣5分		
				试纸条插入尿液时间不达5秒钟，扣5分		
				尿液液面超过试纸条"MAX"线，扣10分		
3	结果记录	1.观察试纸条上的紫红色条	10	观察现象记录错误，扣10分		
		2.报告，根据观察现象正确判断阴阳性，报告结果并记录	20	结果错误，扣20分		
4	职业素养	操作结束清理工作台，物品放到指定位置，用消毒液擦拭桌面	15	不清理工作台、物品没按要求放到指定位置、未用消毒液擦拭桌面，扣3分		
		将使用过的一次性物品弃入污物缸或指定位置		用过的一次性物品未放入污物缸，扣3分		
		注意保护器材		损坏器材，扣3分		
		注意生物安全防护		划伤手和标本外溢等，扣3分		
		操作结束后消毒手		操作结束后未消毒手，扣3分		
5	总体印象	安全，规范，流畅，完成质量好	5	从生物安全、规范操作、完成质量等方面考虑，最多扣5分		

项目七　外周血单个核细胞分离

一、目标

（一）知识目标

掌握外周血单个核细胞分离的原理及临床意义。

（二）能力目标

1.具备操作外周血单个核细胞分离，并能正确判断试验结果的能力。

2.具备解读外周血单个核细胞临床意义的能力。

（三）素质目标

1.严格按照操作规程进行操作，养成良好的操作习惯。

2.对污物妥善处理，注意生物安全。

二、原理

各种血细胞的体积、形态、密度和比重均有差异，红细胞和多形核细胞比重较大，约为1.092，血小板约为1.032，单个核细胞比重介于1.076～1.090。因此，利用一种比重介于1.075～1.092的等渗聚蔗糖–泛影葡胺（ficoll–hypaque）混合分离液做密度梯度离心，离心后不同比重的血细胞在分离液中呈梯度分布。单个核细胞（PBMC）位于分离液面的上层，红细胞和多核白细胞位于分离液的最下层。将PBMC层取出，经洗涤后即可用于细胞免疫的某种试验。

三、仪器设备和器材

（一）标本

枸橼酸钠抗凝外周血。

（二）试剂

淋巴细胞分离液（Ficoll液，比重1.077±001），Hank's液（无Ca^{2+}、Mg^{2+}），台盼蓝染液。

（三）器材

血细胞计数板、毛细吸管、水平离心机、显微镜等。

四、内容与操作步骤

1.取枸橼酸钠抗凝外周血2ml，加入2ml Hank′s溶液，混匀（使外周血稀释一倍）。

2.取Ficoll液2ml置于无菌离心管内，用吸管吸取上述稀释血液沿离心管壁缓缓加到含有2ml淋巴细胞分离液的离心管中（血液：Hank′s液：淋巴细胞分离液的比例为1：1：1），沿管壁流下的稀释血液叠加在分离液之上，并与分离液形成明显的界面。

3.用水平离心机2000r/min离心20分钟，小心取出离心管。

4.离心后管内容物分为三层，上层为血浆和Hank′s液（内含血小板），中层为Ficoll分离液，底层为红细胞和多核白细胞，在上、中层液体界面处可见到乳白色浑浊的PBMC层（白膜层）（图2-7）。

5.用毛细吸管轻轻插到白膜层，小心吸取中层呈白色雾状的PBMC层，移入另一试管，用5倍体积以上的Hank′s溶液洗涤两次，每次离心2000r/min，10分钟。

6.细胞计数，末次离心后，弃去上清，将细胞悬液体积还原至1ml，重悬细胞。取一滴细胞悬液与一滴台盼蓝染液混合，静置30分钟。注入细胞计数板，计数四个大方格内的细胞总数。

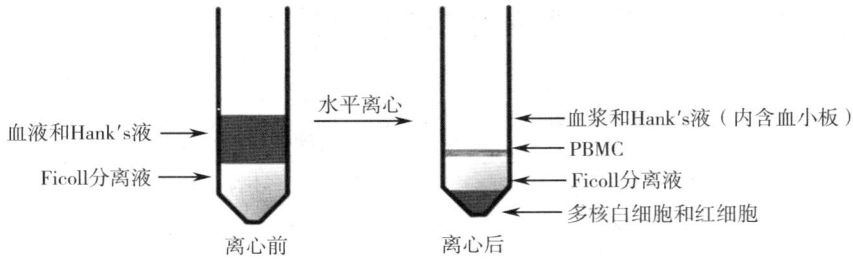

图2-7　外周血淋巴细胞的分离

$$单个核细胞浓度（细胞数/ml细胞悬液）=\frac{四个大方格细胞总数}{4}×10^4×2（稀释倍数）$$

细胞活力检测，台盼蓝染液染色后镜检，死细胞可被染成蓝色，活细胞不着色。计数200个淋巴细胞。计算出活细胞百分率。试验结果记录，请填写表2-15。

$$活细胞百分率=\frac{活细胞数}{200}×100\%$$

表2-15　外周血单个核细胞分离试验结果记录表

试验内容	单个核细胞计数	细胞活力检测
四个大方格细胞总数		—
活细胞数	—	
计算公式		
结论		

五、注意事项

1.用稀释的全血可提高单个核细胞收获量。

2.将稀释的血加分层液上时，一定要细心，动作要轻，使分离液和血液界面清楚，避免冲散分层液面或与分层液混影响分离结果。

3.离心管、计数板均需要清洁，以免杂质微粒等被误认为细胞。

4.温度变化影响分层液的密度，影响细胞的收获率和纯度。离心温度只能在20～25℃，离心温度过高细胞容易死亡或破坏，过低分层效果不好。

5.分离人和不同种类动物外周血的血细胞要使用不同比重的分层液。

六、思考题

1.细胞计数的原理是什么？

2.台盼蓝染色法如何测定细胞活力？

七、评价标准

外周血单个核细胞分离评价标准见表2-16。

表2-16 外周血单个核细胞分离评价标准

序号	项目	考核内容	分值	扣分标准	扣分	备注
1	准备工作	着白大衣、帽子、口罩、手套	20	漏缺一项,扣5分		
				着装不整,扣5分		
		仪表端庄、头发符合要求		仪容、头发不符合要求,扣5分		
		选择并合理摆放项目器材、试剂及标本		工作台面凌乱、漏缺某一项、摆放顺序错误,扣5分		
2	操作流程	1.稀释外周血一倍,取枸橼酸钠抗凝外周血2ml,加入2ml Hank's液,混匀	10	加样量不准,扣5分		
				外周血未1∶1稀释,扣5分		
		2.加Ficoll液,取Ficoll液2ml置于无菌离心管内,用吸管吸取上述稀释血液沿管壁缓缓加到含有2ml淋巴细胞分离液的离心管中,沿管壁流下的稀释血液叠加在分离液之上,并与分离液形成明显的界面	15	加样量不准,扣5分		
				稀释的血液与分离液未形成明显的界面,扣10分		
		3.离心,用水平离心机2000r/min离心20分钟,小心取出离心管	5	制动停转,扣2分		
				离心后内容物未分层,扣3分		
		4.吸取PBMC层,移入另一离心管,用5倍体积以上的Hank's液洗涤两次,每次离心2000r/min,10分钟。末次离心后,吸尽上清,将细胞悬液体积还原至1ml,重悬细胞	5	未正确吸取PBMC层,扣1分		
				未正确洗涤,扣1分		
				未还原至1ml,扣1分		
				未重悬细胞,扣2分		
		5.台盼蓝染色,将1滴细胞悬液与1滴台盼蓝染液在微量试管中混匀,室温静置30分钟	5	细胞悬液与染液未混匀,扣2分		
				未室温静置30分钟,扣3分		
3	结果记录	取1滴上述混合液滴置血球计数板上,静置片刻,显微镜下观察细胞,记录单个核细胞浓度及细胞活力结果	10	未正确记录单个核细胞浓度,扣10分		
			10	未正确记录细胞活力,扣10分		
4	职业素养	操作结束清理工作台,物品放到指定位置,用消毒液擦拭桌面	15	不清理工作台、物品没按要求放到指定位置、未用消毒液擦拭桌面,扣3分		
		将使用过的一次性物品弃入污物缸或指定位置		用过的一次性物品未放入污物缸,扣3分		
		注意保护器材		损坏器材,扣3分		
		注意生物安全防护		划伤手和标本外溢等,扣3分		
		操作结束后消毒手		操作结束后未消毒手,扣3分		
5	总体印象	安全,规范,流畅,完成质量好	5	从生物安全、规范操作、完成质量等方面考虑,最多扣5分		

项目八　细胞吞噬率与吞噬指数测定

一、目标

（一）知识目标

掌握细胞吞噬率与吞噬指数测定的原理及临床意义。

（二）能力目标

1.具备操作细胞吞噬率与吞噬指数测定，并能正确判断试验结果的能力。

2.具备解读中性粒细胞的吞噬作用临床意义的能力。

（三）素质目标

1.严格按照操作规程进行操作，养成良好的操作习惯。

2.养成良好的卫生习惯和行为习惯。

3.对污物妥善处理，注意生物安全。

二、原理

血液中的中性粒细胞即小吞噬细胞，通过趋化、调理、吞入和杀菌等几个步骤，能吞噬和消化衰老、死亡细胞及病原微生物等异物，是机体非特异性免疫的重要组成部分。当中性粒细胞与颗粒物质（如金黄色葡萄球菌、白色念珠菌等）混合孵育一段时间后，颗粒物质被吞噬，吞噬率与吞噬指数可反映吞噬细胞的吞噬功能。

三、仪器设备和器材

（一）标本

葡萄球菌8小时培养物（已灭菌，浓度为$5 \times 10^8/ml$），肝素抗凝外周静脉血。

（二）试剂

瑞氏-吉姆萨染液A（Ⅰ液）、瑞氏-吉姆萨染液缓冲液B（Ⅱ液）。

（三）器材

试管、玻片、吸管、滴管、显微镜、香柏油等。

四、内容与操作步骤

1.**加样**　取肝素抗凝外周静脉血0.5ml、葡萄球菌培养物0.5ml于试管中混匀。

2.**孵育**　置于37℃培养箱孵育30分钟，15分钟时振摇1次。

吞噬细胞吞噬葡萄球菌

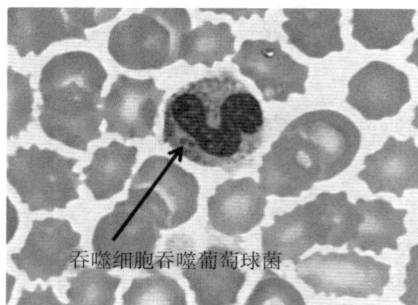

图2-8　中性粒细胞吞噬试验

3.**推片**　吸取白细胞层（沉淀的红细胞表层）置于载玻片上，推片，干燥。

4.**瑞氏染色**　滴加瑞氏染色液A（Ⅰ液）3～5滴于血膜上，染色1分钟。滴加1～1.5倍瑞氏缓冲液B（Ⅱ液），用洗耳球吹匀，染色5～10分钟。

5.**冲洗**　用蒸馏水冲洗，待干，镜检。

6.**油镜检查**　寻找中性粒细胞，如果染色结果正确，可见细胞核及被吞噬的细菌染成紫色，而粒细胞的细胞浆则为淡红色（图2-8）。

7.**计数**　观察200个中性粒细胞，分别记录吞噬细菌的细胞数及每个中性粒细胞吞入的细菌数，计算吞噬率和吞噬指数。

实验结果记录，请填写表2-17。

$$吞噬率 = \frac{200个中性粒细胞中吞噬细菌的细胞数}{200} \times 100\%$$

$$吞噬指数 = \frac{200个中性粒细胞吞入的细菌总数}{200} \times 100\%$$

表2-17　细胞吞噬率与吞噬指数测定试验结果记录表

试验内容	吞噬率	吞噬指数
200个中性粒细胞中吞噬细菌的细胞数		—
200个中性粒细胞吞入的细菌总数	—	
计算公式		
结论		

五、注意事项

1.推片应头、体、尾分明，要选取合适的地方计数以提高准确性。

2.抗凝剂用量要适当，过高则抑制吞噬功能，过低易出现血液凝固。

六、思考题

检测吞噬细胞功能的实验还有哪些，各有哪些特点？

七、评价标准

细胞吞噬率与吞噬指数测定评价标准见表2-18。

表2-18 细胞吞噬率与吞噬指数测定评价标准

序号	项目	考核内容	分值	扣分标准	扣分	备注
1	准备工作	着白大衣、帽子、口罩、手套	20	漏缺一项，扣5分		
				着装不整，扣5分		
		仪表端庄、头发符合要求		仪容、头发不符合要求，扣5分		
		选择并合理摆放项目器材、试剂及标本		工作台面凌乱、漏缺某一项、摆放顺序错误，扣5分		
2	操作流程	1.加样，取葡萄球菌培养物0.5ml与肝素抗凝血0.5ml混匀	10	无菌操作不当，扣5分		
				加样量不准，扣5分		
		2.孵育，置于37℃培养箱孵育30分钟，15分钟时振摇1次	15	温度相差1℃以上，扣5分		
				未孵育30分钟，扣5分		
				15分钟时未振摇1次，扣5分		
		3.推片，吸取白细胞层（沉淀的红细胞表层）置于载玻片上，推片，干燥	5	未准确吸取白细胞层，扣3分		
				推片未干燥，扣2分		
		4.染色，滴加瑞氏染色液A（Ⅰ液）3~5滴于血膜上，染色1分钟；滴加1~1.5倍瑞氏缓冲液B（Ⅱ液），用洗耳球吹匀，染色5~10分钟	5	染液滴加顺序不正确，扣1分		
				染色时间不正确，扣2分		
				未将染色液A和染色液B用洗耳球吹匀，扣2分		
		5.冲洗，用蒸馏水冲洗，待干	5	血涂片血膜脱落，扣3分		
				未干燥，扣2分		
3	结果记录	油镜下观察200个中性粒细胞，计算吞噬率和吞噬指数	20	吞噬率计算错误，扣10分		
				吞噬指数计算错误，扣10分		
4	职业素养	操作结束清理工作台，物品放到指定位置，用消毒液擦拭桌面	15	不清理工作台、物品没按要求放到指定位置、未用消毒液擦拭桌面，扣3分		
		将使用过的一次性物品弃入污物缸或指定位置		用过的一次性物品未放入污物缸，扣3分		
		注意保护器材		损坏器材，扣3分		
		注意生物安全防护		划伤手和标本外溢等，扣3分		
		操作结束后消毒手		操作结束后未消毒手，扣3分		
5	总体印象	安全，规范，流畅，完成质量好	5	从生物安全、规范操作、完成质量等方面考虑，最多扣5分		

项目九　淋巴细胞增殖试验

一、目标

（一）知识目标

掌握淋巴细胞增殖试验的原理及临床意义。

（二）能力目标

1.具备规范操作淋巴细胞增殖试验的能力。

2.具备判断淋巴细胞增殖试验结果的能力。

（三）素质目标

1.严格按照操作规程进行操作，养成良好的操作习惯。

2.对污物妥善处理，注意生物安全。

二、原理

体外培养的淋巴细胞，在受植物血凝素（PHA）、刀豆蛋白（ConA）等非特异性有丝分裂原的刺激时，可转化为淋巴母细胞，其形态和结构发生明显的改变，如细胞体积变大、细胞质增多、出现空泡、核仁明显、染色质疏松等，通过染色、镜检，计算出转化细胞的百分率，可反映机体的细胞免疫功能。

三、仪器设备和器材

（一）标本

肝素抗凝人外周静脉血。

（二）试剂

RPMI-1640培养液，瑞氏-吉姆萨染液A（Ⅰ液），瑞氏-吉姆萨染液缓冲液B（Ⅱ液），1mg/ml RPMI-1640培养液配制的植物血凝素（PHA），Tris-NH_4Cl溶液，生理盐水。

（三）器材

滴管、吸管、刻度离心管、试管、细胞培养瓶、玻片、显微镜、CO_2培养箱等。

四、内容与操作步骤

1.加样 取肝素抗凝血0.2ml，无菌操作注入预先加有1.8ml RPMI-1640培养液的培养瓶内，同时加入PHA 0.1ml；对照瓶不加PHA。

2.培养 混匀后置37℃5%CO_2培养箱中培养3天，期间每天摇匀1次。

3.离心、水浴 培养结束，2500r/min离心10分钟，吸弃瓶内上清液，取Tris-NH_4Cl溶液3ml加入瓶内，充分混匀，移入离心管内，置37℃水浴10分钟。

4.推片 加适量生理盐水混匀，以1500r/min离心10分钟，弃上清，共洗2次，摇匀沉淀细胞，推片，干燥。

5.染色 瑞氏-吉姆萨染色。滴加瑞氏-吉姆萨染液A（Ⅰ液）3～5滴于血膜上，染色1分钟。滴加1～1.5倍瑞氏-吉姆萨染液缓冲液B（Ⅱ液），用洗耳球吹匀，染色5～10分钟，水洗，干燥。

6.油镜检查 根据细胞大小、胞核和胞浆特征等进行判别。转化过程中，常见的细胞类型有成熟淋巴细胞、过渡型淋巴细胞、淋巴母细胞等。其具体形态特征如下。

（1）成熟淋巴细胞 直径6～8μm；核质紧密，无核仁；核与胞质比例大；胞质染色为轻度嗜碱性。

（2）过渡型淋巴细胞 体积较成熟淋巴细胞略大，直径为10～20μm；核质较疏松，有或无核仁；胞浆增多、嗜碱性、空泡及伪足样突起可有可无。

（3）淋巴母细胞 体积明显增大，直径为20～30μm；是成熟淋巴细胞的3～4倍。核疏松呈网状结构并有1～4个核仁；核周有淡染区；胞浆丰富呈嗜碱性，有伪足样突起，有时可见空泡。

7.计算 按上述分类检查推片头、体、尾三部分，计数200个淋巴细胞，计算淋巴细胞转化率。在正常情况下，PHA诱导的淋巴细胞转化率为60%～80%。

实验结果记录，请填写表2-19。

$$淋巴细胞转化率 = \frac{转化的淋巴细胞数}{200} \times 100\%$$

表2-19 淋巴细胞增殖试验结果记录表

转化的淋巴细胞数	
计算公式	
结论	

五、注意事项

1.培养基成分对转化率影响较大，注意其有效期。

2.小牛血清用前需灭活。

3.注意无菌操作。

4.由于厂家和批号不同，PHA作用常有很大差别，PHA剂量过大对细胞有毒性，太小不足以刺激淋巴细胞转化，故试验前应先测定最适剂量。

六、思考题

除形态学方法外，淋巴细胞转化试验还有哪些检测方法？各有什么特点？

七、评价标准

淋巴细胞转化试验评价标准见2-20。

表2-20　淋巴细胞转化试验评价标准

序号	项目	考核内容	分值	扣分标准	扣分	备注
1	准备工作	着白大衣、帽子、口罩、手套	20	漏缺一项，扣5分		
				着装不整，扣5分		
		仪表端庄、头发符合要求		仪容、头发不符合要求，扣5分		
		选择并合理摆放项目器材、试剂及标本		工作台面凌乱、漏缺某一项、摆放顺序错误，扣5分		
2	操作流程	1.加样，取肝素抗凝血0.2ml，无菌操作注入预先加有1.8ml RPMI-1640培养液的培养瓶内，同时加入PHA 0.1ml；对照瓶不加PHA，混匀	10	加样不准，扣2分		
				未做对照瓶，扣3分		
				无菌操作不当，扣3分		
				未混匀，扣2分		
		2.培养，置37℃、5%CO_2培养箱中培养3天，期间每天摇匀1次	5	培养箱设置不当，扣2分		
				未摇匀，扣3分		
		3.离心，2500r/min离心10分钟	5	未按照要求离心，扣5分		
		4.加样，吸弃瓶内上清液，取Tris-NH_4Cl溶液3ml加入瓶内，充分混匀，移入离心管内	10	未弃上清，扣3分		
				加样不准，扣3分		
				未混匀，扣4分		
		5.水浴，37℃水浴10分钟	5	水浴温度相差1℃以上，扣5分		
		6.推片，加适量生理盐水混匀，以1500r/min，离心10分钟，弃上清，共洗2次，摇匀沉淀细胞，推片，干燥	5	未加生理盐水，扣2分		
				离心不当，扣1分		
				推片未干燥，扣2分		
		7.染色，滴加瑞氏-吉姆萨染色液A（Ⅰ液）3~5滴于血膜上，染色1分钟；滴加1~1.5倍瑞氏缓冲液B（Ⅱ液），用洗耳球吹匀，染色5~10分钟	5	染液滴加顺序不正确，扣1分		
				染色时间不正确，扣2分		
				未将染色液A和染色液B用洗耳球吹匀，扣2分		
		8.染色后，蒸馏水冲洗，待干	5	涂片脱落，扣3分		
				未干燥，扣2分		

续表

序号	项目	考核内容	分值	扣分标准	扣分	备注
3	结果记录	油镜检查，计算淋巴细胞转化率	10	不能正确辨别未转化淋巴细胞与转化淋巴母细胞，扣5分		
				计算错误，扣5分		
4	职业素养	操作结束清理工作台，物品放到指定位置，用消毒液擦拭桌面	15	不清理工作台、物品没按要求放到指定位置、未用消毒液擦拭桌面，扣3分		
		将使用过的一次性物品弃入污物缸或指定位置		用过的一次性物品未放入污物缸，扣3分		
		注意保护器材		损坏器材，扣3分		
		注意生物安全防护		划伤手和标本外溢等，扣3分		
		操作结束后消毒手		操作结束后未消毒手，扣3分		
5	总体印象	安全，规范，流畅，完成质量好	5	从生物安全、规范操作、完成质量等方面考虑，最多扣5分		

项目十　免疫印迹试验检测抗 ENA 抗体

一、目标

（一）知识目标

掌握免疫印迹试验的原理及临床意义。

（二）能力目标

1.具备操作免疫印迹试验，并能判断免疫印迹试验结果的能力。
2.具备免疫印迹试验的临床应用能力。
3.具备解读抗ENA抗体临床意义的能力。

（三）素质目标

1.养成严谨、务实、认真、实事求是的工作态度。
2.具有规范操作意识、自我保护意识。
3.养成良好的生物安全防范意识和严谨细致的工匠精神。
4.具有良好的评判性思维能力、应变能力和执行能力。

二、原理

自身抗体是自身免疫病临床诊断和治疗评价的重要依据，自身抗体中最重要的是抗核抗体（anti-nuclear antibody，ANA）。ANA主要包括三类抗体，即抗组蛋白抗体、抗DNA抗体和抗ENA抗体。可提取性核抗原（extractable nuclear antigen，ENA）是一组可以用生理盐水或磷酸盐缓冲液从细胞核中提取的核抗原。针对这些抗原产生的抗体，被称为抗ENA抗体，现已发现具有临床诊断价值的抗ENA抗体有10余种。ENA经SDS聚丙烯酰胺凝胶电泳，因分子量不同而各种成分彼此分离，转印于硝酸纤维膜（NC膜）上，再封闭NC膜上的非特异性反应区，将稀释后的待检血清中存在抗ENA抗体，就会与NC膜上的相应抗原成分结合，再结合上酶标抗人IgG抗体，形成抗原-抗体-酶标二抗的复合物，该复合物的酶成分催化底物显色，即可检测出血清中的特异性抗ENA抗体。

三、仪器设备和器材

（一）标本

待检血清、质控血清。

（二）试剂

抗ENA多肽抗体谱检测试剂盒（免疫印迹试验），包括ENA印记膜、酶标记抗人IgG抗体、显色液、终止液、浓缩洗涤液、抗ENA多肽抗体标准带图谱等。

（三）器材

温箱、水平摇床、反应槽、吸管、微量移液器、滤纸、镊子等。

四、内容与操作步骤

（一）操作前准备

1.将试剂盒和待检验的样品平衡至室温。

2.将浓缩洗涤液用蒸馏水或去离子水按1∶19稀释成工作洗涤液（1ml浓缩洗涤液中加入19ml蒸馏水或去离子水）。

（二）操作方法

1.在含有印记膜条的反应槽内加入1ml洗涤液，分别加入10μl待测血清和质控血清，充分混匀。

2.将反应槽置于摇床中，37℃温育30分钟。

3.取出反应槽，弃去槽内液体，用滤纸吸干。加入已37℃预温的洗涤液1ml，摇动洗涤1分钟，共洗涤4次。

4.加入洗涤液0.5ml，酶标记抗人IgG抗体10μl。混匀后，置于摇床中，37℃温育30分钟。

5.同上法洗涤后，槽内加入显色液各0.5ml，混匀后，置室温反应5~10分钟。显色时，需不断摇动反应槽，使染色均匀。

6.待阳性区带显色清晰，加入终止液0.5ml，2分钟后弃去液体。用自来水洗涤后，取出印记膜，待干燥后，判断结果。

（三）结果判读

检测结果见表2-21，试验结果记录，请填写表2-22。

表2-21　抗ENA抗体检测结果

显色区	检测抗体	相关疾病及阳性率
60kD	抗SSA，52kD应出现	干燥综合征（SSA 65%、SSB 40%），少见于SLE、MCTD、PSS等
52kD		
50kD	抗SSB，50kD较弱，48/47kD、45kD应出现	
48/47kD		
45kD		
55kD	抗JO-1	多发性肌炎/皮肌炎（PM/DM）（25%）
38kD	抗Rib 38kD应出现	系统性红斑狼疮（SLE）（10%），少见于PSS等
16.5kD		
15kD		
29kD	抗Sm 三条区带应同时出现	系统性红斑狼疮（SLE）（30%）
28kD		
13.5kD		
70kD	抗U1RNP其中70kD，32kD应任意出现一条区带	混合性结缔组织病（MCTD）（95%），少见于SLE、PSS等
32kD		
29kD		
28kD		
22kD		
70kD	抗SCL-70均需出现	弥漫性硬皮病（PSS）（43%）
86kD		
54kD	抗RA-54	类风湿关节炎（RA）（10%）
13.4kD	抗D、E二条区带应同时出现	混合性结缔组织病（MCTD）（10%）
11.5kD		
53kD	抗DM-53	皮肌炎（DM）（10%）

表2-22　淋巴细胞增殖试验结果记录表

显色区	
相关抗体	
结论（相关疾病及阳性率）	

五、注意事项

1.实验前，将试剂盒从冰箱中取出平衡到室温后再取出实验膜条包装。

2.取膜条时应禁止触摸膜条反应区，避免损坏包被有抗原的膜条。

3.膜要洗涤充分，要保证洗涤时间和次数。

4.显色时，必需使用小型摇床摇动反应槽，使染色均匀。显色时间可根据质控血清显色清晰为准。

5.不同批号的标准带图谱不可混用。

六、思考题

1.如何检测其他重要的自身抗体？

2.自身抗体检测的原则是什么？

七、评价标准

免疫印迹试验检测抗ENA抗体评价标准见表2-23。

表2-23　免疫印迹试验检测抗ENA抗体评价标准

序号	项目	考核内容	分值	扣分标准	扣分	备注
1	准备工作	着白大衣、帽子、口罩、手套	20	漏缺一项，扣5分		
				着装不整，扣5分		
		仪表端庄、头发符合要求		仪容、头发不符合要求，扣5分		
		选择并合理摆放项目器材、试剂及标本		工作台面凌乱、漏缺某一项、摆放顺序错误，扣5分		
2	操作流程	1.操作前准备，将试剂盒和待检验的样品平衡至室温；用蒸馏水或去离子水按1∶19稀释成工作洗涤液	5	未平衡至室温，扣2分		
				洗涤液配置比例错误，扣3分		
		2.加样，在含有印记膜条的反应槽内加入1ml洗涤液，分别加入10μl待测血清和质控血清，充分混匀。	5	加样不准，扣2分		
				未混匀，扣3分		
		3.温育，将反应槽置于摇床中，37℃温育30分钟	5	温度相差1℃以上，扣2分		
				未温育30分钟，扣3分		
		4.洗涤，弃去槽内液体，用滤纸吸干。加入已37℃预温的洗涤液1ml，摇动洗涤1分钟，共洗涤4次	5	洗涤液未预温，或温度相差1℃以上，扣1分		
				洗涤液加样不准，扣1分		
				洗涤时未摇动或未摇动1分钟，扣1分		
				未洗涤4次，扣2分		

序号	项目	考核内容	分值	扣分标准	扣分	备注
2	操作流程	5.加样，加入洗涤液0.5ml，酶标记抗人IgG抗体10μl，混匀	3	加样不准，扣2分		
				未混匀，扣1分		
		6.温育，置于摇床中，37℃温育30分钟	2	温度相差1℃以上，扣1分		
				未温育30分钟，扣1分		
		7.洗涤，弃去槽内液体，用滤纸吸干。加入已37℃预温的洗涤液1ml，摇动洗涤1分钟，共洗涤4次	5	洗涤液加样不准，扣1分		
				洗涤时未摇动，扣1分		
				未洗涤4次，扣3分		
		8.显色，加入显色液各0.5ml	5	加样量不准，扣5分		
		9.温育，室温反应5～10分钟，不断摇动反应槽	2	未反应5～10分钟，扣1分		
				未摇动，扣1分		
		10.终止，待阳性区带显色清晰，加入终止液0.5ml，2分钟后弃去液体	3	加样量不准，扣2分		
				未反应2分钟，扣1分		
3	结果记录	水洗涤后，取出印记膜，待干燥后，判断结果	20	未正确判读结果，扣20分		
4	职业素养	操作结束清理工作台，物品放到指定位置，用消毒液擦拭桌面	15	不清理工作台、物品没按要求放到指定位置、未用消毒液擦拭桌面，扣3分		
		将使用过的一次性物品弃入污物缸或指定位置		用过的一次性物品未放入污物缸，扣3分		
		注意保护器材		损坏器材，扣3分		
		注意生物安全防护		划伤手和标本外溢等，扣3分		
		操作结束后消毒手		操作结束后未消毒手，扣3分		
5	总体印象	安全，规范，流畅，完成质量好	5	从生物安全、规范操作、完成质量等方面考虑，最多扣5分		

第二部分 免疫学检验综合技能项目

项目十一 乙型肝炎病毒的血清学检测

一、目标

（一）知识目标

1.掌握乙型肝炎病毒的血清学检测常用方法及其原理和结果判断。
2.熟悉乙型肝炎病毒的生物学性状、致病性、防治原则。

（二）能力目标

1.具备选择乙型肝炎病毒的血清学检测方法的能力。
2.能正确进行乙型肝炎病毒的血清学检测。
3.具备对结果规范报告的能力。

（三）素质目标

1.具有思考、探究问题的自觉性、主动性和创新性。
2.具备良好的沟通、表达能力。
3.具有良好的团队合作精神。

二、项目任务

乙型肝炎病毒危害性最大，其传播广泛，易形成持续性带病毒状态或转变为慢性感染，少数可演变为肝硬化、原发性肝细胞癌。目前乙型肝炎的病毒学诊断，主要依靠血清学方法检测 HBsAg、HBeAg 及抗-HBs、抗-HBc、抗-HBe，俗称"两对半"抗原抗体系统。HBsAg 是诊断 HBV 感染的重要指标之一。在急性乙型肝炎潜伏期末期，大多数患者血清中开始出现 HBsAg，于急性期达最高峰，然后迅速下降。急性乙型肝炎恢复后 1~4 个月内 HBsAg 消失，若持续 6 个月以上，表示已向慢性肝炎转化。无症状携带者 HBsAg 的滴度高，持续时间长。HBeAg 的出现较为短暂，几乎与 DNA 聚合酶活性相符，为病毒复制和传染性强的指标；在慢性持续性感染中，也可出现 e 抗原阳性，多见于 HBsAg 滴较高的病例。抗-HBs 出现在恢复期患者、隐性感染或接种过乙肝疫苗的健康人群中。抗-HBc 几乎与

HBsAg同时或晚于HBsAg而出现，抗-HBc IgM类的出现时，表示HBV正在复制。抗-HBe出现时，血清中HBeAg消失，血液传染性降低，表示机体已产生了一定的免疫力。通过对乙型肝炎病毒血清标志物的检测，可判断是否感染乙型肝炎病毒，对乙肝的疾病诊断、病程监测、疗效观察具有重要的作用。

（一）标本采集及处理

1.采集静脉血至促凝采血管内，在采血结束后应立即将试管轻轻晃动4~5次，将其与添加剂充分接触混匀。

2.将血液标本放置在合适的环境下30分钟左右，待完全凝结后上机离心，建议离心速度维持在1800~2200r/min，离心10分钟。

（二）乙肝两对半检测

选取合适的方法进行乙肝两对半检测，本项目使用化学发光免疫分析技术。

（三）结果报告，总结

综合分析检验结果，正确进行乙型肝炎病毒的血清学检测报告，进行自评、互评及老师评价，并提交项目报告单。

三、材料准备

（一）标本

待测血清标本。

（二）试剂

ARCHITECTi乙肝两对半检测试剂盒，包括已包被抗体的固相、校准物、质控品、化学发光底物液和浓缩洗涤液等。

（三）器材

ARCHITECTi全自动化化学发光免疫分析仪。

四、项目实施

（一）分组

学生5~6人一组，进行分工讨论并制订项目实施方案。

（二）流程

化学发光免疫分析系统检测流程见图2-9。

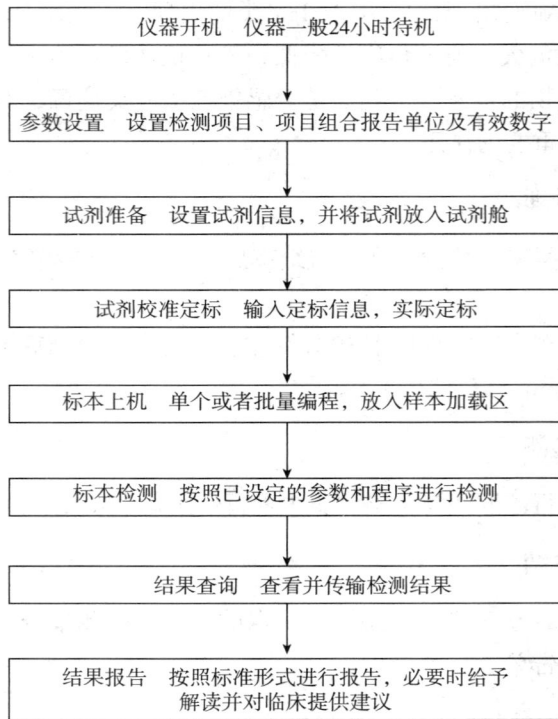

图2-9 化学发光免疫分析系统检测流程图

（三）注意事项

1.标本应新鲜，严重脂血、溶血或污染均会影响检测结果。

2.试剂盒应在有效期内使用，定期校准或试剂盒批号更换事校准。

3.每天进行室内质控以保证检测结果的准确性。

五、评价与考核

采用表2-24《乙型肝炎病毒的血清学检测项目评价考核表》进行评价。

表2-24 乙型肝炎病毒的血清学检测项目评价考核表

评价内容（100分）	考核要点	项目分值	得分	备注
项目方案设计（15分）	文献查阅	3		
	方案设计	10		
	创新性	2		
项目过程评价（60分）	乙型肝炎病毒的血清学检测	60		见表2-25
项目总结（25分）	自评、互评	5		
	师评	10		
	项目报告	10		

表2-25　乙型肝炎病毒的血清学检测项目过程评价表

序号	项目			考核内容	项目分值	扣分标准	扣分	备注
1	准备工作			1.仪表端庄，着装规范，个人防护	4	仪表、着装不规范，扣2分 个人防护不符合要求，扣2分		
				2.态度严谨、习惯良好	3	态度不严谨，扣1分 习惯欠佳，扣2分		
				3.项目所需设备和器材齐全，放置合理	2	器材准备不齐，扣1分 器材放置不合理，扣1分		
				4.台面整洁	1	台面不整洁，扣1分		
2	操作流程	仪器准备		1.开机	5	开机程序不正确，扣5分		
				2.参数设置	20	检测项目设置不合理，扣7分 参数报告单位设置不正确，扣8分 有效数字设置不正确，扣5分		
				3.试剂准备	5	试剂信息设置不正确，扣3分 试剂在试剂舱内放置错误，扣2分		
				4.试剂校准定标	10	定标信息错误，扣10分		
		上机检测		1.编程	5	标本编程错误，扣3分 标本没有正确放入样本加载区，扣2分		
				2.检测	5	标本检测不正确，扣5分		
				3.按时完成操作	5	未在规定时间内完成操作，扣5分		
		结果报告		1.结果	5	检测结果误差20%以上，扣5分		
				2.报告	5	结果报告不规范，扣2分 为认真审核报告，扣2分 未签名及未填写日期，扣1分		
3	职业素养			1.原始记录	1	无原始记录或记录不完整，扣1分		
				2.全过程操作规范性和熟练程度	5	整体操作不规范，扣3分 操作不熟练、调理不清等，扣2分		
				3.项目用品清理	1	未清洁实验台面，试剂、材料未归位，扣1分		
				4.质量控制意识	3	质量控制意识弱，扣1分 未进行每日指控监测，扣2分		
				5.生物安全意识	5	生物安全意识弱，扣3分 废弃物品处理不当，扣2分		
4	总体印象			安全，规范，流畅，完成质量好	10	从生物安全、规范操作、完成质量等方面考虑，酌情扣分		

六、思考与讨论

1.化学发光免疫分析检测HBeAb、HBcAb的技术类型分别是什么？有什么区别？

2.HBcAb-IgM/ HBcAb-IgG检测有何临床意义？

3.除了乙型肝炎病毒血清标志物检测，还有什么方法检测乙型肝炎病毒？如何检测？

七、项目报告单

免疫学检验项目报告单见表2-26。

表2-26　免疫学检验项目报告单

一、项目名称		
二、项目设计思路		
三、任务分配		

续表

四、项目实施及结果记录	
五、项目评价（自评、组评、师评）	
六、项目综合成绩 成绩=项目方案设计×15%+项目过程评价×60%+项目总结×25% 成绩：	

项目十二　自身免疫病的免疫学检测

一、目标

（一）知识目标

1.掌握常见自身抗体检测的常用方法及其原理和结果判断。

2.熟悉自身免疫病的定义、发病机制。

3.了解自身免疫病的分类。

（二）能力目标

1.能够正确选择常见自身抗体的检测方法，初步掌握操作方法。

2.能够正确配制检测所需各种试剂。

3.能正确操作对结果规范报告。

（三）素质目标

1.具有思考、探究问题的自觉性、主动性和创新性。

2.具备良好的沟通、表达能力。

3.具备良好的团队合作精神、良好的评判性思维能力和执行能力。

二、项目任务

自身免疫病（autoimmune disease，AID）是自身免疫应答过强或持续时间过久，表现为质和量的异常，所产生的自身抗体和（或）自身致敏淋巴细胞对表达自身靶抗原的细胞和组织发动攻击，导致损伤或功能障碍，并出现相应临床症状。血液中存在高效价的自身抗体/自身应答性T淋巴细胞是自身免疫病的共同特征。自身免疫病的实验室诊断主要依赖抗核抗体（anti-nuclear antibody，ANA）等自身抗体的测定，其临床意义对不同自身免疫病的患者有区别，其表现是多样性的。

（一）标本采集及处理

1.采集静脉血至促凝采血管内，在采血结束后应立即将试管轻轻晃动4～5次，将其与添加剂充分接触混匀。

2.将血液标本放置在合适的环境下30分钟左右，待完全凝结后上机离心，建议离心速度维持在1800～2200r/min，离心10分钟。

（二）血清总ANA检测

选取合适的方法进行血清总ANA检测，本项目使用间接免疫荧光法。

（三）结果报告，总结

综合分析检验结果，正确进行血清总ANA检测报告，进行自评、互评及老师评价，并提交项目报告单。

三、材料准备

（一）标本

待测血清标本。

（二）试剂

血清总ANA间接免疫荧光法检测试剂盒，包括抗原片、荧光素标记二抗和浓缩洗涤液等。

（三）器材

荧光免疫显微镜。

四、项目实施

（一）分组

学生5～6人一组，进行分工讨论并制订项目实施方案。

（二）流程

间接免疫荧光法检测血清总ANA检测流程见图2-10。

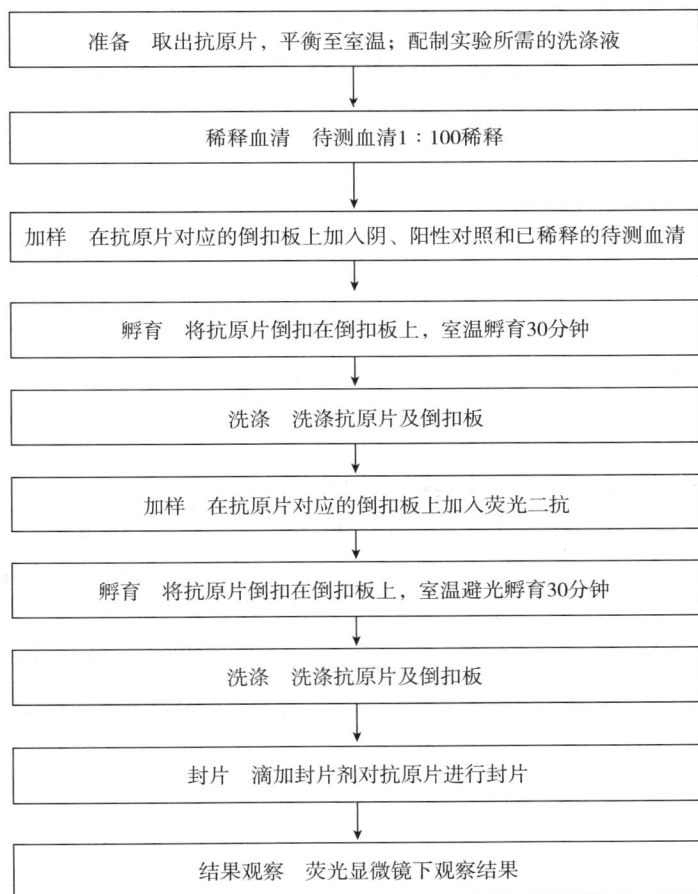

```
┌─────────────────────────────────────────────────────────┐
│  准备  取出抗原片，平衡至室温；配制实验所需的洗涤液      │
└─────────────────────────────────────────────────────────┘
                          ↓
┌─────────────────────────────────────────────────────────┐
│  稀释血清  待测血清1：100稀释                            │
└─────────────────────────────────────────────────────────┘
                          ↓
┌─────────────────────────────────────────────────────────┐
│  加样  在抗原片对应的倒扣板上加入阴、阳性对照和已稀释的待测血清  │
└─────────────────────────────────────────────────────────┘
                          ↓
┌─────────────────────────────────────────────────────────┐
│  孵育  将抗原片倒扣在倒扣板上，室温孵育30分钟            │
└─────────────────────────────────────────────────────────┘
                          ↓
┌─────────────────────────────────────────────────────────┐
│  洗涤  洗涤抗原片及倒扣板                                │
└─────────────────────────────────────────────────────────┘
                          ↓
┌─────────────────────────────────────────────────────────┐
│  加样  在抗原片对应的倒扣板上加入荧光二抗                │
└─────────────────────────────────────────────────────────┘
                          ↓
┌─────────────────────────────────────────────────────────┐
│  孵育  将抗原片倒扣在倒扣板上，室温避光孵育30分钟        │
└─────────────────────────────────────────────────────────┘
                          ↓
┌─────────────────────────────────────────────────────────┐
│  洗涤  洗涤抗原片及倒扣板                                │
└─────────────────────────────────────────────────────────┘
                          ↓
┌─────────────────────────────────────────────────────────┐
│  封片  滴加封片剂对抗原片进行封片                        │
└─────────────────────────────────────────────────────────┘
                          ↓
┌─────────────────────────────────────────────────────────┐
│  结果观察  荧光显微镜下观察结果                          │
└─────────────────────────────────────────────────────────┘
```

图 2-10　间接免疫荧光法检测血清总 ANA 检测流程

（三）注意事项

1.滴加的血清或荧光标记抗体应充分盖满抗原片，且温育时不可让其流失，否则将出现假阴性。

2.每次冲洗抗原片时应彻底，防止非特异荧光的干扰。

3.荧光受温度影响较大，封片后应低温避光保存。

4.荧光染色后的抗原片应及时观察，不宜放置过久。一般室温可放置1小时或4℃放置4小时。

5.反应时应置于湿盒内，防止干燥。

6.观察结果时应注意与非特异荧光鉴别。后者大小不一、形态不一、边缘不整。

五、评价与考核

采用表2-27《自身免疫病的免疫学检测项目评价考核表》进行评价。

表2-27　自身免疫病的免疫学检测项目评价考核表

评价内容（100分）	考核要点	项目分值	得分	备注
项目方案设计（15分）	文献查阅	3		
	方案设计	10		
	创新性	2		
项目过程评价（60分）	自身免疫病的免疫学检测	60		见表2-28
项目总结（25分）	自评、互评	5		
	师评	10		
	项目报告	10		

表2-28 自身免疫病的免疫学检测项目过程评价表

序号	项目		考核内容	项目分值	扣分标准	扣分	备注
1	准备工作		1.仪表端庄，着装规范，个人防护	2	仪表、着装不规范，个人防护不符合要求，扣2分		
			2.态度严谨，习惯良好	3	态度不严谨，习惯欠佳，扣3分		
			3.项目所需设备和器材齐全，放置合理	3	设备和器材准备不齐或放置不合理，扣3分		
			4.台面整洁	2	台面不整洁，扣2分		
2	操作流程	平衡	试剂室温平衡	3	检查试剂，试剂未平衡至室温即使用，扣3分		
		配液	用PBS缓冲液和Tween-20配置洗涤液	3	配液比例不正确配液比例不正确，扣3分		
		样本处理	申请单审核，并进行标本编号	5	申请单未核对，扣1分 未编号，扣2分 未按说明书稀释样品，扣2分		
		加样	加阴、阳对照品和待检血清各25μl于倒扣板相应孔中	8	未做阳性、阴性对照，扣2分 加样不准，扣2分 加样有气泡，扣2分 标本加错位置，扣2分		
		孵育	抗原片盖在倒扣板对应的凹槽，室温孵育30分钟	6	样本未与抗原片接触，扣2分 孵育时间不够，扣2分 样本间相互接触，扣2分		

续表

序号	项目		考核内容	项目分值	扣分标准	扣分	备注
2	操作流程	洗涤	冲洗反应液掉，浸泡5分钟后，蒸馏水冲洗1次，擦去抗原片周边和反面多余液体	8	未冲洗反应液，扣1分 未浸泡或浸泡时间不够，扣2分 未用蒸馏水冲洗，扣2分 未擦去抗原片周边和反面多余液体，扣2分 擦到抗原片，扣1分		
		加样	倒扣板反应孔内加入ANA荧光二抗，25μl/孔，抗原片盖在倒扣板对应位置，室温孵育30分钟	5	加样不准，扣1分 加样有气泡，扣1分 抗体位于抗原片接触，扣1分 孵育时间不够，扣2分		
		洗涤	冲掉洗反应液，浸泡5分钟后，蒸馏水冲洗1次，擦去抗原片周边和反面多余液体	8	未冲洗反应液，扣1分 未浸泡或浸泡时间不够，扣2分 未用蒸馏水冲洗，扣2分 未擦去抗原片周边和反面多余液体，扣2分 擦到抗原片，扣1分		
		封片	盖玻片上滴加封片剂，封片	2	封片剂过多或过少，扣2分		
		检测	用荧光显微镜检查	8	未开机预热，扣2分 违反规程开关仪器，扣2分 荧光显微镜操作不当，扣3分 检测后未登记使用日期与日常保养，扣1分		
		结果报告	1.质控分析	6	阴性、阳性结果错误，扣3分 未对实验的有效性进行判断，扣3分		
			2.数据分析	10	不能正确判断实验结果，扣10分		
			3.结果报告，审核结果，发出报告	4	结果报告不规范，扣1分 未认真审核报告，扣2分 未签名及未填写日期，扣1分		
3	职业素养		1.全过程操作规范性和熟练程度	3	整体操作不规范，扣1分 操作不熟练、调理不清等，扣2分		
			2.项目用品清理	2	未清洁实验台面，试剂、材料未归位，扣2分		
			3.质量控制意识	2	质量控制意识弱，扣1分 未进行每日指控监测，扣1分		
			4.生物安全意识	3	生物安全意识弱，扣2分 废弃物品处理不当，扣1分		
4	总体印象		安全，规范，流畅，完成质量好	4	从生物安全、规范操作、完成质量等方面考虑，酌情扣分		

六、思考与讨论

自身抗体的检测试验选择的原则是什么？

七、项目报告单

免疫学检验项目报告单见表2-29。

表2-29　免疫学检验项目报告单

一、项目名称		
二、项目设计思路		
三、任务分配		

续表

四、项目实施及结果记录
五、项目评价（自评、组评、师评）
六、项目综合成绩 成绩=项目方案设计×15%＋项目过程评价×60%＋项目总结×25%   成绩：

第三篇　寄生虫学检验 ▶

第一部分　寄生虫学检验基本技能项目

项目一　线虫检验

一、目标

（一）知识目标

1.掌握蛔虫卵、钩虫卵、鞭虫卵、蛲虫卵的形态特征。

2.熟悉蛔虫、鞭虫、旋毛虫成虫及幼虫的形态特征。

3.掌握十二指肠钩虫及美洲钩虫成虫的形态特征及其鉴别要点。

4.熟悉粪便直接涂片技术。

（二）能力目标

1.具有熟练操作显微镜的能力。

2.具备良好的生物安全防范能力。

3.具有对临床检验标本中常见线虫成虫及虫卵的辨别和鉴别能力。

（三）素质目标

1.养成严谨、务实、认真、实事求是的工作态度。

2.具有规范操作意识、自我保护意识。

3.养成良好的生物安全防范意识和严谨细致的工匠精神。

4.具有良好的评判性思维能力、应变能力和执行能力。

二、仪器设备和器材

（一）标本

常见线虫基本形态的切片及相关标本。

（二）器材及其他

显微镜、载玻片、盖玻片、记号笔、小木棒、镊子、剪刀、污物缸、锐器盒、标本盒、浮聚杯、滴管、透明胶纸、75%乙醇棉球、刺血针、吸管等。

三、内容与操作步骤

（一）蛔虫

1.虫卵　载玻片上滴加保存在5%福尔马林中之浓集粪渣虫卵悬液一滴，涂开，先置低倍镜找虫卵后，小心转向高倍镜（注意勿使液体接触镜头）仔细观察构造。

（1）受精卵　椭圆形，卵壳较厚而透明，壳的表面通常有一层粗糙不平的蛋白质膜，新鲜粪便中的卵因受宿主胆汁染色呈棕黄色，卵内有一大而圆的卵细胞（图3-1）。

（2）未受精卵　为长椭圆形，有时其形状不甚规则，也呈棕黄色，卵壳及蛋白质膜均较受精卵薄，卵内含有许多折光性强的卵黄颗粒（图3-2）。

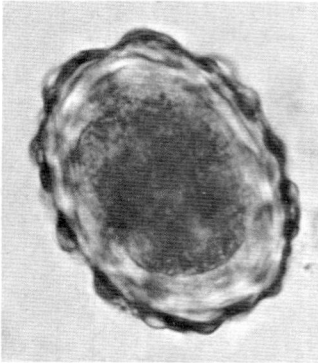

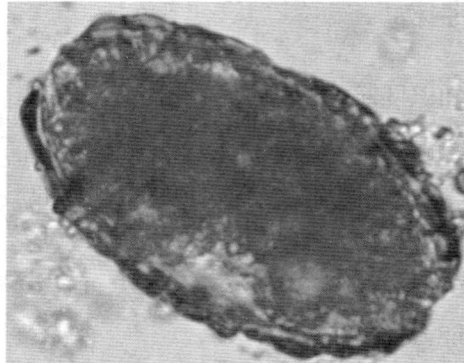

图3-1　受精蛔虫卵　　　　　　　　　　图3-2　未受精蛔虫卵

受精蛔虫卵与未受精蛔虫卵形态鉴别见表3-1。

表3-1　受精蛔虫卵与未受精蛔虫卵形态鉴别

鉴别点	受精蛔虫卵	未受精蛔虫卵
大小	（45～75）μm×（35～50）μm	（88～94）μm×（39～44）μm
形状	宽椭圆形	长椭圆形
颜色	棕黄色	棕黄色
卵壳	厚、外披蛋白膜，凹凸不平	壳及蛋白膜均薄
内容	含一个圆形卵细胞，壳间有新月形空隙	含大小不一的折光性卵黄颗粒

（3）脱蛋白质膜卵　受精卵及未受精卵排出体外后，有时其外面的蛋白质膜已脱落，此时虫卵无色而透明，观察时应注意勿与其他虫卵和植物细胞（多角形）相混淆（图3-3）。

（4）感染性卵　受精卵排出体外，在外界经过一定时间可发育为感染性虫卵，卵内含有幼虫。此种虫卵在新鲜粪便中看不到。

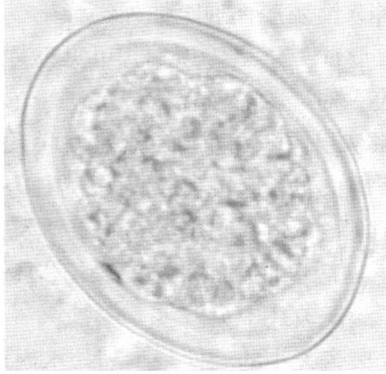

图 3-3　脱蛋白质膜蛔虫卵

2.成虫

（1）成虫标本（图3-4）

1）外部形态

①色泽形状：活蛔虫是肉红色，经福尔马林固定后呈灰白色。虫体圆柱形，两端较细，体表光滑而有细纹。

②雌雄识别：雌虫较大，后端尖细而直，雄虫后端变曲。

③前后端识别：前端有口及三片唇瓣围绕，后端或直或弯曲。

④背腹鉴别：腹面有肛门（尾端）及雌虫阴门（虫体前1/3与中1/3交界处）的开口。雄虫尾端变向腹面弯曲。

⑤背、腹、侧线：分别在虫体背面、腹面及两侧沿虫体长轴纵行，色泽较周围稍深，隐约见于皮下。

⑥雄虫交合刺：仔细观察雄虫弯曲的末端，有2根白色的交合刺，有时因脱落或缩入泄殖腔内不能见到。

图 3-4　蛔虫成虫

2）内部器官

①消化器官：为一连续纵行直管。口开于虫体顶端，下连短棒状食道，食道以下依次为中肠和直肠，雌虫直肠通于后端肛门，雄虫直肠与射精管相通而成为泄殖腔。

②生殖器官：雌虫为两组相同的管状构造，盘绕于生殖孔后之体腔内，卵巢细长如线，一端游离，一端逐渐膨大形成输卵管，其下连接子宫，子宫为最粗的部分，内充满虫卵，两组子宫的末端合并而形成阴道，阴门开口于虫体腹面前1/3与中1/3交界处。雄虫为单组曲折的管状构造，睾丸细长，一端游离，一端逐渐膨大为输精管、储精囊（最粗）及射精管，射精管末端与直肠相连而成泄殖腔，开口于虫体后端腹面，尾端并有交合刺两

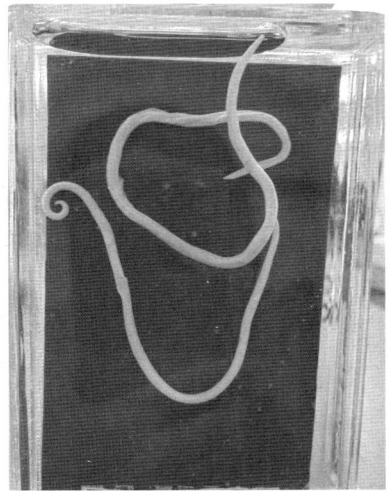

根，自射精管两侧向后伸入泄殖腔而通至体外。

（2）玻片染色标本　唇瓣位子虫体顶端，可见三片唇瓣，呈"品"字排列，唇瓣内缘具细齿、侧缘各有小乳突一对，为感觉器官。

3.病理标本　标本系从尸体解剖而得，观察时联系蛔虫的生态习性与致病性的关系。

（1）打结　注意多条蛔虫扭一起可引起腹痛，甚至肠梗阻。

（2）钻孔　蛔虫嵌入阑尾，引起阑尾炎。蛔虫钻入胆道，引起胆道蛔虫症。

4.技术操作　常用生理盐水直接涂片法，操作步骤如下。

（1）滴加生理盐水一滴于玻片中央。

（2）用小木棒挑取火柴头大小的粪便于生理盐水内调匀。

（3）将粪便匀浆左右摊开，成薄涂片。

（4）涂片厚薄以能透过并看清印刷字体为宜。

（二）钩虫

1.虫卵　取保存于福尔马林液中的虫卵悬液或取新鲜粪便直接涂片，用低倍镜检查，观察时光线不要太强。钩虫卵为长椭圆形，卵壳薄而透明，刚排出体外的虫卵，内含 2～4 个细胞（如粪便搁置 1～2 天后，则卵内细胞分裂为多细胞期或发育为幼虫期）。卵壳与细胞间有明显空隙（图 3-5）。

注意卵的大小、外形、颜色、卵壳及内容物。十二指肠钩虫和美洲钩虫的虫卵在形态上没有区别。

2.杆状蚴　用低倍镜观察，前端钝圆，后端尖细，食道前半粗大，中间狭小，后端略呈球形，食道长度等于体长的 1/3。

3.丝状蚴　用低倍镜观察，注意食道后端的球状体不明显，尾端尖细，食道长度等于体长的 1/5。

4.成虫

（1）成虫标本　钩虫病患者经驱虫后，由粪便中收集成虫，保藏于 5% 福尔马林液中，可直接用肉眼观察其外部形态特征。十二指肠钩虫及美洲钩虫，体壁略透明，呈乳白色，雌虫皆比雄虫大，雌虫尾端尖细而直，雄虫尾膨大成伞形。两种钩虫虫体弯曲情况不同，可作为虫种鉴别特征之一，十二指肠钩虫头部与身体弯曲一

图 3-5　钩虫卵

致，似"C"字形，美洲钩虫头部与身体弯曲相反，似"S"字形。观察标本时要注意雌雄的区别与两种钩虫虫体弯曲的情况（表 3-2）。

（2）玻片染色标本　经福尔马林液固定过的虫体，再经染色透明处理后，用树胶封片。十二指肠钩虫雄虫取已染色的玻片标本置于低倍镜下系统的进行观察。首先观察虫体前端的口囊，此口囊位于虫体顶端中央，口囊腹侧缘有两对钩齿。虫体后端由于体壁向后延伸

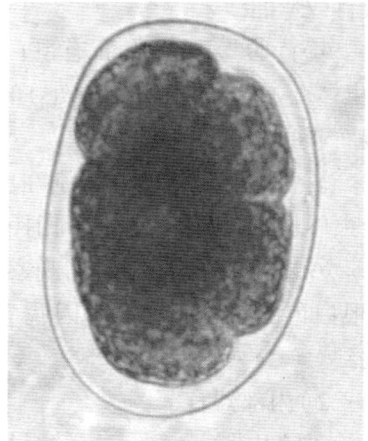

并膨大而形成交合伞，在低倍镜下可见到交合伞为透明的膜状构造，宽度大于长度，其上有辐射排列并分支的伞辐肋构造，位于交合伞背面者称为背肋，背肋末端约1/3处分为2支，每支再分为3小枝，由伞中伸出二根鬃状交合刺至体外，此两根交合刺末端是分开的。

十二指肠钩虫雌虫口囊构造与雄虫相同，阴门开口于虫体中央略后部位，在虫体末端有一尾刺（有的标本不易见到）。

1）美洲钩虫雄虫与十二指肠钩虫雄虫的主要鉴别特征如下。

①口囊腹侧缘为一对半月形板齿。

②交合伞长度等于宽度或近似圆形，背肋在基部即分为2支，以后每支再分为2小支。经交合伞伸出的两根交合刺在末端合并成倒钩状。

2）美洲钩虫雌虫与十二指肠钩虫雌虫的主要鉴别特征如下。

①口囊腹侧缘为一对半月形板齿。

②阴门开口于虫体中央路前部位。

③尾端无尾刺。

表3-2　十二指肠钩虫与美洲钩虫成虫的形态鉴别要点

鉴别点	十二指肠钩虫	美洲钩虫
体形	"C" 形	"S" 形
口囊	2对钩齿	1对板齿
交合伞	撑开时略呈圆形	撑开略呈扁圆形
交合刺	两刺呈长鬃状，末端分开	一刺末端呈钩状，常包套于另一刺凹槽内
尾刺	有	无

5.技术操作　常用饱和盐水浮聚法，操作步骤如下。

（1）配制饱和盐水，1000ml水中加375～400g食盐，加热溶解，比重达1.20后即可。

（2）取黄豆大小粪便约1g，置于浮聚杯内，加少量饱和盐水，用竹签调成粪浆。

（3）继续滴加饱和盐水至杯口，以略高于杯口而不外溢为度，取洁净载玻片盖于杯口。

（4）静止约15分钟后，将载玻片提起并迅速翻转，在载玻片粪液上盖上盖玻片，置显微镜下检查。

（三）鞭虫

1.虫卵　吸取保藏于福尔马林之虫卵液做一涂片，用低倍镜观察虫卵形态。卵的形状似腰鼓，色棕黄，卵壳厚，在卵的两端各有塞子般的透明栓一个，在新鲜粪便中所见到虫卵内含一个卵细胞（图3-6）。

2.成虫　成虫标本：可直接用肉眼观察成虫的外部形态特

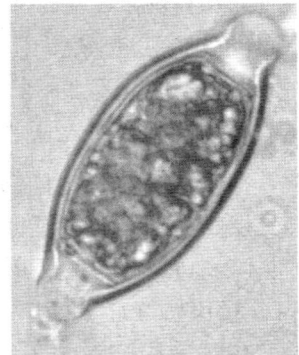

图3-6　鞭虫卵

征，鞭虫形似马鞭状，虫体的前部较细，后部较粗，灰白色，雌虫较长，尾端不弯曲，雄虫较短，尾端向腹面作360°卷曲，有交合刺一根。

3.**病理标本**　鞭虫寄生于大肠肠壁。

4.**技术操作**　常用生理盐水涂片法或饱和盐水浮聚法。

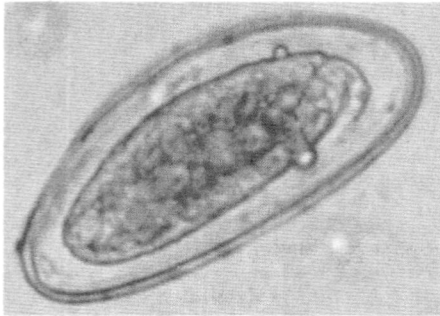

（四）蛲虫

1.**虫卵**　取保藏于福尔马林液中的虫卵液一滴，涂于载玻片上，用低倍镜观察，注意光线不宜太强，虫卵为卵圆形，一边扁平，一边隆起，透明无色，卵壳较厚，卵内含有蝌蚪期胚胎（经短时即可发育为成熟幼虫）（图3-7）。

2.**成虫**　成虫标本：患者经驱虫后由粪便中收集雌、雄成虫或当感染的儿童入睡时在肛门周围取得活的雌性成虫，保藏于5%福尔马林液中。可用肉眼直接观察，成虫为乳白色雄虫很小，尾部弯曲，雌虫较大，体中部因内含充盈虫卵的子宫而较宽，尾端特别尖。观察时注意其外形特征及雌雄区别。

图3-7　蛲虫卵

3.**技术操作**

（1）透明胶纸法　取长约6cm、宽约2cm的透明胶纸粘贴在载玻片上，胶纸一短贴标签，写上受检者姓名或编号。暴露受检者肛门周围皮肤，揭起胶纸2/3～3/4长度，将有胶的一面在肛周皱褶皮肤处粘贴，然后再贴回载玻片，置显微镜下检查。

（2）棉棒拭子法　将棉花棒置于盛有冷开水的试管中，用时将棉棒取出，在肛门周围都涂擦，然后放入试管水中充分振荡，经离心沉淀后，取出沉淀物检查，或加入饱和盐水漂浮虫卵检查。

以上两法是利用蛲虫在人体肛门周围产卵的特点，检查时间在清晨排便之前较好。

（五）丝虫

1.**微丝蚴**

（1）班氏微丝蚴　用染色玻片标本，低倍镜及高倍镜观察。班氏微丝蚴大小为（244～296）μm×（5.3～7.0）μm，体态弯曲较自然而柔和，前端钝圆，后端尖细，体外被有一层鞘膜。铁苏木素染色体内的体核染成蓝紫色，圆形，大小相近，分布均匀，不重叠，清晰可数。在虫体的最前端无细胞核构造，为一空隙称为头间隙。头间隙的长度与虫体宽度相等或为虫体宽度的1/2。在尾部也无细胞核（图3-8）。

（2）马来微丝蚴　用染色玻片标本，低倍镜及高倍镜观察。马来微丝蚴较班氏微丝蚴小，大小为（177～230）μm×（5～6）μm，体被鞘膜，虫体弯曲不自然，较硬直，有小弯曲。体细胞核较密集，大小、形状也不规则，由于体核聚集在一起，不易分辨清楚。头间隙较长，其长度约等于虫体宽度的二倍。尾部有尾核两个，前后排列（图3-9）。

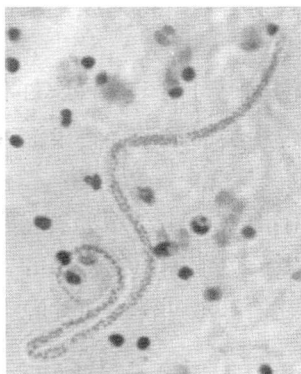

图3-8　班氏微丝蚴

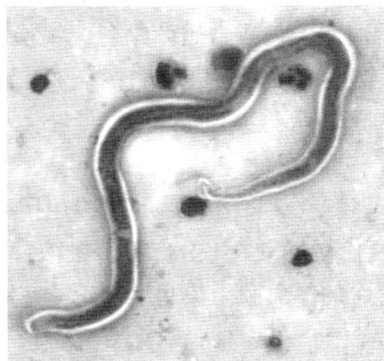

图3-9　马来微丝蚴

两种微丝蚴的形态鉴别见表3-3。

表3-3　班氏微丝蚴和马来微丝蚴形态鉴别

鉴别点	班氏微丝蚴	马来微丝蚴
长、宽	（244～296）μm×（5.3～7.0）μm	（177～230）μm×（5～6）μm
体态	柔和，弯曲较大	硬直，大弯上有小弯
头间隙	长度与宽度相等或仅为宽度的一半	长度约为宽度的2倍
体核	圆形，较小，大小均匀，排列疏松，相互分离，清晰可数	卵圆形，排列紧密，常相互重叠，不易分清
尾部	无尾核	有2个尾核，前后排列，尾核处较膨大

（3）未染色玻片标本　一般在丝虫病流行区进行普查工作时，为了提高工作效率，在检查血片时均不经染色即可进行镜检，厚血片经溶血后，在低倍镜下检查，找到无色透明，反光性较强的线状虫体后再用高倍镜进行确诊。因未染色，体内构造不能见到，只能观察虫体大小及体态弯曲情况。（观察时切忌用油镜，同时注意不要与其他纤维物质混淆，纤维物质大小等，无一定结构，边缘不整齐）。

2.成虫　成虫标本：将被成虫寄生的淋巴组织切除后，从淋巴组织除后，从淋巴组织中分离出虫体，保藏于福尔马林液中。丝虫虫体细长乳白色，雄虫尾部向腹面卷曲，雌虫较雄虫长，尾部不弯曲。

3.病理标本　淋巴结切片示丝虫横切面。

4.中间宿主　中华按蚊，淡色库蚊。

5.技术操作　厚血膜法为诊断丝虫病的基本方法，操作步骤如下。

（1）根据微丝蚴在外周血液中夜多昼少的特点，检查微丝蚴宜晚间10时左右取血，用75%乙醇棉球消毒受检者耳垂或指尖，待干后以消毒的刺血针刺耳垂缘或指尖，使血液流出。

（2）取一洁净载玻片，使载玻片中心接触耳垂缘或指尖取血3大滴（约60μl），用另一洁净载玻片的一角，将3滴血均匀涂成直径约1.5cm的圆形厚血膜，平放待干。

（3）将已干燥的厚血膜，用吸管滴蒸馏水于厚血膜上溶血，待血膜呈灰白色时，将水倒去，晾干后瑞特染色或吉姆萨染色，镜检。

（4）瑞特染色：用滴管吸取瑞特染液，滴5~10滴于血膜上，经30秒至1分钟后，加上与染液等量的蒸馏水与染液混匀。再经5~10分钟后，用蒸馏水轻轻将染液冲去，晾干后镜检。

（5）吉姆萨染色：将溶血后的血膜用甲醛固定。用pH 7.0~7.2缓冲液将吉姆萨染液稀释，比例为19份缓冲液，1份吉姆萨染液。用蜡笔画出染色范围，把稀释的吉姆萨染液用滴管滴于已溶血的厚血膜上染色半小时（室温），用上述缓冲液冲洗。血片晾干后镜检。

（六）旋毛虫

1.幼虫囊包 染色玻片标本，低倍镜观察。在横纹肌肉形成柠檬形囊包，囊包壁厚，大小为（0.25~0.5）mm×（0.21~0.42）mm。囊内多含有1~2条幼虫（图3-10）。

2.成虫 染色玻片标本，低倍镜观察。虫体细小，雄虫大小为（1.4~1.5）mm×0.04mm，雌虫为（3~4）mm×0.06mm。食道为长行单细胞组成。生殖器官为单管型。

3.技术操作 肌肉活组织检查法查旋毛虫幼虫囊包，操作步骤如下。

（1）剪取米粒大小的待检骨骼肌，置于载玻片上。

（2）加50%甘油乙醇1滴，覆以另一载玻片，均匀用力压平（压得越薄越好）。

（3）载玻片两端用橡皮筋固定，置于低倍镜下观察。

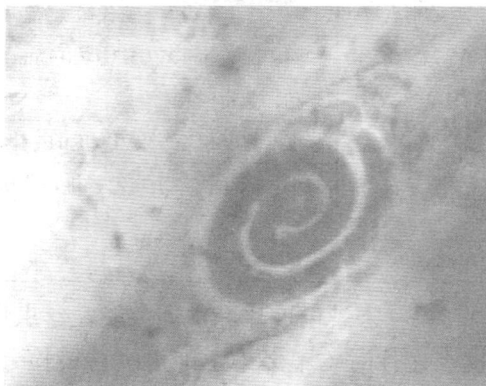

图3-10 旋毛虫幼虫囊包

四、注意事项

1.观察悬液中的虫卵时，置低倍镜找虫卵后，小心转向高倍镜，勿使液体接触镜头。

2.加盖玻片时，以盖玻片一边接触液面，慢慢倾斜盖下，以免出现气泡。

3.用低倍镜观察蛲虫卵，注意光线不宜太强。

4.收集雌、雄成虫时，应当感染的儿童入睡时在肛门周围取得活的雌性成虫。

5.观察未染色丝虫时，切忌用油镜，同时注意不要与其他纤维物质混淆，纤维物质大小等，无一定结构，边缘不整齐。

五、思考题

1.粪便检查是否可诊断所有的蛔虫感染？为什么？

2.蛔虫虫卵如何与粪渣中的杂质和细胞相区别？

3.鞭虫和蛔虫的生活史有何异同点？

4.为什么蛲虫病诊断不用粪便检查？

5.在多次血片检查不能发现微丝蚴的情况下，还有什么其他助诊方法？

6.旋毛虫的生活史与其他线虫主要不同点有哪些？

六、评价标准

生理盐水直接涂片法评价标准见表3-4。

表3-4 生理盐水直接涂片法评价标准

序号	项目	考核内容	分值	扣分标准	扣分	备注
1	准备工作	仪表端庄、头发符合要求，着白大衣、帽子、口罩、手套	4	仪表、着装不整、漏缺某一项，扣2分		
		材料的准备：载玻片，记号笔，盖玻片，生理盐水，小木棒，显微镜等		工作台面凌乱、漏缺某一项、摆放顺序错误，扣2分		
2	操作流程	标记，取洁净载玻片一张，进行标记	4	漏缺一项或标记错误，扣4分		
		滴加生理盐水，载玻片中央滴1～2滴生理盐水	4	滴加生理盐水时手指接触载玻片表面，扣4分		
		涂片制作，用小木棒挑取粪便少许，在载玻片的生理盐水中涂匀成粪膜	8	制片顺序错误，扣4分		
				未按要求将废弃物品放在指定污物缸，扣4分		
		加盖玻片，先将盖玻片的一端接触液面，然后轻轻放下	20	盖玻片外有多余液体，扣4分		
				液体未充满盖玻片与载玻片之间有缝隙，扣4分		
				加盖玻片时出现空泡，扣4分		
				标本制备过厚或过薄，扣4分		
				标本与生理盐水混合不均匀，扣4分		
		镜检	8	未在低倍镜下观察、浏览，扣4分		
				未按一定的方向推进搜寻，扣4分		

续表

序号	项目	考核内容	分值	扣分标准	扣分	备注
3	结果记录	绘出虫卵简图，需绘制2个虫卵	40	数量不够或错误一个，扣10分		
				虫卵大小、结构、形态绘制有误，扣20分		
				卵壳薄厚、内含物、典型特征绘制有误，扣20分		
4	职业素养	操作结束清理工作台、物品放到指定位置	8	不清理、物品没放到指定位置（含坐凳）、显微镜未正确复位，扣2分		
		用过医疗垃圾分类放入指定污物缸，消毒台面		垃圾未分类放置、未消毒台面，扣2分		
		保护器材，生物安全防护		损坏器材、划伤、液体外流跌落等，扣2分		
		操作结束后消毒手		操作结束后未消毒手，扣2分		
5	总体印象	安全，规范，流畅，完成质量好	4	从生物安全、规范操作、完成质量等方面考虑，最多扣4分		

项目二　吸虫检验

一、目标

（一）知识目标

1. 掌握华支睾吸虫（肝吸虫）虫卵、卫氏并殖吸虫（肺吸虫）虫卵、布氏姜片吸虫虫卵的形态特征。

2. 熟悉肝吸虫、肺吸虫、日本血吸虫、布氏姜片吸虫成虫形态特征。

3. 了解肝吸虫、肺吸虫、日本血吸虫中间宿主的外形特征。

4. 熟悉环卵沉淀试验技术。

（二）能力目标

1. 具有熟练操作显微镜的能力。

2. 具备良好的生物安全防范能力。

3. 具备对临床检验标本中常见吸虫虫体及虫卵的辨别和鉴别能力。

（三）素质目标

1. 具有规范操作意识、环保意识。

2.养成良好的生物安全防范意识。

3.具有良好的评判性思维能力和执行能力。

二、仪器设备和器材

(一)标本

常见吸虫基本形态的切片及相关标本。

(二)器材及其他

载玻片、记号笔、盖玻片、聚丙乙烯定量板、刮棒、压板、温箱、金属筛、三角烧瓶、吸管、放大镜、小木棒、污物缸、锐器盒、标本盒、显微镜等。

三、内容与操作步骤

(一)肝吸虫

1.虫卵　检查时可采用粪便沉淀集卵法或改良加藤法；或吸取保藏于福尔马林液中的虫卵少许，涂片镜检。虫卵是人体常见寄生虫卵中最小者，在低倍镜下如芝麻大小，高倍镜下形如旧式电灯泡。卵呈淡黄色，卵壳较厚，稍窄的一端的前端，有一明显小盖。盖的周缘由于卵壳的外凸形成肩峰。后端钝圆，有小疣，卵内可见到一个发育成熟的毛蚴（图3-11）。

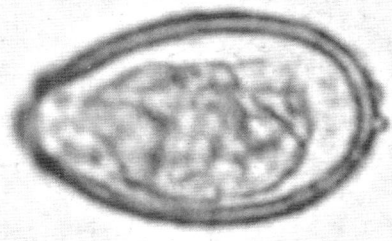

图3-11　肝吸虫虫卵

2.成虫

（1）玻片染色标本　过压制固定后的虫体，再经染色透明处理后，用树胶封片，即成玻片染色标本。染色剂多采用酸性卡红，虫体被染成紫红色。用低倍镜仔细观察内部构造。①腹吸盘较口吸盘稍小，位于体前1/5处。②肠管沿虫体两侧直达后端，中途无显著曲折。③排泄囊为S形的长袋状结构，占虫体后1/3的中线部位。④睾丸两个，前后排列呈高度分枝状。雄性器官缺雄茎囊及前列腺。⑤卵巢分三叶，位于睾丸之前方。受精囊及劳氏管极为清楚易见。⑥卵黄腺分布于虫体的中1/3的肠管外侧。

（2）成虫标本　成虫经压制固定后，保藏在5%~10%福尔马林中，可用放大镜或肉眼观察外部形态。虫体不大，是一中小型吸虫，大小为（10~25）mm×（3~5）mm，体壁很薄，略尖细的一端是虫体的前端，后端则较为钝圆。

3.囊蚴　呈椭圆形，有两层囊壁，囊中可见到明显褐色的排泄囊。可刮取鱼的肌肉组织，用两张载玻片压挤制成新鲜标本镜检。

4.病理标本　成虫寄生于肝胆道。

5.中间宿主

（1）第一中间宿主　纹沼螺、长角涵螺及赤豆螺，螺体中型大小，呈卵圆锥形或椭圆形、生活时壳为肯灰色，死后变为灰白色。

（2）第二中间宿主　淡水鱼的鲤科鱼类；淡水虾，如米虾及沼虾。

6.技术操作　改良加藤法检查肝吸虫虫卵，操作步骤如下。

（1）玻璃纸制备　将玻璃纸剪成30mm×22mm大小，浸于甘油–孔雀绿溶液（含纯甘油100ml、蒸馏水100ml和3％孔雀绿水溶液1ml）中，至少24小时，玻璃纸浸透呈绿色即可。

（2）制片　定性时，取约50mg已用金属筛网（或尼龙绢）除去粗渣的粪便，置于载玻片上；定量时，定量板先紧贴于载玻片上，将筛网（或尼龙绢）覆在粪便标本上，刮取从筛孔溢出的粪便，填满定量板模孔并刮去多余部分，掀起定量板。

（3）染色　以浸透甘油–孔雀绿溶液的玻璃纸片覆盖于粪样上，轻压，使粪便铺成25mm×20mm椭圆形粪膜，置30～37℃温箱中半小时或25℃约1小时，镜检虫卵。

图3–12　肺吸虫虫卵

（二）肺吸虫

1.虫卵　肺吸虫虫卵多随患者的痰液排出，检查时以采取清晨的痰液为佳。因痰液常被咽下，故粪便中亦可找到虫卵。吸取保存于福尔马林液中的虫卵悬液进行涂片，在低倍镜下检查虫卵。肺吸虫卵在低倍镜下较蛔虫稍大，其形状大小虽变异极多，但基本形态为水缸形，较大的一端有一明显的小盖，另一端较锐而卵壳稍为增厚，卵壳中等厚度，黄褐色，内部有1个卵细胞和10多个卵黄细胞（图3–12）。

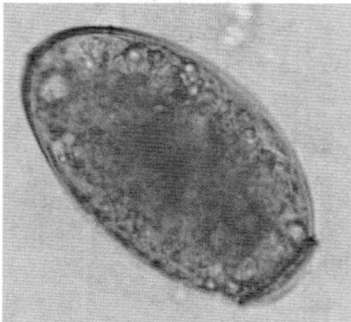

2.成虫

（1）玻片染色标本　先用放大镜观察虫体两端，找到较为尖狭而有口吸盘的前端，然后把标本倒置于低倍镜下观察。

（2）成虫标本　注意其体型肥厚似半颗黄豆的样子，腹面较平而前端有稍锐，色泽棕红。

3.病理标本　成虫寄生于肺。注意肺表部有结节状隆起，成虫寄生囊内，周围形成纤维性厚壁。

4.中间宿主

（1）川卷螺　为第一中间宿主，属大型塔锥形螺类，壳厚，棕黄色趋黑色，顶端常因生活在溪流中与石碰撞而损蚀不全。

（2）石蟹、蝲蛄　为第二中间宿主，石蟹生长于山区溪流，蝲蛄则多见于我国东北。

5.技术操作　痰液检查肺吸虫虫卵。

（1）直接涂片法　取一张洁净载玻片，滴加1~2滴生理盐水，挑取少许痰液，涂成痰膜，加盖玻片镜检。

（2）浓集法　①收集患者24小时痰液，置于玻璃杯中，加入等量10%NaOH溶液；②用玻璃棒搅匀后，放入37℃温箱中，2~3小时后痰液被消化成稀液状；③将稀液状痰液分装于数个离心管内，以1500r/min离心10分钟，弃去上清液，取沉渣涂片镜检虫卵。

（三）日本血吸虫

1.虫卵　取保藏虫卵悬液用涂片进行低倍镜检查，找到虫卵后可再用高倍镜仔细观察。典型的成熟卵稍小于姜片虫卵，椭圆形，淡黄色，壳薄，无卵盖，一端旁侧可见一棘状小刺，或因位置或因粪便中渣滓黏附卵周围而不能见到。卵内可见到一鞋底形的成熟毛蚴，高倍镜下仔细观察活卵或可见毛蚴周围颤动的纤毛（图3-13）。

未成熟卵体积较小，较圆，内部结构为均匀的颗粒。肝组织内分离出死亡的变性卵，多为卵形的黑色团块，内部构造不能辨别。

2.幼虫

（1）毛蚴　先观察示教的染色标本，注意梨状的体形。体外之纤毛可能在制作过程中脱落。再观察三角烧瓶中的活体毛蚴，并与另一瓶内之水生原虫鉴别。观察时使光源从前方偏侧面射入，以背后的深色物作背景，用肉眼或用放大镜观察。主要看瓶颈部，毛蚴在水中为白色拉长形的小点，作直线游动，注意体形大小和游动特点。水虫在体形大小上均与毛蚴有差别，游动时常作摇摆或顿挫的停顿。

（2）尾蚴　观察新逸出的尾蚴活体标本，注意尾蚴大小，在水中活动情况，血吸虫尾蚴的主要特点是分叉型的尾部，游动时尾部的振动频率甚大，体部除口外，主要为成对的头腺。

3.成虫

（1）玻片染色标本　分雌虫、雄虫与雌雄合抱（图3-14）三种，血吸虫虽然体形似线，但内部仍为吸虫式的基本构造。用低倍镜分别观察下列内容。①雌雄虫的腹吸盘：腹吸盘有粗短蒂柄，雄虫较雌虫者发达。②食道、肠枝分合位置及肠内容物：血吸虫缺咽，肠枝在体后部复合而为一，以盲端终，肠内有黑色物质，雌多雄少，为已消化之血色素。③雄性生殖器官：将视野移至腹吸盘下方之虫体，可见7个纵行的紫红色团块，这是睾丸，有时有重叠现象。贮精囊偶可见在睾丸前方，为浅红色块，生殖孔开口于腹吸盘下方。注意并体会纵贯雄虫腹吸盘后方虫体的抱雌沟。④雌性生殖器官：在雌虫体中段略后处可见一个染色较深而较大的椭圆形团块，这是卵巢，其后方为棕色横列的卵黄腺，卵黄管旋向卵巢一侧向前，卵模及梅氏腺不易辨认。卵巢前方主要为直管形的子宫，通于腹吸盘后方的生殖孔，向外开口，子宫内有虫卵数十个。⑤雌虫、雄虫合抱的关系和姿态。⑥雌雄合抱横切面标本：进一步理解合抱的雌雄虫关系。

（2）成虫活体标本　用放大镜观察，血吸虫有雌雄虫之别。体形似线，长约1cm。活体时雄虫为乳白色，体形粗短。雌虫为黑色，前细后粗。雌虫经常被雄虫合抱，仅腹吸盘前端部分游离于外，注意雄虫常用吸盘吸住皿底。

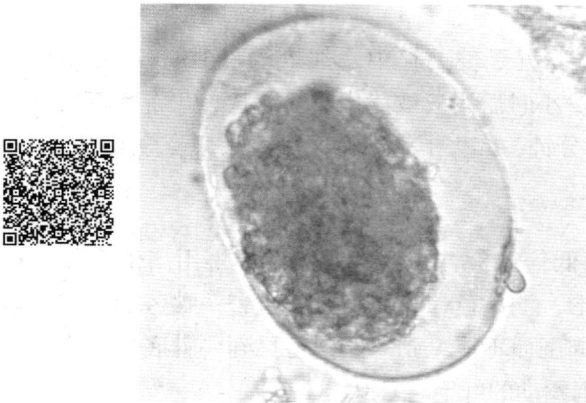

图 3-13　日本血吸虫虫卵

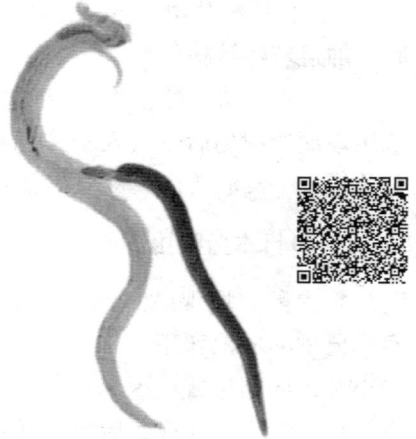

图 3-14　血吸虫雌雄合抱

4. 病理标本

（1）成虫寄生之肠系膜　合抱成虫在肠系膜静脉寄生，部分黑色之雌虫深入肠壁血管。

（2）沉着虫卵之家兔肝脏　布满虫卵结节。

（3）肠黏膜活组织压片　标本系直接从患者或病兔直肠的病变黏膜部钳下，用两片玻片压夹而成，注意在半透明黏膜组织内的血吸虫卵。试区别卵内有清晰棱形毛蚴之活卵及内部结构模糊之死卵，此为临床常用的诊断法之一。

（4）虫卵在肠壁及肝组织切片内　注意在病理切片中的虫卵切面的形态、色泽等特征。

5. 中间宿主　钉螺，圆锥形，似螺丝钉，长1cm左右，有6~8螺层，表面有纵肋者为肋壳钉螺，壳面光滑者为光壳钉螺。

6. 技术操作　毛蚴孵化法，操作步骤如下。

（1）集卵　常用自然沉淀法和尼龙袋集卵法。

1）自然沉淀法　取患者粪便30g（约乒乓球大小），加水搅匀制成混悬液，用2~3层湿纱布过滤，以清水冲洗残渣。将过滤后的粪液在量杯中静置25分钟，倒去上层液，重新加满清水，每隔15~20分钟换水一次（需3~4次），至上层液清晰，最后倒去上层液，留取沉渣。

2）尼龙袋集卵法　取患者粪便30g，加水调成粪液，用60目金属筛过滤，将过滤粪液淋入2只套叠的尼龙袋中（外袋260目，内袋120目），再用水冲洗袋内粪渣，并把袋轻轻振荡加速过滤，直至滤出液变清为止，用吸管吸取外袋内全部沉渣。

（2）孵化毛蚴　将粪便沉渣倒入250ml三角烧瓶中，加去氯清水至瓶口。置于20~30℃温箱中孵化，4~6小时后将三角烧瓶移至光亮处，以深色物为背景，用肉眼或放大镜观察瓶颈部，如见水面下有针尖大小的白色点状物作直线来往游动，即是毛蚴，如未见毛蚴孵出，可在24小时内每隔4~6小时观察一次。

（四）布氏姜片吸虫

1.虫卵　为人体蠕虫卵中最大者，卵圆形，淡黄色，壳薄，一端具一不明显的小盖，内部可见排列整齐的卵黄细胞20～40个，卵细胞一个（在已固定的标本中不易见到）（图3-15）。

2.成虫

（1）玻片染色标本　一般仅需用肉眼或放大镜观察，仅在某些细微的结构，才用低倍镜观察。姜片虫的内部构造与肝吸虫极为相像，观察时应比较其特点：①腹吸盘比口吸盘大数倍，相距甚近。②肠盲管有显著的波浪形曲折。③两个睾丸高度分支，呈珊瑚状，前后排列于虫体后半部。④卵巢呈佛手状分支，位于睾丸之前，无受精囊。

（2）活体标本　姜片虫为寄生人体吸虫中的最大者，肉红色，作绉曲状，活动甚频。虫体扁平而多肉。

（3）成虫标本　经福尔马林固定后变为灰白色，经压扁后体形极似姜片。

3.病理标本　成虫寄生于小肠。

4.中间宿主与水生植物媒介　扁卷螺为中间宿主，注意壳扁平盘曲，体小呈浅黄色，常漂浮于水面。红菱、荸荠及茭白为水生植物媒介。

5.技术操作　粪便直接涂片法检查虫卵。

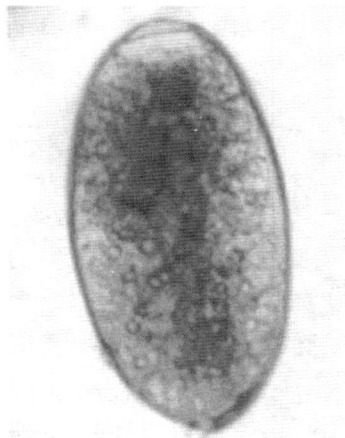

图3-15　姜片虫虫卵

四、注意事项

1.肝吸虫虫卵形态与灵芝孢子相似，应注意镜下辨别。

2.肺吸虫卵时检查时以采取清晨的痰液为佳。

3.肺吸虫卵形状大小虽变异极多，但基本形态为水缸形，绘图时应择其典型者。

4.日本血吸虫卵可因位置或因粪便中渣滓黏附卵周围而不能见到。

五、思考题

1.肝吸虫的寄生部位和诊断方法是什么？它不寄生在肠道，诊断取材为何用粪便？

2.应从哪些排泄物来寻找肺吸虫卵？

3.如何识别日本血吸虫卵，它与前面学过的三种血吸虫卵有何不同？

4.日本血吸虫病的病原学诊断方法为何采用粪便沉淀孵化法？

5.为什么说虫卵是血吸虫致病性的主要方面？

六、评价标准

日本血吸虫环卵沉淀实验评价标准见表3-5。

表3-5 日本血吸虫环卵沉淀实验评价标准

序号	项目	考核内容	分值	扣分标准	扣分	备注
1	准备工作	仪表端庄、头发符合要求，着白大衣、帽、口罩、手套	4	仪表、着装不整、漏缺某一项，扣2分		
		材料的准备：载玻片，记号笔，盖玻片，生理盐水，血吸虫冻干粉，血清、显微镜等		工作台面凌乱、漏缺某一项、摆放顺序错误，扣2分		
2	操作流程	标记，取洁净载玻片一张，进行标记	4	漏缺一项或标记错误，扣4分		
		滴加血清，载玻片中央滴1~2滴血清	4	滴加血清时手指接触载玻片表面，扣2分		
				滴加血清过多，扣2分		
		涂片制作，用注射器针头挑取血吸虫冻干卵粉末，将其与血清充分混匀	12	挑取血吸虫冻干卵粉末过多，扣4分		
				未用干燥注射器针头挑取虫卵干粉，扣4分		
				混匀时过度用力，造成虫卵破裂，扣4分		
		加盖玻片，先将盖玻片的一端接触液面，然后轻轻放下，用石蜡密封四周	16	盖玻片外有多余液体，扣4分		
				液体未充满盖玻片与载玻片之间有缝隙，扣4分		
				加盖玻片时出现空泡，扣4分		
				石蜡密封不完全，扣4分		
		镜检	8	未在低倍镜下观察、浏览，扣4分		
				未按一定的方向推进搜寻，扣4分		
3	结果记录	连续观察100个虫卵，计数阳性率	20	阳性率结果错误，扣20分		
		镜下观察阳性虫卵泡状沉淀物的面积	20	虫卵泡状沉淀物面积记录错误，扣20分		
4	职业素养	操作结束清理工作台，物品放到指定位置	8	不清理、物品没放到指定位置（含坐凳）、显微镜未正确复位，扣2分		
		用过医疗垃圾分类放入指定污物缸，消毒台面		垃圾未分类放置、未消毒台面，扣2分		
		保护器材，生物安全防护		损坏器材、划伤、液体外流跌落等，扣2分		
		操作结束后消毒手		操作结束后未消毒手，扣2分		
5	总体印象	安全，规范，流畅，完成质量好	4	从生物安全、规范操作、完成质量等方面考虑，最多扣4分		

116

项目三　绦虫检验

一、目标

（一）知识目标

1.掌握链状带绦虫（猪带绦虫）和肥胖带绦虫（牛带绦虫）的鉴别要点。

2.熟悉带属绦虫卵的特点，通过生活史了解它们对人致病性的不同。

3.了解带绦虫一般形态特征。

4.熟悉带绦虫孕节压片技术。

（二）能力目标

1.具有熟练操作显微镜的能力。

2.具备良好的生物安全防范能力。

3.具备对临床检验标本中常见带绦虫虫体及虫卵的辨别能力。

（三）素质目标

1.具有安全意识和工匠精神。

2.养成良好的卫生习惯和行为习惯。

3.具有良好的评判性思维能力、应变能力和执行能力。

二、仪器设备和器材

（一）标本

常见绦虫基本形态的切片及相关标本。

（二）器材及其他

普通光学显微镜、载玻片、记号笔等。

三、内容与操作步骤

（一）虫卵

两种绦虫卵无法区别，故又称带属绦虫卵。虫卵从妊娠节片或患者大便中取得，经沉淀浓集，用福尔马林固定制成虫卵悬液，在玻片上进行涂片，先用低倍镜寻找，看到圆形、浅褐色小点，再转到高倍镜。虫卵呈圆形成近似圆形，浅褐色，卵壳多已脱落，仅见放射状条纹的胚膜，内含一个六钩蚴，六个小钩常不易同时见到，或因虫卵保存时间过久脱落而不能见到（图3-16）。

（二）囊尾蚴

1. 猪囊尾蚴 浸制标本，肉眼可见囊尾蚴呈卵圆形，如黄豆大小，约5mm×（8~10）mm，为白色半透明的囊状物，囊内充满透明的囊液。囊壁分两层，外为皮层，内为间质层，间质层向囊内生长形成向内翻卷收缩的头节，其形态结构和成虫头节相同。

2. 牛囊尾蚴 浸制标本，外观与猪囊尾蚴相似，难以区别，不同的是其内头节的结构无顶突和小钩。

（三）成虫

1. 玻片染色标本 经明矾卡红染色、脱水、透明、分节封片制成。

图3-16 带绦虫虫卵

（1）猪带绦虫

1）头节 圆形，上有四个杯形吸盘。顶端有一向前突出的顶突，上有两圈小钩（大小相间），数目是25~50个。

2）成熟节片 近正方形，节片内大部为雌雄生殖器官。①雌性生殖器官：先在节片后1/3中央寻找三叶椭圆形，色较深的卵巢，其中间一叶较小。卵巢的后方是滤泡状构造的卵黄腺。卵黄腺与卵巢相间向上伸出一直管状的子宫，是不开口的盲管。从卵巢又发出一根细管伸向节片侧缘的生殖腔内并开口，此管即为阴道。②雄性生殖器官：在节片的两侧分散着许多滤泡状构造的睾丸，连接输出管汇成输精管，经阴茎囊开口于生殖孔。

3）妊娠节片 经染色或只从生殖腔中注入染液后封片制成。节片呈长方形，纵贯节片中央的即为子宫，子宫有向两侧延伸树根状的侧支，从分支的基部计数，每侧有分支7~13支。

（2）牛带绦虫

1）头节 方形，仅有四个吸盘，无顶突与小钩。

2）成熟节片 与猪带绦虫基本相似，但卵巢仅左右两大叶。

3）妊娠节片 与猪带绦虫基本相似，但子宫侧枝较对称，每侧有15~30分支。

2. 成虫标本

（1）猪带绦虫 经驱虫后在患者大便中取得完整成虫，用福尔马林固定。虫体为乳白色，较薄，带状，长2~4m，头节细小，紧接颈部，后为链体，由700~1000节片组成。与颈部接近的节片，宽度大于长度，是未成熟节片，中部节片近正方形，是成熟节片，远端节片长度大于宽度，是妊娠节片，这三种节片是逐渐发育形成的，没有绝对分界线。

（2）牛带绦虫 形态与猪带绦虫相似。但较长大、肥厚，体长4~8m（表3-6）。

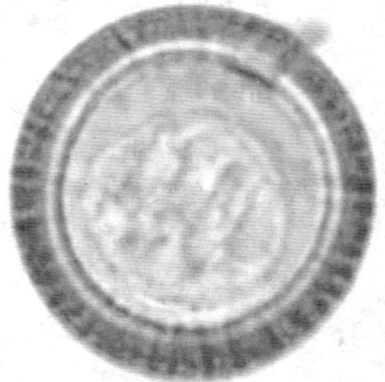

表3-6　猪带绦虫和牛带绦虫区别

鉴别点	猪带绦虫	牛带绦虫
体长节片	2～4m 700～1000节	4～8m 1000～2000节
头节	球形，有顶突和2圈小钩	略呈方形，无顶突及小钩
成节	卵巢分为3叶	卵巢只分2叶
孕节	子宫分支不整齐，每侧为7～13支	子宫分支较整齐，每侧15～30支
囊尾蚴	有顶突和小钩，可寄生人体引起囊虫病	头节无顶突及小钩，不寄生于人
中间宿主	猪、人	牛
感染期	猪囊尾蚴、虫卵	牛囊尾蚴
致病	猪带绦虫病、猪囊虫病	牛带绦虫病
孕节脱落	数节，被动排出	单节，主动排出
诊断	粪检孕节、虫卵	粪检孕节、透明胶纸法查虫卵
防治	猪带绦虫病、猪囊虫病	牛带绦虫病

（四）技术操作

透明压片法，操作步骤：将检获的新鲜孕节标本用清水洗干净，置于两张洁净的载玻片中央，轻压，紧密固定，然后对光观察子宫分支数目，以鉴定虫种。

四、注意事项

1.带绦虫卵内六个小钩常不易同时见到，或因虫卵保存时间过久脱落而不能见到。

2.驱虫后一定要查到头节，确保疗效，如未找到头节，应加强随访。

五、思考题

1.猪带绦虫病和牛带绦病的鉴别诊断依据是什么？

2.带绦虫病治疗时应隔多少时间复查？

六、评价标准

透明压片法评价标准见表3-7。

表3-7　透明压片法评价标准

序号	项目	考核内容	分值	扣分标准	扣分	备注
1	准备工作	仪表端庄、头发符合要求，着白大衣、帽子、口罩、手套	4	仪表、着装不整、漏缺某一项，扣2分		
		材料的准备：载玻片、记号笔、显微镜等		工作台面凌乱、漏缺某一项、摆放顺序错误，扣2分		

续表

序号	项目	考核内容	分值	扣分标准	扣分	备注
2	操作流程	标记，取洁净载玻片两张，进行标记	4	漏缺一项或标记错误，扣4分		
		压片，取白色节片置于两张玻片之间，轻压	10	节片不平整，扣10分		
		镜检，对光观察子宫分支情况	10	未在低倍镜下观察、浏览，扣5分		
				未按一定的方向推进搜寻，扣5分		
3	结果记录	记录子宫分支数目	60	子宫分支数量记录错误，扣30分		
				判断错误，扣30分		
4	职业素养	操作结束清理工作台，物品放到指定位置	8	不清理、物品没放到指定位置（含坐凳）、显微镜未正确复位，扣2分		
		用过医疗垃圾分类放入指定污物缸，消毒台面		垃圾未分类放置、未消毒台面，扣2分		
		保护器材，生物安全防护		损坏器材、划伤、液体外流跌落等，扣2分		
		操作结束后消毒手		操作结束后未消毒手，扣2分		
5	总体印象	安全，规范，流畅，完成质量好	4	从生物安全、规范操作、完成质量等方面考虑，最多扣4分		

项目四　原虫检验

一、目标

（一）知识目标

1.掌握溶组织内阿米巴包囊形态特征，并能鉴别结肠内阿米巴包囊。

2.掌握寄生于外周血液内间日疟原虫各阶段形态特点。

3.熟悉阴道毛滴虫的形态特征。

4.熟悉厚、薄血涂片的制作技术。

（二）能力目标

1.具有熟练操作显微镜的能力。

2.具备良好的生物安全防范能力。

3.具备对临床检验标本中常见原虫各阶段形态的辨别能力。

（三）素质目标

1.具有安全意识、规范操作意识。

2.具有严谨细致的工匠精神和善于钻研的科学素养。

3.具备良好的评判性思维能力。

二、仪器设备和器材

（一）标本

常见原虫基本形态的切片及相关标本。

（二）器材及其他

光学显微镜、载玻片、盖玻片、竹签、镊子、采血针、吸管、蜡笔、玻棒、研钵、钵杵等。

三、内容与操作步骤

（一）溶组织内阿米巴

1.溶组织内阿米巴包囊（病原诊断的重要阶段）

（1）碘液染色标本　染色为黄色，球形，囊壁较厚且呈透明状；细胞核呈棕黄色小亮点，数目1~4个，核内可隐约见到深染点状核仁；1~2核包囊内可观察到棕色的糖原泡、透明的短棒状拟染色体。

（2）铁苏木素染色标本（油镜）　染色为蓝灰色，球形，外围常透明无色，囊内可见1~4核，核内可隐约见到深染点状核仁，拟染色体为深黑色棒状，在成熟的四核包囊则拟染色体消失（图3-17）。

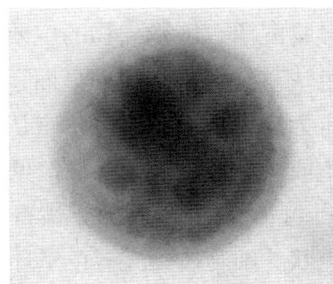

图3-17　溶组织内阿米巴包囊

2.溶组织内阿米巴滋养体

（1）铁苏木素染色标本（油镜）　外质无色透明，常显示有伪足。内质为蓝黑色的颗粒状，其食物泡中含有完整或半消化的圆形墨黑色的红细胞，此点为大滋养体的主要特征。核圆形，有薄而染黑色的核膜，膜内缘可见分布较匀或聚在一边呈镰刀形的染色质粒，核中央有点状核仁。

（2）活的滋养体　从患者新鲜粪便的脓血部分取材，立即行生理盐水涂片，加盖玻片后用高倍镜观察。或自保持37℃条件的人工培养液中，吸取少量培养物滴于载玻片上检查。阿米巴在低倍镜下为透明活动体，应注意伪足的形成及运动形式，常因室温较低或放置较久而运动迟缓，故需耐心辨别，人工培养的滋养体，其食物泡内不含红细胞。此种涂片不可用油镜观察。

3.病理标本 肠阿米巴病病理标本，肠壁可见多个溃疡，溃疡口小，呈针尖状或稍大，溃疡之间的组织正常。溃疡底部较大，向四周扩散，可见黏膜破絮状大片坏死。病理切片可呈现口小底大的烧瓶样溃疡。

4.技术操作

（1）生理盐水直接涂片法检查滋养体，操作步骤如下。

①取一洁净载玻片，将一滴生理盐水滴在载玻片中央，以竹签挑取绿豆大小的粪便，在滴加的生理盐水中均匀涂抹，将大块粪渣去除，制成薄涂片。

②加盖玻片，置显微镜下，先在低倍镜下找到目标，后转至高倍镜下观察滋养体。

（2）碘液染色直接涂片法检查包囊，操作步骤如下。

①将1滴碘液滴在洁净的载玻片中央，以竹签挑取绿豆大小的粪便，在滴加的碘液中均匀涂开。

②加盖玻片，将多余溢出的液体用吸水纸吸去，制成涂片。

③置显微镜下，先在低倍镜下找到目标，后转至高倍镜下观察包囊。

（二）疟原虫

1.薄血片检查间日疟原虫 取一张经染色的薄血片，首先认清有血膜的一面为观察面，将玻片置于低倍显微镜下，对准焦距。在涂片上红细胞分散均匀的部分，滴加镜油一滴，在油镜下应耐心仔细按顺序观察。红细胞被染成红褐色，疟原虫的原浆被染成天蓝色，核染成紫红色，但并非任何一个红点或蓝块即为疟原虫，因为可能有染液沉渣及其他异物混淆，区别异物的主要依据是掌握显微镜的细调节器，通过它的上下移动，若红蓝颜色块与红细胞在同一平面，而且具有一定的轮廓结构，为属疟原虫，反之则为异物。当确定为疟原虫后，进一步辨认它为红细胞内期的某个发育阶段。在薄血片中尚可找到各种细胞或血小板，对于几种常见白细胞的形态加以回忆，以免混淆。

（1）环状滋养体 被寄生的红细胞尚无改变，原虫本身形似宝石戒指。核染紫红色呈点状。细胞质染天蓝色呈环状，其大小占红细胞直径的1/4～1/3。

（2）大滋养体 是环型滋养体的进一步发育长大，此时被寄生的红细胞一般涨大颇为显著，颜色较淡，常有许多细小而颜色鲜红的薛氏小点密布在红细胞上。原虫本身亦多变化，主要特征是细胞质有伪足伸展，并形成空泡，紫红色的核有显著增大。可能发现黄褐色的疟色素（图3-18）。

（3）裂殖体 是阿米巴型滋养体的进一步发育成长。细胞质开始变为致密，失去空泡及伪足。核开始分裂，然后细胞质分裂，待核和细胞质均分裂至一定数目时即为成熟的裂体。其内含小体称裂殖子，间日疟原虫成熟的裂殖体内含12～24个裂殖子。此时黄褐色的疟色素集中在虫体中央或一侧（图3-19）。

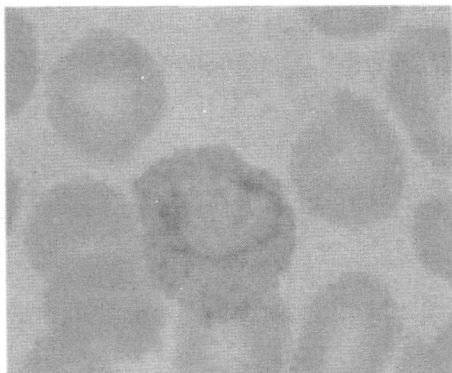

图3-18　间日疟原虫大滋养体

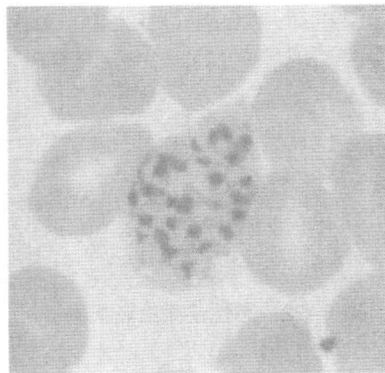

图3-19　间日疟原虫裂殖体

以上整个红细胞内期约需48小时重复出现一次，但有时可以几个时期同时出现在一张血片上。

（4）配子体　配子体注意观察被寄生红细胞显著涨大，疟原由此时充满个红细胞。它们有雌雄配子体之分。雌配子体主要特征为核小，较致密，深红色，常位于虫体的一侧，胞质深蓝色（图3-20）。雄配子体则核大而疏松，淡红色，位于虫体中央，胞质浅蓝略带红色（图3-21）。

2.薄血片检查恶性疟原虫（油镜）

（1）环状滋养体　一般环状体较小，约占红细胞直径的1/5（图3-22）。核小，细胞质纤细，常具有下列三个特点：①环状滋养体常具有1～2个核。②同一红细胞内常有一个以上环状滋养体寄生。③环状滋养体多贴在红细胞边缘。

（2）配子体　呈半月型或香蕉型，其所寄生的红细胞常因涨破而不见或仅能见到一部分，附在配子体凹面的一侧。雌配子体两端较尖，核较小位于虫体中央而致密（图3-23）。雄配子体两端较圆，核大位于虫体中央而疏松（图3-24）。

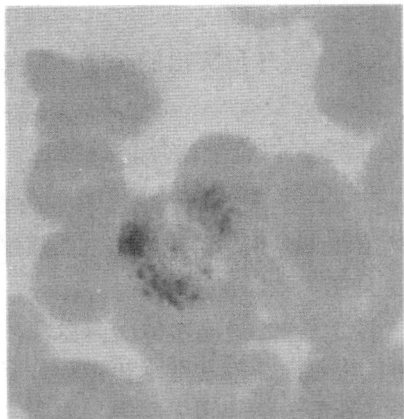

图3-20　间日疟原虫雌配子体

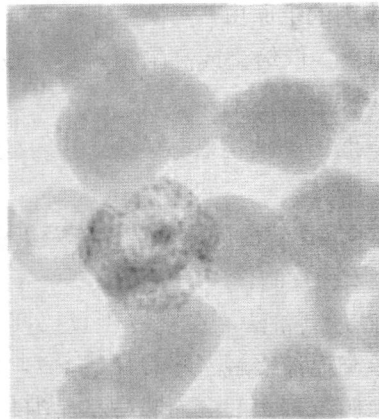

图3-21　间日疟原虫雄配子体

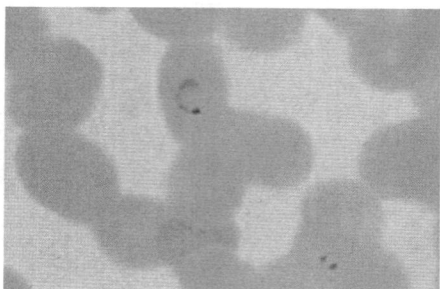

图 3-22　恶性疟原虫环状体

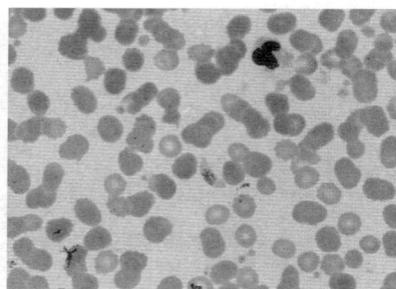

图 3-23　恶性疟原虫雌配子体

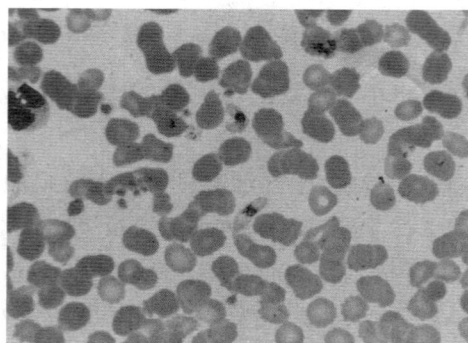

图 3-24　恶性疟原虫雄配子体

3. 薄血片检查三日疟原虫（油镜）

（1）裂殖体　内含 6～12 个裂殖子，呈单瓣菊花状排列，疟色素聚集于中央。

（2）配子体　注意与间日疟原虫的配子体形态相似，唯被寄生的红细胞不表现涨大。

4. 薄血片检查卵形疟原虫（油镜）　基本形态似间日疟原虫。被卵形疟原虫寄生的红细胞略胀大，有的细胞变长，边缘成锯齿状，薛氏点较间日疟原虫的粗大，而且出现早，在环状体期即出现。

5. 蚊体内的疟原虫

（1）卵囊　低倍镜或高倍镜观察。蚊胃壁上大小不等球形突出的小囊，成熟的还可见其内有很多梭形子孢子。

（2）子孢子　油镜观察。长梭形，经吉姆萨染色，胞质呈蓝色，核红色，位于胞质中央。

6. 技术操作　血膜涂片的制作及染色，操作步骤如下。

（1）血膜涂片制作

1）薄血片制备法　在载玻片 1/3 处蘸血 1 小滴，另选一端缘光滑的载玻片为推片，将推片的一端与血液接触，与载玻片呈 30°～45°夹角，待血液沿推片端缘扩散后，自右向左迅速推成薄血膜。理想的薄血膜应是血细胞单层均匀分布，细胞间无空隙，血膜末端呈扫帚状或舌状。

2）厚血膜涂片　以上述涂有薄血膜的载玻片一端空白处蘸血 1 小滴，以推片的一角，将血滴自内向外作螺旋形涂抹，制成直径为0.8~1.0cm厚薄均匀的厚血膜。厚血膜为多层血细胞的重叠，约等于20倍薄血膜的厚度。厚、薄血膜间用蜡笔划线分开。充分晾干后，用吸管滴蒸馏水于厚血膜上，待血膜呈灰白色时，将水倒去，晾干。

（2）固定与染色　用玻棒蘸甲醇在血膜上轻轻抹过，放置30~60秒，固定血膜。用吉姆萨染色法或瑞特染色法染色。

1）吉姆萨染色法　用pH 7.0~7.2的缓冲液，将吉姆萨染液稀释，比例为15~20份缓冲液加1份吉姆萨染液。用蜡笔画出染色范围，将稀释的吉姆萨染液滴于已固定的厚、薄血膜上，染色30分钟（室温），再用上述缓冲液冲洗。血片晾干后镜检。

2）瑞特染色法　瑞特染剂含甲醇，因此血膜不需另行固定。染色前，先将薄血膜和溶过血的厚血膜一起用蜡笔画好染色范围，以防滴加染液时外溢。染液应覆盖全部厚、薄血膜上，30秒至1分钟后，再用滴管加等量的蒸馏水，轻轻摇动载玻片，使蒸馏水和染液混合均匀，此时出现一层灿铜色浮膜，3~5分钟后用水缓慢从玻片一端冲洗，晾干后镜检。

（三）阴道毛滴虫

1.活滋养体　玻片标本，高倍镜观察。直接获取阴道后穹隆分泌物或将分泌物进行体外培养后获得。在25~30℃温度下，可见虫体无色透明，呈梨形，有折光性，活动的前鞭毛、波动膜和伸出的轴柱均可见。虫体依靠其前鞭毛的摆动和波动膜的波动作螺旋式运动。虫体伸缩力强，常可改变形状。

2.滋养体染色玻片标本　油镜观察。滋养体呈梨形或椭圆形，大小为（10~30）μm×（5~15）μm，经吉姆萨染色后胞质淡蓝色，胞核1个，蓝紫色，位于虫体前1/3处，虫体前端有5粒排列成环形的毛基体，由此发出4根前鞭毛和1根后鞭毛。后鞭毛借波动膜与虫体连接。波动膜较短，长度不超过虫体的一半，膜的基部有一条基染色杆。轴柱一根纵贯虫体，并从后端伸出。核、鞭毛、轴柱、基染色杆、副基纤维均染成紫色，胞质中有着色较深的染色颗粒（氢化酶体），在轴柱及基染色杆附近较为密集（图3-25）。

图3-25　阴道毛滴虫滋养体

3.技术操作　生理盐水直接涂片法，操作步骤如下。

（1）将一滴生理盐水滴在洁净的载玻片中央，直接取阴道后穹隆分泌物在滴加的生理盐水中由内向外轻轻搅动，制成薄涂片。

（2）加盖玻片，置显微镜下检查阴道毛滴虫滋养体。

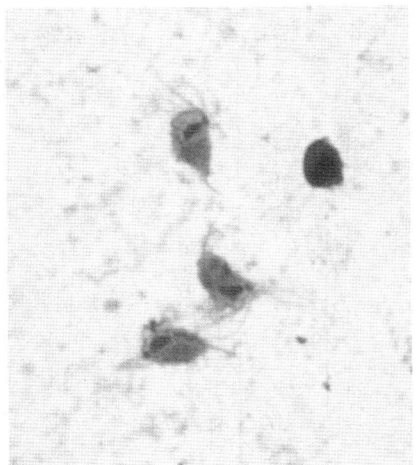

四、注意事项

1.阿米巴在低倍镜下为透明活动体，应注意伪足的形成及运动形式，常因室温较低或放置较久而运动迟缓，故需耐心辨别。

2.人工培养的滋养体，其食物泡内不含红细胞。此种涂片不可用油镜观察。

3.制备薄血膜时，推动速度应适宜，不宜太快或太慢，以防血膜过厚、过薄或出现条状横纹；涂厚血膜时不宜反复涂抹。

4.检查阴道毛滴虫时，尽快镜检保持活性，镜下可见特殊螺旋推进运动轨迹。

五、思考题

1.从粪便中发现滋养体有什么困难？应注意哪些问题？

2.检查溶组织内阿米巴包囊时，在操作和形态鉴别上应注意哪些问题？

3.一张满意的薄血片应具备哪些条件？

4.为何恶性疟原虫裂殖件期在周围血液不易发现？

5.滴虫性阴道炎的发病与哪些因素有关？

六、评价标准

血膜染色法评价标准见表3-8。

表3-8　血膜染色法评价标准

序号	项目	考核内容	分值	扣分标准	扣分	备注
1	准备工作	仪表端庄、头发符合要求，着白大衣、帽子、口罩、手套	4	仪表、着装不整、漏缺某一项，扣2分		
		材料的准备：载玻片、记号笔、盖玻片、生理盐水、小木棒、显微镜等		工作台面凌乱、漏缺某一项、摆放顺序错误，扣2分		
2	操作流程	标记，取洁净载玻片一张，进行标记	4	漏缺一项或标记错误，扣4分		
		薄血膜制作	10	血膜厚薄不当，扣4分 血膜太长或太短，扣3分 血膜层次不清，扣3分		
		厚血膜制作	10	涂布血膜大小不当，扣3分 血膜厚薄不均匀，扣3分 厚血膜溶血方法不当，扣4分		

续表

序号	项目	考核内容	分值	扣分标准	扣分	备注
2	操作流程	瑞氏或吉氏染色方法	12	加染色液量不适宜，扣2分 染液与缓冲液比例不当，扣2分 加缓冲液后未混匀，扣2分 血膜脱落，扣2分 染色过深或过浅，扣2分 有较多染料残渣，扣2分		
		镜检	8	未在低倍镜下观察、浏览，油镜使用不当，扣4分		
				未按一定的方向推进搜寻，扣4分		
3	结果记录	绘出原虫简图	40	原虫大小、结构、形态绘制有误，扣40分		
4	职业素养	操作结束清理工作台，物品放到指定位置	8	不清理、物品没放到指定位置（含坐凳）、显微镜未正确复位，扣2分		
		用过医疗垃圾分类放入指定污物缸，消毒台面		垃圾未分类放置、未消毒台面，扣2分		
		保护器材，生物安全防护		损坏器材、划伤、液体外流跌落等，扣2分		
		操作结束后消毒手		操作结束后未消毒手，扣2分		
5	总体印象	安全，规范，流畅，完成质量好	4	从生物安全、规范操作、完成质量等方面考虑，最多扣4分		

第二部分　寄生虫学检验综合技能项目

项目五　粪便常见寄生虫检验

一、目标

（一）知识目标

1.掌握粪便常见寄生虫检查技术的操作方法；各种粪检方法应用的条件和范围。
2.学会各种粪检方法的注意事项。

（二）能力目标

1.具备熟练操作显微镜的能力。
2.具备良好的生物安全防范能力。
3.具备对粪便标本中虫卵、包囊或滋养体的辨别能力。

（三）素质目标

1.养成良好的生物安全防范意识和自我保护意识。
2.具有高度的规范操作意识和严谨细致的工匠精神。
3.具有良好的评判性思维能力、应变能力和执行能力。

二、项目任务

1.制作涂片。
2.显微镜下虫卵、包囊或滋养体的辨别。
3.结果报告与总结。

三、材料准备

（一）标本

粪便标本。

（二）器材及其他

显微镜、载玻片、盖玻片、生理盐水、记号笔、竹签、镊子、84消毒液、污物缸、锐器盒标本盒等。

四、项目实施

（一）分组

学生5～6人一组，进行分工并讨论制订项目实施方案。

（二）流程

粪便常见寄生虫检验流程见图3–26。

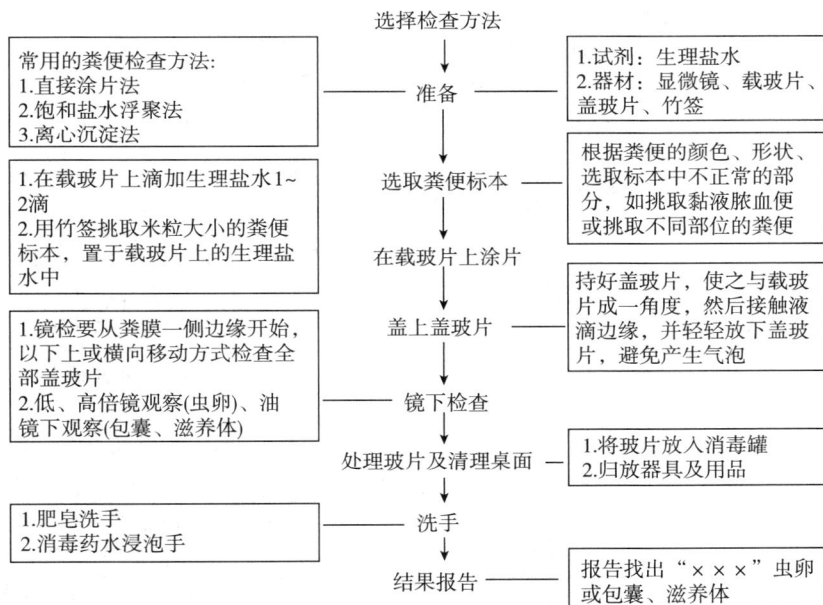

图3-26　粪便常见寄生虫检验流程图

五、评价与考核

采用表3-9《粪便常见寄生虫检验项目评价考核表》进行评价。

表3-9　粪便常见寄生虫检验项目评价考核表

评价内容（100分）	考核要点	项目分值	得分	备注
项目方案设计（15分）	文献查阅	3		
	方案设计	10		
	创新性	2		

续表

评价内容（100分）	考核要点	项目分值	得分	备注
项目过程评价（60分）	粪便常见寄生虫检验	60		见表3-10
项目总结（25分）	自评、互评	5		
	师评	10		
	项目报告	10		

表3-10　粪便常见寄生虫检验项目过程评价表

序号	项目（100分）		考核内容	分值	扣分标准	扣分	备注
1	准备工作（10分）		1.仪表端庄，着装规范，个人防护	4	仪表、着装不规范，扣2分 个人防护不符合要求，扣2分		
			2.态度严谨、习惯良好	3	态度不严谨，扣1分 习惯欠佳，扣2分		
			3.项目所需设备和器材齐全，放置合理	2	器材准备不齐，扣1分 器材放置不合理，扣1分		
			4.台面整洁	1	台面不整洁，扣1分		
2	操作流程（65分）	制作涂片（30分）	1.选取粪便标本	5	选取粪便标本的方法不正确，扣5分		
			2.在载玻片上涂片	15	粪便标本量太多或太少，扣5分 粪膜没有调抹均匀，扣5分 涂片厚度太厚或太薄，扣5分		
			3.盖上盖玻片	5	盖上盖玻片的方法不正确，扣3分 盖玻片与载玻片之间有气泡，扣2分		
			4.按时完成操作	5	未在规定时间内完成操作，扣5分		
		显微镜检查（20分）	1.显微镜使用方法	5	显微镜使用不规范，扣5分		
			2.低、高倍镜观察	10	低倍镜下未检出虫卵，扣5分 高倍镜下未检出虫卵，扣5分		
			3.油镜观察	5	油镜下未检出原虫的包囊或滋养体，扣5分		
		结果报告（15分）	1.结果	10	镜检虫卵、包囊或滋养体的结果有误差，扣10分		
			2.报告	5	结果报告不规范，扣2分 为认真审核报告，扣2分 未签名及未填写日期，扣1分		

续表

序号	项目（100分）	考核内容	分值	扣分标准	扣分	备注
3	职业素养（15分）	1.原始记录	1	无原始记录或记录不完整，扣1分		
		2.全过程操作规范性和熟练程度	5	整体操作不规范，扣3分 操作不熟练、调理不清等，扣2分		
		3.项目用品清理	1	未清洁实验台面，试剂、材料未归位，扣1分		
		4.质量控制意识	3	质量控制意识弱，扣1分 未进行每日指控监测，扣2分		
		5.生物安全意识	5	生物安全意识弱，扣3分 废弃物品处理不当，扣2分		
4	总体印象（10分）	安全，规范，流畅，完成质量好	10	从生物安全、规范操作、完成质量等方面考虑，酌情扣分		

六、思考与讨论

1.一次粪检结果阴性，能否确认该人体内有无寄生虫寄生？为什么？

2.肉眼观察粪便的性状、颜色以及用鼻嗅有无气味，各有何临床意义？

七、项目报告单

寄生虫检验项目报告单见表3–11。

表3–11　寄生虫检验项目报告单

一、项目名称
二、项目操作流程

三、任务分配

姓名	学号	任务

四、项目实施及结果记录

五、项目评价（自评、组评、师评）

六、项目综合成绩

成绩=项目方案设计×15％＋项目过程评价×60％＋项目总结×25％

成绩：

项目六　血液常见寄生虫检验

一、目标

（一）知识目标

掌握血液常见寄生虫检查技术的操作方法及注意事项。

（二）能力目标

1.具备熟练操作显微镜的能力。

2.具备良好的生物安全防范能力。

3.具备对血液标本中微丝蚴、疟原虫各期形态的辨别能力。

（三）素质目标

1.养成严谨、认真、规范操作的工作态度。

2.具有良好的生物安全防范意识和自我保护意识。

3.具有高度的团队合作精神。

4.具有良好的评判性思维能力、应变能力和执行能力。

二、项目任务

1.制作玻片标本：采血；薄血膜或厚血膜制作；瑞特或吉姆萨染色方法。

2.显微镜下微丝蚴、疟原虫各期形态的辨别。

3.结果报告与总结。

三、材料准备

（一）标本

血液标本。

（二）器材及其他

显微镜、载玻片、盖玻片、采血针、吸管、蜡笔、玻棒、研钵、钵杆、蒸馏水、75％乙醇棉球、缓冲液、瑞特染液、吉姆萨染液、污物缸、锐器盒标本盒等。

四、项目实施

（一）分组

学生5~6人一组，进行分工并讨论制订项目实施方案。

（二）流程

血液常见寄生虫检测流程见图3-27。

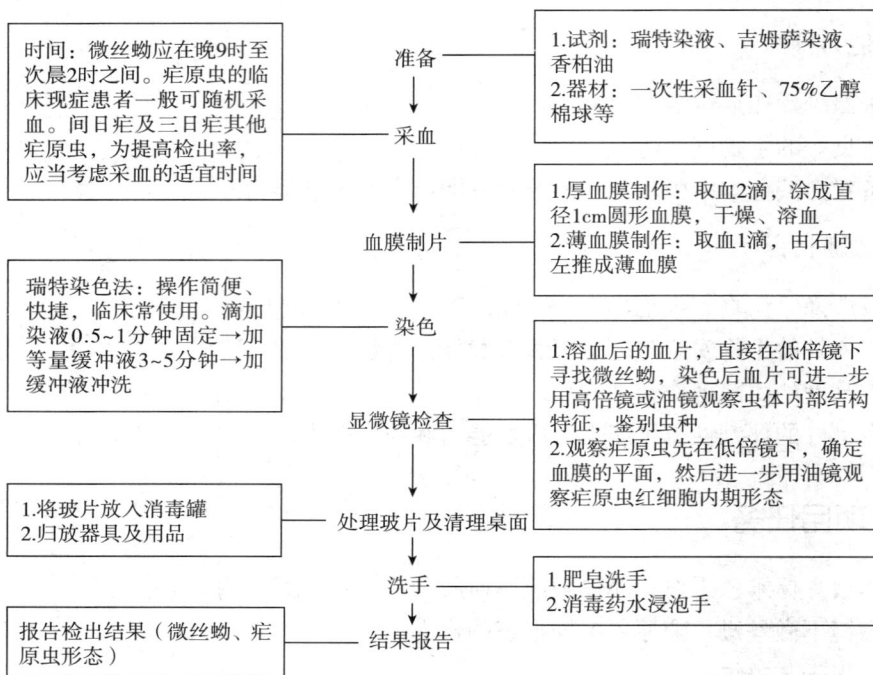

时间：微丝蚴应在晚9时至次晨2时之间。疟原虫的临床现症患者一般可随机采血。间日疟及三日疟其他疟原虫，为提高检出率，应当考虑采血的适宜时间

准备 → 1.试剂：瑞特染液、吉姆萨染液、香柏油
2.器材：一次性采血针、75%乙醇棉球等

采血

血膜制片 → 1.厚血膜制作：取血2滴，涂成直径1cm圆形血膜，干燥、溶血
2.薄血膜制作：取血1滴，由右向左推成薄血膜

瑞特染色法：操作简便、快捷，临床常使用。滴加染液0.5~1分钟固定→加等量缓冲液3~5分钟→加缓冲液冲洗

染色

显微镜检查 → 1.溶血后的血片，直接在低倍镜下寻找微丝蚴，染色后血片可进一步用高倍镜或油镜观察虫体内部结构特征，鉴别虫种
2.观察疟原虫先在低倍镜下，确定血膜的平面，然后进一步用油镜观察疟原虫红细胞内期形态

1.将玻片放入消毒罐
2.归放器具及用品

处理玻片及清理桌面

洗手 → 1.肥皂洗手
2.消毒药水浸泡手

报告检出结果（微丝蚴、疟原虫形态）

结果报告

图3-27 血液常见寄生虫检测流程图

五、评价与考核

采用表3-12《血液常见寄生虫检验项目评价考核表》进行评价。

表3-12 血液常见寄生虫检验项目评价考核表

评价内容（100分）	考核要点	项目分值	得分	备注
项目方案设计（15分）	文献查阅	3		
	方案设计	10		
	创新性	2		
项目过程评价（60分）	血液常见寄生虫检验	60		见表3-13

续表

评价内容（100分）	考核要点	项目分值	得分	备注
项目总结（25分）	自评、互评	5		
	师评	10		
	项目报告	10		

表3-13　血液常见寄生虫检验项目过程评价表

序号	项目（100分）		考核内容	分值	扣分标准	扣分	备注
1	准备工作（10分）		1.仪表端庄，着装规范，个人防护	4	仪表、着装不规范，扣2分 个人防护不符合要求，扣2分		
			2.态度严谨、习惯良好	3	态度不严谨，扣1分 习惯欠佳，扣2分		
			3.项目所需设备和器材齐全，放置合理	2	器材准备不齐，扣1分 器材放置不合理，扣1分		
			4.台面整洁	1	台面不整洁，扣1分		
2	操作流程（65分）	制作标本（30分）	1.耳垂、指尖采血方法	5	采血方法不准确，扣3分 血量过多或过少，扣2分		
			2.薄血膜制作	5	血膜厚薄不当，扣1分 血膜太长或太短，扣1分 血膜层次不清，扣1分 血膜呈阶梯状，扣2分		
			3.厚血膜制作	5	涂布血膜大小不当，扣2分 血膜厚薄不均匀，扣3分		
			4.厚血膜溶血制作	3	溶血方法不当，扣3分		
			5.瑞特或吉姆萨染色方法	10	加染色液量不适宜，扣1分 染液与缓冲液比例不当，扣1分 加缓冲液后未混匀，扣1分 染色时间不当，扣1分 血膜脱落，扣1分 染色过深或过浅，扣1分 有较多染料残渣，扣4分		
			6.按时完成操作	2	未在规定时间内完成操作，扣2分		
		显微镜检查（20分）	1.显微镜使用方法	5	显微镜使用不规范，扣5分		
			2.低、高倍镜观察	10	低倍镜下未检出微丝蚴，扣5分 高倍镜下未检出微丝蚴，扣5分		
			3.油镜确认	5	油镜下未检出疟原虫红细胞内期形态，扣5分		
		结果报告（15分）	1.结果	10	镜检微丝蚴、疟原虫结果有误差，扣10分		
			2.报告	5	结果报告不规范，扣2分 为认真审核报告，扣2分 未签名及未填写日期，扣1分		

续表

序号	项目（100分）	考核内容	分值	扣分标准	扣分	备注
3	职业素养（15分）	1.原始记录	1	无原始记录或记录不完整，扣1分		
		2.全过程操作规范性和熟练程度	5	整体操作不规范，扣3分 操作不熟练、调理不清等，扣2分		
		3.项目用品清理	1	未清洁实验台面，试剂、材料未归位，扣1分		
		4.质量控制意识	3	质量控制意识弱，扣1分 未进行每日指控监测，扣2分		
		5.生物安全意识	5	生物安全意识弱，扣3分 废弃物品处理不当，扣2分		
4	总体印象（10分）	1.生物安全相关问题	4	酌情扣分		
		2.质量控制相关问题	3	酌情扣分		
		3.操作过程相关问题	3	酌情扣分		

六、思考与讨论

1.厚薄血膜检测疟原虫各有何优缺点？

2.检查微丝蚴为何要注意采血的适宜时间？

七、项目报告单

寄生虫检验项目报告单见表3-14。

表3-14 寄生虫检验项目报告单

一、项目名称
二、项目操作流程

续表

三、任务分配

姓名	学号	任务

四、项目实施及结果记录

五、项目评价（自评、组评、师评）

六、项目综合成绩

成绩=项目方案设计×15%＋项目过程评价×60%＋项目总结×25%

成绩：

第四篇　血液学检验 ▶

第一部分　血液学检验基本技能项目

项目一　正常骨髓血细胞形态检验

任务一　粒细胞系及淋巴细胞系细胞检验

一、目标

（一）知识目标

掌握粒细胞系和淋巴细胞系各阶段细胞的形态特点。

（二）能力目标

1.具备熟练操作显微镜的能力。
2.具备对骨髓涂片中粒细胞系、淋巴细胞系各种细胞的辨别和鉴别能力。

（三）素质目标

1.养成终身学习观念，具有自主学习和终身学习的能力，不断追求卓越。
2.具有良好的团队合作精神，掌握一定的沟通技巧。
3.具备科学的态度和创新、批判精神，以及生物安全意识
4.具有重视医疗的伦理问题，尊重受检者的隐私和人格的意识。

二、原理

将骨髓液制成涂片，经瑞氏染色后在显微镜下观察，根据形态的不同辨认各种细胞。

三、仪器设备和器材

（一）标本

1.正常骨髓片或典型慢粒白血病的骨髓片。

2.典型急淋白血病的骨髓片或血片、慢淋的血片。

（二）器材与试剂

显微镜、香柏油、擦镜液、擦镜纸。

四、内容与操作步骤

将已染色的涂片先用低倍镜观察，选择涂片较薄，细胞分布均匀，红细胞不重叠，染色较佳的区域，在涂片上滴加一滴香柏油，转换油镜观察。粒细胞系各阶段细胞的形态特点比较见表4-1；粒细胞各种颗粒的特点见表4-2；淋巴细胞系各阶段细胞的形态特点比较见表4-3。

表4-1　粒细胞系各阶段细胞的形态特点比较

细胞	直径（μm）	细胞核				细胞质		
		核浆比	形态	核染色质	核仁	量	颜色	颗粒
原始粒	10~18	约4/5	圆或椭圆	细致网状	25个	少	透明蓝	出现数量不一紫红色嗜天青颗粒
早幼粒	12~20	>2/3	圆或椭圆	较粗颗粒	模糊或消失	较多	淡蓝或深蓝	出现非特异性颗粒
中幼粒	10~18	1/2~1/3	圆或椭圆	更粗，较密集	消失	中等量	淡红或浅蓝	出现特异性颗粒
晚幼粒	10~16	≤1/2	明显凹陷	浓集成块	无	多	浅红色	同上
杆状核	10~16	<1/2	带形、S形	粗糙成块	无	多	浅红色	同上
分叶核	10~16	<1/2	2~5叶	粗糙成块	无	多	浅红色	同上

表4-2　粒细胞各种颗粒的特点

鉴别点	中性颗粒	嗜酸颗粒	嗜碱颗粒	嗜苯胺蓝颗粒
大小	细小、大小一致	粗大、大小相等	粗大、大小不一	较粗大、大小不一
形态	颗粒状、形态不一	圆或椭圆形	形态不一	形态不一，圆形或一致似小珠不规则
数量	多	多	不一	少数或中等量
分布	均匀	均匀，布满胞浆，紧密排列	分布不一，排列零乱，紧密排列，常盖于核上胞核，轮廓不清	分布不均
色泽	淡紫红色	染成橘红色，中心较淡，微呈透明反光，很像剥开的石榴。有时嗜酸性颗粒呈嗜碱性染色反应，如颗粒呈蓝紫色，形似嗜碱颗粒，但不如后者粗大和深染，尤其见于中幼粒细胞阶段	深紫黑或深紫红色	紫红色

表4-3　淋巴细胞系各阶段细胞的形态特点比较

细胞	直径（μm）	细胞核					细胞质		
		核浆比	形态	颜色	核染色质	核仁	量	颜色	颗粒
原淋	10～18	>2/3	圆或椭圆	浅紫红色	细致颗粒状	1～2个	少	蓝色透明	无
幼淋	10～16	约2/3	圆或椭圆	紫红色	较粗，聚集成小块	模糊或消失	少	蓝色透明	无或有少数紫红色颗粒
淋巴（大）	12～15	2/3～1/2	圆或椭圆	深紫红色	粗，聚集	无	较多	蓝色或淡蓝	同上
淋巴（小）	6～10	>9/10	同上	同上	同上	无	少或不见	蓝色	同上

五、注意事项

1.正确使用显微镜，勿污染镜头和压碎标片。

2.拖片与擦镜：在涂片的一端放上两张擦镜纸后滴加擦镜液，完全浸透后从另一侧拖出即可，涂片擦净后交给学习委员统一收回。

3.擦镜：用两张擦镜纸滴加擦镜液按同一方向擦拭显微镜油镜镜头后将其放回原处。

六、思考题

1.血细胞形态演变一般规律。

2.用红蓝铅笔绘制粒细胞系、淋巴细胞系各阶段细胞图。

任务二　红细胞系及单核细胞系细胞检验

一、目标

（一）知识目标

掌握红细胞系和单核细胞系各阶段细胞的形态特点。

（二）能力目标

1.具备熟练操作显微镜的能力。

2.具备对正常骨髓涂片中红细胞系、单核细胞系各种细胞的辨别和鉴别能力。

（三）素质目标

1.严格执行相关法规，养成实事求是的职业习惯。

2.培养自主学习、不断探索新的检验学知识。

3.具备良好的职业道德。

二、原理

将骨髓液制成涂片，经瑞氏染色后在显微镜下观察不同细胞形态。

三、仪器设备和器材

（一）标本

1.正常骨髓片或各阶段幼红细胞增生的骨髓片。

2.典型急单白血病的骨髓片或血片。

（二）器材与试剂

显微镜、香柏油、擦镜液、擦镜纸。

四、内容与操作步骤

将已染色的涂片先用低倍镜观察，选择涂片较薄，细胞分布均匀，红细胞不重叠，染色较佳的区域，在涂片上滴加一滴香柏油，转换油镜观察。原始红细胞与原始粒细胞的鉴别见表4-4；单核细胞与中性中幼粒细胞的鉴别见表4-5；红细胞系各阶段细胞的形态特点比较见表4-6；单核细胞系各阶段细胞的形态特点比较见4-7。

表4-4　原始红细胞与原始粒细胞的鉴别

	原始粒细胞	原始红细胞
胞体	圆或椭圆，直径10～18μm	圆，略为规则，直径15～20μm，常见瘤状突起
核染色质	细致、均匀、平坦点状排列或纤细网状	较原粒粗，呈致密颗粒状不均匀
核仁	2～5个，3个以上者多见	1～3个，2个以下者多见
胞核	清楚，较小	较大，界限不清
胞浆	蓝色或淡蓝色，透明，着色均匀	深蓝色，不透明，着色浓稠不均匀，沿核周有明显的环核淡染区

表4-5　单核细胞与中性中幼粒细胞的鉴别

	单核细胞	中性中幼粒细胞
胞体	圆或不规则，可见伪足	圆形，规则
胞浆	灰蓝色半透明如毛玻璃样，可见无数散在粉尘样紫红色嗜天青颗粒，有时可见空泡	淡红或淡蓝，透明，含中等量、大小较一致的特异性中性颗粒
胞核	不规则，可呈肾形、马蹄形、S形或分叶形，有明显的扭曲、折叠，染色质呈粗网状疏松	椭圆形或一侧开始扁平，可出现凹陷，染色质聚集成索块

表4-6　红细胞系各阶段细胞的形态特点比较

细胞	直径（μm）	细胞核				细胞质		
		核浆比	形态	核染色质	核仁	量	颜色	颗粒
原红	15～20	约4/5	圆形	细致颗粒状	1～3个	少	深蓝色不透明	无
早幼红	15～18	>2/3	圆形	较粗，粗硬粒状或小块状	消失	少	深蓝色不透明	无
中幼红	8～15	约1/2	圆形	粗，紧密成块排列成放射状	无	较多	蓝色到灰红色，常呈灰紫略带车轮状	同上
晚幼红	7～10	<1/2	同上	固缩成团块状	无	多	淡红色或淡灰色	同上

表4-7　单核细胞系各阶段细胞的形态特点比较

细胞	直径（μm）	细胞核				细胞质		
		核浆比	形态	核染色质	核仁	量	颜色	颗粒
原单	15～20	约2/3	圆形、椭圆形或稍凹陷	细致疏松似网状	1～3个大而清晰	少	蓝色或蓝色不透明	无
早单	15～25	约2/3	椭圆形或不规则或切迹	较粗，较聚集	消失	中等量	同上	有紫红色颗粒细而弥散
单核	12～20	2/3	肾形、马蹄	粗网状或条索状	无	较多	同上	同上

五、注意事项

1.注意原始红细胞与原始粒细胞的鉴别。

2.注意单核细胞与中性中幼粒细胞的鉴别。

六、思考题

用红蓝铅笔绘制红细胞系、单核细胞系各阶段细胞图。

任务三　巨核细胞系及浆细胞系细胞检验

一、目标

（一）知识目标

1.掌握巨核细胞系各阶段细胞的形态特点。

2.熟悉浆细胞系各阶段细胞的形态特点，以及骨髓涂片中可见的其他细胞的形态特点。

（二）能力目标

1.具备熟练操作显微镜的能力。

2.具备对正常骨髓涂片中巨核细胞系、浆细胞系各种细胞的辨别和鉴别能力。

（三）素质目标

1.养成正确的人生观和价值观，具有高尚的职业道德和良好的医德医风。

2.养成严谨求是的科学态度，培养爱岗敬业和团队合作的职业素质。

3.具有严谨的工作态度，规范操作意识、防范生物安全风险的意识。

二、原理

将骨髓液制成涂片，经瑞氏染色后在显微镜下观察，根据形态的不同将其区分为各种细胞。

三、仪器设备和器材

（一）标本

1.正常骨髓片或ITP的骨髓片。

2.典型多发性骨髓瘤的骨髓片。

（二）器材与试剂

显微镜、香柏油、擦镜液、擦镜纸。

四、内容与操作步骤

将已染色的涂片先用低倍镜观察，选择涂片较薄，细胞分布均匀，红细胞不重叠，染色较佳的区域，在涂片上滴加一滴香柏油，转换油镜观察。中幼红细胞、浆细胞、淋巴细胞的鉴别见表4-8；巨核细胞系各阶段细胞的形态特点比较见表4-9；浆细胞系各阶段细胞的形态特点比较见表4-10。

表4-8 中幼红细胞、浆细胞、淋巴细胞的鉴别

	中幼红细胞	浆细胞	淋巴细胞
胞体	圆形	椭圆形	圆形
胞浆	嗜多色性，不透明，无颗粒	蓝色，不透明，有泡沫感，有时可见红色镶边，边缘不规则，近核处有淡染区，常有空泡，可见颗粒	天蓝色，透明，有核周淡染区，可见颗粒
胞核	圆形，居中，染色质粗密长块，如打碎的墨砚，中间有明显空隙，无色泽	圆或椭圆形，常偏位，染色质极粗密，凝成大块，似车轮状，中间有明显空隙，有色泽	圆形，常偏一侧，有切迹，染色质呈大块，块与块之间无明显界限，有均匀光滑感

表4-9　巨核细胞系各阶段细胞的形态特点比较

细胞	直径（μm）	细胞核					细胞质		
		核浆比	形态	核染色质	核仁	量	颜色	颗粒	
原巨	15~30	>2/3	圆或椭圆或不则	较细致疏松呈网状，但较其他原始细胞粗	2~3个	少	深色不清晰	无	
幼巨	30~50	约2/3	肾形或开始分叶	较粗有局部浓染现象	可有可无	较少	不透明蓝色	有少数紫红色颗粒呈淡红色	
颗粒巨	40~70	1/2	分叶	粗，排列成粗条索状	无	多	淡蓝或淡红	布满细小紫红色颗粒	
产板巨	40~70	1/2	同上	同上	无	多	同上	出现较多血小板，并有血小板附着	

表4-10　浆细胞系各阶段细胞的形态特点比较

细胞	直径（μm）	细胞核					细胞质			
		核浆比	位置	形态	核染色质	核仁	量	颜色	颗粒	空泡
原浆	14~18	2/3	正中或偏位	圆形	细致颗粒状	1~3个	少	深蓝色	无	无
幼浆	12~16	>2/3	正中或偏位	圆或椭圆形	较粗，有块状形成	无	少	深蓝色	无	有时可见
浆细胞	8~15	>1/2	偏位	圆或椭圆形	粗，聚集处较淡	无	较多	淡蓝或淡红色	无	有空泡

五、注意事项

1.注意中幼红细胞、浆细胞、淋巴细胞的鉴别。

2.在观察识别某一细胞时要进行全面分析，如细胞的大小、形态，核的大小、位置、形态，染色质的结构，核仁的有无、数目、大小、形态，胞浆的颜色、量，颗粒的有无、数目、形态，有无空泡等。不能单凭某一特征下结论。

六、思考题

1.用红蓝铅笔绘制巨核细胞系、浆细胞系各阶段细胞图。
2.熟记各系细胞的形态区别。

七、评价标准

骨髓血细胞检验评价标准见4-11。

表4-11　骨髓血细胞检验评价标准

序号	项目		考核内容	分值	扣分标准	扣分	备注
1	准备工作		仪表端庄，着装规范，个人防护	10	仪表、着装不规范，扣2分 个人防护不符合要求，扣2分		
			态度严谨、习惯良好		态度不严谨，扣2分 习惯欠佳，扣1分		
			项目所需设备和器材齐全，放置合理		设备和器材准备不齐或放置不合理，扣2分		
			台面整洁		台面不整洁，扣1分		
2	操作流程	标本处理	1.签收标本、标识	4	未编号，扣2分 患者信息登记错误，扣2分		
			2.涂片染色	6	染色前血涂片、骨髓涂片上未做标记，扣2分 染色操作不当，扣2分 染色效果欠佳，扣2分		
		显微镜检查	1.低倍镜观察	4	未用低倍镜计数巨核细胞数、并浏览全片，扣4分		
			2.高倍镜观察	4	未用高倍镜判断骨髓有核细胞增生程度，扣4分		
			3.油镜观察	2	油镜观察部位选择不当，扣2分		
3	结果记录		1.结果的准确性	35	细胞系列识别错误，扣20分 细胞阶段划分错误，扣10分 细胞名称书写错误，扣5分		
			2.依据细胞形态画图	20	细胞形态特征错误，扣20分		
4	职业素养		操作结束清理工作台，物品放到指定位置	10	不清理、物品没放到指定位置（含坐凳），扣3分		
			用过的医疗垃圾分类放入指定污物缸，消毒台面		垃圾未分类放置、未消毒台面，扣3分		
			保护器材，生物安全防护		损坏器材、划伤、液体外流跌落等，扣2分		
			操作结束后消毒手		操作结束后未消毒手，扣2分		
5	总体印象		安全，规范，流畅，完成质量好	5	从生物安全、规范操作、完成质量等方面考虑，酌情扣分		

项目二　正常骨髓象检验

一、目标

（一）知识目标

掌握骨髓涂片检查的方法。

（二）能力目标

1.具备熟练使用显微镜低倍镜观察正常骨髓片的能力。
2.具备熟练使用显微镜油镜观察正常骨髓片的能力。

（三）素质目标

1.养成良好的职业道德和敬业精神。
2.具有严谨、求实的科学态度。
3.具有创新能力和分析问题、解决问题的能力。
4.养成刻苦钻研、精益求精的工匠精神。

二、原理

将骨髓液制成涂片，经瑞氏染色后在显微镜下观察，根据形态的不同将其区分为各种细胞，经综合分析后得出诊断结论。

三、仪器设备和器材

（一）标本

已染色的正常骨髓片。

（二）器材与试剂

显微镜、香柏油、擦镜液、擦镜纸。

四、内容与操作步骤

（一）低倍镜观察

1.先用低倍镜观察涂片与染色是否满意，选择满意的涂片进行细胞学检查。
2.判断有核细胞增生程度：通常用骨髓片中成熟红细胞与有核细胞之比来判断骨髓增生情况，并分为五级（表4-12）。
3.计数全片巨核细胞数量，确定其阶段。
4.注意观察涂片边缘和尾部，有无体积较大或成堆出现的特殊细胞。

表4-12　骨髓增生程度的分级

骨髓增生程度	成熟红细胞与有核细胞之比	常见原因
增生极度活跃	1：1	白血病等
增生明显活跃	10：1	白血病、增生性贫血
增生活跃	20：1	正常骨髓和某些贫血
增生减低	50：1	造血功能低下
增生极度减低	200：1	典型再生障碍性贫血

（二）油镜观察

选细胞分布均匀处，油镜下分类计数至少200个有核细胞，同时注意有无质变。

1. 计算粒细胞总百分率及各阶段细胞所占百分率，并描述其细胞形态。

2. 计算红系细胞总百分率及各阶段细胞所占百分率，并描述其形态。

3. 计算粒红比值，即粒细胞各阶段总和与有核红细胞总和之比。

4. 计算淋巴细胞、单核细胞、浆细胞等的百分率。

5. 有无寄生虫及特殊细胞。

6. 分类不明的细胞可以文字描述、画图或拍照以留存作对比之用。

五、注意事项

1. 掌握各系统各阶段血细胞的形态特征及鉴别要点，对每个细胞进行仔细地观察与分析。

2. 在观察识别某一细胞时要进行全面分析，如细胞的大小、形态，核的大小、位置、形态，染色质的结构，核仁的有无、数目、大小、形态，胞浆的颜色、量，颗粒的有无、数目、形态，有无空泡等。不能单凭某一特征下结论。

3. 血细胞的发育是一个连续不断的过程。为了便于识别，通常将各系统细胞人为地划分为若干阶段。但在实验观察中会遇到一些细胞，既具有上一阶段的某些特征，又具有下一阶段的某些特征，由于血细胞是向成熟方向发育，故一般将这种细胞归入下一阶段。

4. 大数法则的应用，即在两种细胞间的细胞，往比例大的细胞群划分。

5. 各系统的原始细胞形态十分相似，有时甚难鉴别。在鉴别时可寻找有关早期细胞与其比较，从早期幼稚细胞的种类间接推测该原始细胞的类型。

6. 有时可能见到难以辨认的细胞，可在参考涂片上许多典型细胞后，对这些细胞做出决定。如再不能确定，可归入"分类不明"细胞。

7. 在病理情况下，特别在急性白血病时，血细胞的发育不平衡，出现畸形变化，这给鉴定带来很大困难。此时必须全面仔细地检查涂片上细胞的形态特征，同时结合血细胞化学染色的结果进行综合分析。

六、思考题

1. 介于两种细胞之间的细胞归属、处于两阶段之间的细胞如何划分？

2. 如何正确书写骨髓检查报告单？

七、评价标准

骨髓象检验评价标准见表4-13。

表4-13　骨髓象检验评价标准

序号	项目		考核内容	分值	扣分标准	扣分	备注
1	准备工作		仪表端庄，着装规范，个人防护	10	仪表、着装不规范，扣2分 个人防护不符合要求，扣2分		
			态度严谨、习惯良好		态度不严谨，扣2分 习惯欠佳，扣1分		
			项目所需设备和器材齐全，放置合理		设备和器材准备不齐或放置不合理，扣2分		
			台面整洁		台面不整洁，扣1分		
2	操作流程	标本处理	1.签收标本、标识	4	未编号，扣2分 患者信息登记错误，扣2分		
			2.涂片染色	6	染色前血涂片、骨髓涂片上未做标记，扣2分 染色操作不当，扣2分 染色效果欠佳，扣2分		
		显微镜检查	1.低倍镜观察	4	未用低倍镜计数巨核细胞数、并浏览全片，扣4分		
			2.高倍镜观察	4	未用高倍镜判断骨髓有核细胞增生程度，扣4分		
			3.油镜观察	2	油镜观察部位选择不当，扣2分		
3	结果记录		1.结果的准确性	30	检查结果超过设定值 ± 20% 设定范围，每项扣3分，扣完30分为止		
			2.项目填写	15	每漏填1个项目，扣2分，扣完8分为止 各阶段细胞百分比相加之和不等于100%，扣2分 文字描述重点不突出，扣3分；条理不清，扣2分		
			3.报告	10	诊断错误，扣6分 病种名称不规范，扣2分 诊断意见描述不准确，扣2分		
4	职业素养		操作结束清理工作台，物品放到指定位置	10	不清理、物品没放到指定位置（含坐凳），扣3分		
			用过的医疗垃圾分类放入指定污物缸，消毒台面		垃圾未分类放置、未消毒台面，扣3分		
			保护器材，生物安全防护		损坏器材、划伤、液体外流跌落等，扣2分		
			操作结束后消毒手		操作结束后未消毒手，扣2分		
5	总体印象		安全，规范，流畅，完成质量好	5	从生物安全、规范操作、完成质量等方面考虑，酌情扣分		

项目三　血细胞化学染色技术

任务一　过氧化物酶染色

一、目标

（一）知识目标

掌握过氧化物酶染色的原理；过氧化物酶染色结果判断及临床意义。

（二）能力目标

1.具备过氧化物酶染色的手工操作的能力。
2.具备过氧化物酶染色实验方法质量控制的能力。
3.具备熟练操作显微镜的能力。

（三）素质目标

1.养成珍视生命，关爱患者，具有良好的医学伦理观念。
2.具有良好的沟通能力和合作共事能力。
3.养成科学严谨、求实的工作作风。
4.具有良好的生物安全意识和规范操作能力

二、原理

四甲基联苯胺法：细胞质内的过氧化物酶能将底物（H_2O_2）分解产生出新生态氧，进而使无色的四甲基联苯胺（TMB）氧化为联苯胺蓝。联苯胺蓝自我脱氢氧化，则显棕色四甲基苯醌二胺。若加入亚硝基铁氰化钠与联苯胺蓝结合，可形成稳定的蓝色颗粒，定位于细胞浆酶所在的部位。

三、仪器设备和器材

（一）标本

新鲜血片或骨髓片。

（二）试剂（可买试剂盒）

1.1%TMB 乙醇溶液（0.1g TMB溶于88%乙醇溶液100ml中，置棕色瓶内，冰箱保存）。
2.亚硝基铁氰化钠饱和溶液。

3.1% 过氧化氢溶液。

4.稀过氧化氢溶液。

5.瑞氏染色液。

（三）器材

染色缸、加样枪、显微镜、香柏油、擦镜液、擦镜纸。

四、内容与操作步骤

1.制作新鲜血片，自然干燥。

2.取 0.1% TMB 乙醇溶液 1ml，加亚硝基铁氰化钠饱和溶液 10μl，溶液呈淡棕黄色。

3.在新鲜干燥的涂片上，加 0.1% TMB–亚硝基铁氰化钠饱和溶液的混合试剂 0.5ml，放置 1 分钟，再加稀过氧化氢溶液 0.7ml，吹匀，染色 6 分钟。

4.直接用流水冲洗，待干，再用瑞氏染液复染 15 ~ 20 分钟。

5.流水冲洗后待干，用油镜镜检。

五、注意事项

1.血片要新鲜制作，厚薄要适宜。

2.染液量要足，防止挥发干燥。

3.H_2O_2 的浓度与加入量不能随意改变。

4.染色液 pH 应为 5.5。

5.试剂应放冰箱，防止失效。

6.结果观察。

（1）用油镜观察。胞浆内出现蓝色或蓝黑色颗粒为阳性反应。

（2）阳性程度判断 ①阴性：无颗粒；②弱阳性：颗粒小，分布稀疏；③阳性：颗粒稍粗，分布较密集；④强阳性：颗粒粗大，密布于整个胞浆紫黑色或棕红色颗粒为强阳性。

（3）血细胞染色结果 过氧化物酶主要存在于粒系细胞中，细胞越成熟，其反应越强。原始单核细胞呈阴性，幼稚单核细胞和成熟单核细胞呈弱阳性反应。淋巴系、巨核系、红细胞系各阶段细胞均呈阴性反应。

（4）临床意义 用于鉴别急性粒细胞白血病、急性单核细胞白血病、急性淋巴细胞白血病。急性粒细胞白血病呈阳性反应，急性单核细胞白血病呈阴性反应或弱阳性反应，急性淋巴细胞白血病呈阴性反应。

六、思考题

如何准确判断过氧化物酶染色的结果？

七、评价标准

过氧化物酶染色评价标准见表4-14。

表4-14 过氧化物酶染色评价标准

序号	项目		考核内容	分值	扣分标准	扣分	备注
1	准备工作		仪表端庄，着装规范，个人防护	10	仪表、着装不规范，扣2分 个人防护不符合要求，扣2分		
			态度严谨、习惯良好		态度不严谨，扣2分 习惯欠佳，扣1分		
			项目所需设备和器材齐全，放置合理		设备和器材准备不齐或放置不合理，扣2分		
			台面整洁		台面不整洁，扣1分		
2	操作流程	POX染色过程	1.POX染色	15	染色后的骨髓涂片或血涂片中的中性分叶核粒细胞未见阳性颗粒，扣8分。 固定操作不当，扣3分 与反应液共孵育操作不当，扣2分；反应时间控制不当，扣2分		
			2.吉姆萨染液复染	5	染色结果欠佳，影响结果判读，扣5分		
		结果的判读	1.在POX染片中找出10个染色结果涵盖阴性及四个不同级别的阳性细胞，提交查找结果	25	查找结果少一类或少一个细胞，扣2.5分 结果与参考答案相差一个相邻级别，每个扣1分 相差两个级别及以上者，每个扣2.5分		最多不超多25分
			2.判读指定图谱中10个有核细胞的染色结果，计算并报告积分	20	判读结果与参考答案相差一个相邻级别，每个扣1分 相差两个级别及以上者，每个扣2.5分 积分计算错误，扣5分		最多不超多20分
3	结果记录		1.查找指定染色结果的细胞，用时20分钟	3	查找指定染色结果的细胞，每超时2分钟，扣1分，扣完3分为止		
			2.判读指定图谱中有核细胞的染色结果并报告结果，用时10分钟	2	指定图谱中细胞染色结果的判读及报告，由教师通过数码互动系统控制考试用时。提交结果超时1分钟，扣1分，扣完2分为止		

续表

序号	项目	考核内容	分值	扣分标准	扣分	备注
4	职业素养	操作结束清理工作台，物品放到指定位置	15	不清理、物品没放到指定位置（含坐凳），扣5分		
		用过的医疗垃圾分类放入指定污物缸，消毒台面		垃圾未分类放置、未消毒台面，扣5分		
		保护器材，生物安全防护		损坏器材、划伤、液体外流跌落等，扣3分		
		操作结束后消毒手		操作结束后未消毒手，扣2分		
5	总体印象	安全，规范，流畅，完成质量好	5	从生物安全、规范操作、完成质量等方面考虑，酌情扣分		

任务二　中性粒细胞碱性磷酸酶染色

一、目标

（一）知识目标

掌握中性粒细胞碱性磷酸酶染色的原理；中性粒细胞碱性磷酸酶染色结果判断及临床意义。

（二）能力目标

1.具备中性粒细胞碱性磷酸酶染色的手工操作的能力。

2.具备中性粒细胞碱性磷酸酶染色实验方法质量控制的能力。

3.具备熟练操作显微镜的能力。

（三）素质目标

1.具有良好的医学伦理观念、人际沟通能力和合作共事能力。

2.养成科学严谨的工作态度、精益求精的工匠精神。

3.具有良好的生物安全意识，树立规范操作意识。

4.养成树立终身学习观念，不断追求新知识、新技能。

二、原理

偶氮偶联法：血细胞内的碱性磷酸酶在 pH 9.4~9.6环境下将基质液中的 α-磷酸萘酚钠水解，产生 α-萘酚，α-萘酚与重氮盐偶联形成不溶性有色沉淀，定位于酶活性所在之处，沉淀染色的深浅与酶活性的程度呈正比。

三、仪器设备和器材

（一）器材

染色缸、加样枪、显微镜、香柏油、擦镜液、擦镜纸。

（二）试剂（可买试剂盒）

1.10%甲醛甲醇固定液。

2.丙二醇缓冲液。

3.基质孵育液。

4.1g/L苏木素复染液。

四、内容与操作步骤

1.制作新鲜血片，自然干燥。

2.新鲜干燥血片用冷10%甲醛甲醇固定液固定30秒，蒸馏水轻轻冲洗30~60秒，待干。

3.把涂片放入基质孵育液中，室温下温育10~15分钟（冬季放37℃温箱30分钟）。

4.蒸馏水冲洗2分钟，待干。

5.置苏木素复染液中复染5~8分钟，蒸馏水冲洗1~2分钟，待干，镜检。

五、注意事项

1.血片要新鲜制作，厚薄要适宜。

2.基质孵育液必须临用前新鲜配制。

3.结果观察。

（1）用油镜观察　胞浆内出现紫黑色或棕红色颗粒为阳性反应。健康人的血细胞碱性磷酸酶除成熟中性粒细胞（杆状核及分叶核）可见阳性外，其他细胞均为阴性。

（2）阳性程度判断　①（-）0分：胞浆内无阳性染色颗粒；②（+）1分：胞浆内含少量颗粒或呈弥漫浅色；③（++）2分：胞浆内含中等量颗粒或呈弥漫着色；④（+++）3分：胞浆内含较多颗粒或呈弥漫较深色；⑤（++++）4分：胞浆内充满粗大颗粒或呈弥漫深色。

（3）NAP积分　油镜下计数100个中性杆状核、分叶核粒细胞，分别记录其分级情况，全部阳性细胞之和即为阳性率。将得出各种积分的百分率乘以该积分数，再相加即为积分值。

（4）参考值　正常人的NAP活性较低，阳性率平均为20%~40%，积分7~51。

（5）临床意义　感染、出血及类白血病反应，NAP活性显著增高，阳性率达90%~100%；粒细胞型白血病活性显著降低；淋巴细胞型白血病活性显著增高；单核细胞型白血病在正常范围内。再生障碍性贫血NAP活性增高；阵发性睡眠性血红蛋白尿症（PNH）则活性减低。

六、思考题

如何进行中性粒细胞碱性磷酸酶NAP积分？

七、评价标准

中性粒细胞碱性磷酸酶染色评价标准见表4-15。

表4-15　中性粒细胞碱性磷酸酶染色评价标准

序号	项目		考核内容	分值	扣分标准	扣分	备注
1	准备工作		仪表端庄，着装规范，个人防护	10	仪表、着装不规范，扣2分 个人防护不符合要求，扣2分		
			态度严谨、习惯良好		态度不严谨，扣2分 习惯欠佳，扣1分		
			项目所需设备和器材齐全，放置合理		设备和器材准备不齐或放置不合理，扣2分		
			台面整洁		台面不整洁，扣1分		
2	操作流程	NAP染色过程	1.固定血涂片	3	固定时间不当，扣1分 未用流水冲洗，扣1分 冲洗后血膜脱落，扣1分		
			2.与酶反应底物液孵育	10	染色后的血涂片未见阳性细胞，扣5分 未置37℃孵育，扣2分 孵育时间不当，扣1分 孵育后未用流水冲洗，扣2分		
			3.苏木素染液复染	2	染色结果欠佳影响结果判读，扣2分		
3	结果记录		1.在NAP染色涂片中找出10个染色结果（涵盖阴性及四个不同阳性级别）的细胞，提交查找结果	30	查找结果少一类或少一个细胞，扣3分 判读结果与参考答案相差一个相邻级别，每个扣1.5分 相差两个级别及以上者，每个扣3分 阴性、阳性判读错误，每个扣3分		最多不超过30分
			2.判读指定图谱中10个细胞的染色结果，记录阳性率并报告积分	30	判读结果与参考答案相差一个相邻级别，每个扣1.5分 相差两个级别及以上者，每个扣1.5分 阴性、阳性判读错误，每个扣3分 积分计算错误，扣10分		最多不超过30分

续表

序号	项目	考核内容	分值	扣分标准	扣分	备注
4	职业素养	操作结束清理工作台，物品放到指定位置	10	不清理、物品没放到指定位置（含坐凳），扣3分		
		用过的医疗垃圾分类放入指定污物缸，消毒台面		垃圾未分类放置、未消毒台面，扣3分		
		保护器材，生物安全防护		损坏器材、划伤、液体外流跌落等，扣2分		
		操作结束后消毒手		操作结束后未消毒手，扣2分		
5	总体印象	安全，规范，流畅，完成质量好	5	从生物安全、规范操作、完成质量等方面考虑，酌情扣分		

任务三　铁染色

一、目标

（一）知识目标

掌握铁染色的原理；铁染色结果判断及临床意义。

（二）能力目标

1.具备铁染色的手工操作的能力。

2.具备铁染色实验方法质量控制的能力。

3.具备熟练操作显微镜的能力。

（三）素质目标

1.具有要有严谨求实、仔细、认真、负责的工作作风。

2.具有良好的服务文化品质、心理调节能力。

3.具备良好的团队合作、协调人际关系的能力。

4.培养学生自主动手能力，树立规范的实验室操作意识。

二、原理

骨髓小粒中的含铁血黄素和幼红细胞内的铁与酸性亚铁氰化钾溶液发生普鲁士蓝反应，生成蓝色亚铁氰化铁沉淀，定位于含铁的部位。

三、仪器设备和器材

（一）器材

染色缸、加样枪、显微镜、香柏油、擦镜液、擦镜纸。

（二）试剂（可买试剂盒）

2g/L 核固红–硫酸铝溶液。

四、内容与操作步骤

1.干燥涂片用甲醇固定 10 分钟，待干。

2.涂片上滴满酸性亚铁氰化钾，37℃染色 30 分钟。

3.蒸馏水冲洗后用核固红染液复染 10 ~ 15 分钟，流水冲洗，待干，镜检。

五、注意事项

1.玻片需经去铁处理。

2.骨髓取材要满意，外铁一定要有骨髓小粒。

3.酸性亚铁氰化钾溶液须新鲜配制。

4.结果观察。

（1）幼红细胞　核呈鲜红色，浆呈淡黄红色，铁粒呈蓝绿色。

（2）细胞外铁　用低倍镜观察涂片，特别是涂片尾部和髓粒附近，注意翠蓝色颗粒的存在，可分五级标准。①（–）：无颗粒；②（＋）：有少数铁颗粒或偶见铁小珠；③（＋＋）：有较多的铁颗粒和铁小珠；④（＋＋＋）：有很多的铁颗粒、小珠和少数铁小块；⑤（＋＋＋＋）：有极多的铁颗粒、小珠，有很多的铁小块，密集成堆。

（3）细胞内铁　用油镜计数 100 个中、晚幼红细胞，记录胞质中含有蓝色铁粒的细胞的百分率。根据细胞内铁颗粒的数目、大小、染色深浅和颗粒分布的情况，将铁粒幼细胞分为四型。① I 型：幼红细胞内含铁颗粒 1 ~ 2 个；② II 型：幼红细胞内含铁颗粒 3 ~ 5 个；③ III 型：幼红细胞内含铁颗粒 6 ~ 10 个；④ IV 型：幼红细胞内含铁颗粒 11 个以上。

（4）环形铁粒幼细胞　幼红细胞胞质内铁颗粒在 6 颗以上，围绕核周 1/3 以上。

（5）参考值　①细胞内铁：阳性率为 12% ~ 44%，平均 21.4%，以 I 型为主，少数为 II 型；②细胞外铁：正常见少数铁颗粒和小珠（＋ ~ ＋＋）。

六、思考题

叙述铁染色细胞内铁结果判断方法。

七、评价标准

铁染色评价标准见表4-16。

表4-16 铁染色评价标准

序号	项目		考核内容	分值	扣分标准	扣分	备注
1	准备工作		仪表端庄，着装规范，个人防护	10	仪表、着装不规范，扣2分 个人防护不符合要求，扣2分		
			态度严谨、习惯良好		态度不严谨，扣2分 习惯欠佳，扣1分		
			项目所需设备和器材齐全，放置合理		设备和器材准备不齐或放置不合理，扣2分		
			台面整洁		台面不整洁，扣1分		
2	操作流程	普鲁氏兰反应过程	1.普鲁氏蓝反应	15	染反，扣5分 外铁骨髓片选择不当，扣5分 染色时间控制不当，扣3分 染色后未用流水冲洗，扣2分		
			2.沙黄复染	10	内铁、外铁染色过浅，分别扣2分 内铁、外铁染色有染料沉渣，分别扣3分		
3	结果记录		1.在内铁染色的涂片中找出10个铁粒幼红细胞	10	查找结果少一个细胞，扣1分 阴性、阳性判读错误，每个扣1分		最多不超过10分
			2.判读指定内铁染色图谱中15个有核红细胞的内铁染色结果	30	判读结果与参考答案相差一个相邻级别，每个扣1分 相差两个级别及以上者，每个扣2分 阴性、阳性判读错误，每个扣2分		最多不超过30分
			3.观察5幅指定外铁染色的图谱，并报告结果	10	判读结果与参考答案相差一个相邻级别，每个扣1分 相差两个级别及以上者，每个扣2分 阴性、阳性判读错误，每个扣2分		最多不超过10分
4	职业素养		操作结束清理工作台，物品放到指定位置	10	不清理、物品没放到指定位置（含坐凳），扣3分		
			用过的医疗垃圾分类放入指定污物缸，消毒台面		垃圾未分类放置、未消毒台面，扣3分		
			保护器材，生物安全防护		损坏器材、划伤、液体外流跌落等，扣2分		
			操作结束后消毒手		操作结束后未消毒手，扣2分		

续表

序号	项目	考核内容	分值	扣分标准	扣分	备注
5	总体印象	安全，规范，流畅，完成质量好	5	从生物安全、规范操作、完成质量等方面考虑，酌情扣分		

项目四　缺铁性贫血检验

一、目标

（一）知识目标

掌握缺铁性贫血的血象特点和骨髓象特点。

（二）能力目标

1.具备熟练操作显微镜的能力。
2.具备对缺铁性贫血骨髓涂片的辨别和鉴别能力。

（三）素质目标

1.具备独立思考和问题解决的能力，能够分析和解决实际问题。
2.具备团队合作和沟通的能力，能够与其他人员进行有效的沟通和合作。
3.培养学生自主学习，能独立获取新知识，并能学以致用。
4.具有良好健康生活方式。

二、原理

将血液或骨髓液制成涂片，经瑞氏染色后在显微镜下观察，根据形态的不同辨认各种细胞，经分析得出结论。

三、仪器设备和器材

（一）标本

1.已染色的缺铁性贫血血片。
2.已染色的缺铁性贫血骨髓片。

（二）器材与试剂

显微镜、香柏油、擦镜液、擦镜纸。

四、内容与操作步骤

将已染色的涂片先用低倍镜观察，选择涂片较薄，细胞分布均匀，红细胞不重叠，染色较佳的区域，在涂片上滴加一滴香柏油，转换油镜观察。

（一）缺铁性贫血的血象特点

呈小细胞低色素性贫血。

1.红细胞大小不一，偏小。

2.红细胞形态改变，出现各种异形。

3.红细胞染色过浅，中心苍白区扩大，有时出现较多环形红细胞。

4.如为肠寄生虫引起，则嗜酸性粒细胞增多。

（二）缺铁性贫血的骨髓象特点

1.有核细胞增生活跃或明显活跃，以红系增生为主（＞30%），粒/红比值减少。

2.红系以中、晚幼红细胞为主，各阶段幼红细胞体积均较正常为小，尤以中、晚幼红明显，胞浆少而着色偏蓝，边缘不整呈锯齿状，显示血红蛋白充盈不足，胞核小而致密，结构不清，呈"核老浆幼"的发育不平衡现象。成熟红细胞的变化与血片相同。

3.粒系相对减少，各阶段细胞形态和比例基本正常，寄生虫感染时嗜酸性粒细胞可增多。

4.巨核细胞系正常。

（三）骨髓铁染色

1.细胞外铁　常为阴性。

2.细胞内铁　铁粒幼细胞百分数明显减低（<5%），铁粒数量减少，颗粒变小，染色变淡。

五、注意事项

1.正确使用显微镜，勿污染镜头和压碎标片。

2.注意观察"老核幼浆"特点：幼红细胞胞浆少而着色偏蓝，边缘不整呈锯齿状，显示血红蛋白充盈不足，胞核小而致密，结构不清，呈发育不平衡现象。

六、思考题

1.如何划分"老核幼浆"细胞的阶段？

2.写出缺铁性贫血的血象和骨髓象特点。

七、评价标准

缺铁性贫血评价标准见表4-17。

表4-17 缺铁性贫血评价标准

序号	项目		考核内容	分值	扣分标准	扣分	备注
1	准备工作		仪表端庄，着装规范，个人防护	10	仪表、着装不规范，扣2分 个人防护不符合要求，扣2分		
			态度严谨、习惯良好		态度不严谨，扣2分 习惯欠佳，扣1分		
			项目所需设备和器材齐全，放置合理		设备和器材准备不齐或放置不合理，扣2分		
			台面整洁		台面不整洁，扣1分		
2	操作流程	标本处理	1.签收标本、标识	5	未编号，扣2分 患者信息登记错误，扣3分		
			2.涂片染色	10	染色前血涂片、骨髓涂片上未做标记，扣5分 染色操作不当，扣3分 染色效果欠佳，扣2分		
		显微镜检查	1.低倍镜观察	4	未用低倍镜计数巨核细胞数并浏览全片，扣4分		
			2.高倍镜观察	4	未用高倍镜判断骨髓有核细胞增生程度，扣4分		
			3.油镜观察	2	油镜观察部位选择不当，扣2分		
3	结果记录		1.结果的准确性	30	检查结果超过设定值±20%设定范围，每项扣3分，扣完30分为止		
			2.项目填写	10	每漏填1个项目，扣2分，扣完6分为止 各阶段细胞百分比相加之和不等于100%，扣2分 文字描述重点不突出，扣3分；条理不清，扣2分		
			3.报告	10	诊断错误，扣6分 病种名称不规范，扣2分 诊断意见描述不准确，扣2分		

续表

序号	项目	考核内容	分值	扣分标准	扣分	备注
4	职业素养	操作结束清理工作台，物品放到指定位置	10	不清理、物品没放到指定位置（含坐凳），扣3分		
		用过的医疗垃圾分类放入指定污物缸，消毒台面		垃圾未分类放置、未消毒台面，扣3分		
		保护器材，生物安全防护		损坏器材、划伤、液体外流跌落等，扣2分		
		操作结束后消毒手		操作结束后未消毒手，扣2分		
5	总体印象	安全，规范，流畅，完成质量好	5	从生物安全、规范操作、完成质量等方面考虑，酌情扣分		

项目五　巨幼细胞性贫血检验

一、目标

（一）知识目标

掌握巨幼细胞性贫血的血象特点和骨髓象特点。

（二）能力目标

1.具备熟练操作显微镜的能力。

2.具备对巨幼细胞性贫血骨髓涂片的辨别和鉴别能力。

（三）素质目标

1.具有职业道德，严谨求实、仔细、认真、负责的工作作风。

2.具有创新思维和信息素养，并能进行有效沟通。

3.具有严谨、务实、敬业、合作职业信念，精益求精的工匠精神。

4.具有重视生物安全和检验质量控制，树立良好的环保、生物安全意识。

二、原理

将血液或骨髓液制成涂片，经瑞氏染色后在显微镜下观察，根据形态的不同辨认各种细胞，经分析得出结论。

三、仪器设备和器材

（一）标本

1.已染色的巨幼细胞性贫血片。

2.已染色的巨幼细胞性贫血骨髓片。

（二）器材与试剂

显微镜、香柏油、擦镜液、擦镜纸。

四、内容与操作步骤

将已染色的涂片先用低倍镜观察，选择涂片较薄，细胞分布均匀，红细胞不重叠，染色较佳的区域，在涂片上滴加一滴香柏油，转换油镜观察。

（一）巨幼细胞性贫血的血象特点

呈细胞正色素性贫血。

1.红细胞呈卵圆形，大小不均，以大为主，染色深。

2.白细胞和血小板轻度减少，粒细胞出现巨形杆状核和核分叶过多，5叶者＞5%或6叶者＞1%，可见巨大血小板。

（二）巨幼细胞性贫血的骨髓象特点

1.骨髓有核细胞增生活跃或明显活跃，以红系为主，粒/红比值减少。

2.红系的突出特点是"巨幼变"，巨幼红细胞＞10%，原红＋早幼红＞15%，重症者原红＞10%。幼红细胞体增大，核染色质疏松，呈烟丝状结构，由于胞浆内核糖核酸及蛋白质合成未受影响，故细胞核发育落后于细胞浆，而呈"老浆幼核"的发育不平衡现象。

3.粒系比率相对降低，各阶段比例大致正常，中性粒细胞自中幼阶段以后有巨幼样变，以巨晚幼粒和巨杆状核细胞多见，胞体增大，胞浆特异性颗粒减少，胞核染色质疏松，分叶核分叶过多。

4.巨核系无明显改变，可见分叶过多现象，胞浆缺乏颗粒，此种细胞产板功能不佳。

（三）血细胞化学染色

1.糖原染色巨幼贫阴性，该试验可作为巨幼细胞性贫血（－）与红白血病（＋＋＋＋）的鉴别诊断。

2.骨髓铁染色细胞内、外铁均增多。

五、注意事项

1. 观察骨髓涂片时应选择厚薄适宜、细胞分布均匀的部位观察，否则容易使细胞形态失真。

2. 注意观察"老浆幼核"特点：幼红细胞体积增大，核染色质疏松，呈烟丝状结构，由于胞浆内核糖核酸及蛋白质合成未受影响，故细胞核发育落后于细胞浆，而呈"老浆幼核"的发育不平衡现象。

3. 书写骨髓报告单时，应将红系置于首位描述，详细描述红细胞比例、形态特点和成熟红细胞的形态特点。

六、思考题

1. 如何划分"老浆幼核"细胞的阶段？
2. 写出巨幼细胞性贫血的血象和骨髓象特点。

七、评价标准

巨幼细胞性贫血评价标准见表4-18。

表4-18　巨幼细胞性贫血评价标准

序号	项目		考核内容	分值	扣分标准	扣分	备注
1	准备工作		仪表端庄，着装规范，个人防护	10	仪表、着装不规范，扣2分 个人防护不符合要求，扣2分		
			态度严谨、习惯良好		态度不严谨，扣2分 习惯欠佳，扣1分		
			项目所需设备和器材齐全，放置合理		设备和器材准备不齐或放置不合理，扣2分		
			台面整洁		台面不整洁，扣1分		
2	操作流程	标本处理	1.签收标本、标识	5	未编号，扣2分 患者信息登记错误，扣3分		
			2.涂片染色	10	染色前血涂片、骨髓涂片上未做标记，扣5分 染色操作不当，扣3分 染色效果欠佳，扣2分		
		显微镜检查	1.低倍镜观察	4	未用低倍镜计数巨核细胞数并浏览全片，扣4分		
			2.高倍镜观察	4	未用高倍镜判断骨髓有核细胞增生程度，扣4分		
			3.油镜观察	2	油镜观察部位选择不当，扣2分		

续表

序号	项目	考核内容	分值	扣分标准	扣分	备注
3	结果记录	1.结果的准确性	30	检查结果超过设定值±20%设定范围，每项扣3分，扣完30分为止		
		2.项目填写	10	每漏填1个项目，扣1分，扣完3分为止 各阶段细胞百分比相加之和不等于100%，扣2分 文字描述重点不突出，扣3分；条理不清，扣2分		
		3.报告	10	诊断错误，扣6分 病种名称不规范，扣2分 诊断意见描述不准确，扣2分		
4	职业素养	操作结束清理工作台，物品放到指定位置	10	不清理、物品没放到指定位置（含坐凳），扣3分		
		用过的医疗垃圾分类放入指定污物缸，消毒台面		垃圾未分类放置、未消毒台面，扣3分		
		保护器材，生物安全防护		损坏器材、划伤、液体外流跌落等，扣2分		
		操作结束后消毒手		操作结束后未消毒手，扣2分		
5	总体印象	安全，规范，流畅，完成质量好	5	从生物安全、规范操作、完成质量等方面考虑，酌情扣分		

项目六　再生障碍性贫血检验

一、目标

（一）知识目标

掌握再生障碍性贫血（简称再障，AA）的血象特点和骨髓象特点。

（二）能力目标

1.具备熟练操作显微镜的能力。
2.具备对再生障碍性贫血骨髓涂片的辨别和鉴别能力。

（三）素质目标

1.养成科学严谨的工作态度、实事求是的工作作风。
2.具有规范操作意识和良好的参与感。
3.养成精益求精的工匠精神。
4.具有良好的医学伦理观念、医患沟通能力和合作共事能力。

二、原理

将血液或骨髓液制成涂片，经瑞氏染色后在显微镜下观察，根据形态的不同辨认各种细胞，经分析得出结论。

三、仪器设备和器材

（一）标本

1.已染色的再生障碍性贫血血片。
2.已染色的再生障碍性贫血骨髓片。

（二）器材与试剂

显微镜、香柏油、擦镜液、擦镜纸。

四、内容与操作步骤

将已染色的涂片先用低倍镜观察，选择涂片较薄，细胞分布均匀，红细胞不重叠，染色较佳的区域，在涂片上滴加一滴香柏油，转换油镜观察。

（一）血象

以全血细胞减少为主要特征，但红细胞、粒细胞、血小板减少的程度和先后顺序各病例有所不同。贫血多为正常细胞性，少数为轻、中度大细胞性。网织红细胞绝对值明显减少，也见不到嗜多色性红细胞和有核红细胞。各类白细胞都减少，其中以中性粒细胞减少尤为明显，而淋巴细胞比例相对增多。血小板不仅数量减少，而且体积小和颗粒减少。急性再障：血红蛋白下降较快，网织红细胞 $<1\%$，绝对值 $<15\times10^9/L$；中性粒细胞绝对值常 $<0.5\times10^9/L$；血小板 $<20\times10^9/L$，常 $<10\times10^9/L$。慢性再障：血红蛋白下降较缓慢，网织红细胞、白细胞与中性粒细胞和血小板数常较急性再障为高。

（二）骨髓象

1.急性再障 骨髓穿刺液和制片后均可见脂肪滴明显增多，骨髓液稀薄，有核细胞增生极度低下。造血细胞（粒系、红系、巨核系细胞）明显减少，且不见早期幼稚细胞，巨核细胞常缺如；非造血细胞（包括淋巴细胞、浆细胞、肥大细胞等）比例增高，有时淋巴细胞比例高达 80%。如有骨髓小粒，染色后镜下为空网状结构或为一团纵横交错的纤维网，其中造血细胞极少，大多为非造血细胞。

2.慢性再障 受累骨髓呈向心性发展，骨髓有散在的增生灶，故常因不同的穿刺部位，骨髓象表现也不一致。需多部位穿刺或进行骨髓活检检查，才能获得较可靠明确的诊断。多数病例骨髓增生减低，三系造血细胞减少，其中幼红细胞和巨核细胞减少明显；非造血细胞比例增加，常>50%。如穿刺遇增生灶，骨髓可增生活跃，红系可有代偿性增生，以核高度固缩的"炭核"样晚幼红细胞多见，这可能为红系成熟停滞、晚幼红细胞脱核障碍所致；粒系减少，主要见到的是晚幼粒和成熟型粒细胞，胞质中的颗粒常粗大；骨髓小粒改变与急性再障相似，但以脂肪细胞较多见。

（三）骨髓病理组织学检验

骨髓增生减退，造血组织与脂肪组织容积比降低（<0.3）。造血细胞减少（特别是巨核细胞减少），非造血细胞比例增加，并可见间质水肿、出血，甚至液性脂肪坏死。骨髓活检对再障的诊断具有重要价值。

（四）其他检验

骨髓铁染色可见细胞内、外铁均增加；血清铁增高；血清可溶性转铁蛋白受体（sTfR）减少；中性粒细胞碱性磷酸酶活性增高，与PNH降低不同；造血祖细胞培养有助于了解患者的发病机制和治疗方案的选择；免疫功能的检查也有异常。

五、注意事项

1. AA骨髓涂片可见脂肪滴明显增多，骨髓液稀薄等特点，应注意观察。

2. 观察骨髓片时要全片观察，由于再生障碍性贫血有核细胞数少，注意与取材不良或肿瘤转移骨髓导致增生减低区别，以免误诊或漏诊。

3. AA患者骨髓穿刺时易出现"干抽"可行骨髓活检。

六、思考题

写出再生障碍性贫血的血象和骨髓象特点。

七、评价标准

再生障碍性贫血检验评价标准见表4-19。

表4-19　再生障碍性贫血检验评价标准

序号	项目	考核内容	分值	扣分标准	扣分	备注
1	准备工作	仪表端庄，着装规范，个人防护	10	仪表、着装不规范，扣2分 个人防护不符合要求，扣2分		
		态度严谨、习惯良好		态度不严谨，扣2分 习惯欠佳，扣1分		
		项目所需设备和器材齐全，放置合理		设备和器材准备不齐或放置不合理，扣2分		
		台面整洁		台面不整洁，扣1分		

续表

序号	项目		考核内容	分值	扣分标准	扣分	备注
2	操作流程	标本处理	1.签收标本、标识	5	未编号，扣2分 患者信息登记错误，扣3分		
			2.涂片染色	10	染色前血涂片、骨髓涂片上未做标记，扣5分 染色操作不当，扣3分 染色效果欠佳，扣2分		
		显微镜检查	1.低倍镜观察	4	未用低倍镜计数巨核细胞数、并浏览全片，扣4分		
			2.高倍镜观察	4	未用高倍镜判断骨髓有核细胞增生程度，扣4分		
			3.油镜观察	2	油镜观察部位选择不当，扣2分		
3	结果记录		1.结果的准确性	30	检查结果超过设定值±20%设定范围，每项扣3分，扣完30分为止		
			2.项目填写	10	每漏填1个项目，扣1分，扣完3分为止 各阶段细胞百分比相加之和不等于100%，扣2分 文字描述重点不突出，扣3分；条理不清，扣2分		
			3.报告	10	诊断错误，扣6分 病种名称不规范，扣2分 诊断意见描述不准确，扣2分		
4	职业素养		操作结束清理工作台，物品放到指定位置	10	不清理、物品没放到指定位置（含坐凳），扣3分		
			用过的医疗垃圾分类放入指定污物缸，消毒台面		垃圾未分类放置、未消毒台面，扣3分		
			保护器材，生物安全防护		损坏器材、划伤、液体外流跌落等，扣2分		
			操作结束后消毒手		操作结束后未消毒手，扣2分		
5	总体印象		安全，规范，流畅，完成质量好	5	从生物安全、规范操作、完成质量等方面考虑，酌情扣分		

项目七　急性白血病的骨髓象检验

一、目标

（一）知识目标

掌握白血病细胞的形态学和骨髓象特点。

（二）能力目标

1.具备熟练操作显微镜的能力。
2.具备对白血病骨髓涂片的辨别和鉴别能力。

（三）素质目标

1.具有较好的团队协作精神及人际沟通能力。
2.具有一定的独立思考能力，树立为临床服务的工作意识。
3.具有高尚职业道德，尊重患者、关爱生命。
4.养成实事求是、精益求精的工匠精神。

二、原理

将血液或骨髓液制成涂片，经瑞氏染色后在显微镜下观察，根据形态的不同辨认各种细胞，经分析得出结论。

三、仪器设备和器材

（一）标本

各型典型急性白血病的骨髓片。

（二）器材与试剂

显微镜、香柏油、擦镜液、擦镜纸。

四、内容与操作步骤

将已染色的涂片先用低倍镜观察，选择涂片较薄，细胞分布均匀，红细胞不重叠，染色较佳的区域，在涂片上滴加一滴香柏油，转换油镜观察。

各型急性白血病的骨髓象、血象特点如下。

（一）急性淋巴细胞白血病（ALL）

1.血象 红细胞和血红蛋白减低比急性粒细胞白血病轻，幼红细胞罕见。白细胞计数多数病例增高可达（100~300）×10⁹/L以上，但也有正常或减少者。外周血以原始淋巴细胞和幼稚淋巴细胞为主，可占10%~90%，此种细胞涂抹血片易破碎，染色镜检称为"篮细胞"。大多数患者血小板减少至50×10⁹/L以下。

2.骨髓象 骨髓增生极度或明显活跃，以原始淋巴细胞和幼稚淋巴细胞为主，可占50%~90%，伴有形态异常，如胞核形态不规则，可有凹陷、切迹、折叠及裂痕，核染色质呈泥浆状或咖啡色颗粒状，核仁大，胞浆内有空泡，成熟淋巴细胞少见。粒细胞系统、红细胞系统增生受抑。巨核细胞系统显著减少或不见。篮细胞多见，这是急性淋巴细胞白血病的特征之一。

急性淋巴细胞白血病各亚型的特征见表4-20。

表4-20 急性淋巴细胞白血病各亚型的特征

	L1	L2	L3
细胞大小（以12μm为界）	小细胞为主（＜12μm）	大细胞为主（＞12μm）	大细胞为主，大小较一致（＞12μm）
核形	规则一致，偶有凹陷、折叠	不规整，尚不一致	较规整
核染色质	较粗、浓集，结构较一致	细而分散，结构较不一致	呈细点状，均匀一致
核仁	无或小而不清楚	清楚，1个或多个	明显，1个或多个，泡状
胞浆量	甚少	常较多	较多
胞浆嗜碱性	轻或中度	不定，有些细胞	深蓝
胞浆空泡	无或少见	深染无或少见	常明显，呈蜂窝状（浆与核上均有）

（二）急性髓细胞白血病（AML）

根据FAB法分型可分为M0~M7型。M0形态难以辨认，不以形态学以主要判断依据。

1.急性原始粒细胞白血病（AML）未分化型（M1型）

（1）血象 贫血显著，大多数患者血红蛋白小于60g/L，外周血可见幼红细胞。白细胞中度升高，多在（10~50）×10⁹/L，血片中以原始粒细胞为主，可占30%~60%，甚至达90%，核仁可见。血小板有中度到重度减少，多小于50×10⁹/L。

（2）骨髓象 骨髓增生极度活跃或明显活跃。骨髓中绝大多数为原始粒细胞（≥90%），早幼粒细胞很少，中幼粒细胞以下各阶段罕见或不见。原始粒细胞形态分为Ⅰ型——典型原始粒细胞，胞浆中无颗粒；Ⅱ型——有原始粒细胞特征，胞浆量较少，有少量细小颗粒。少数细胞可见Auer小体。多见核分裂细胞。幼红及巨核细胞明显减少，淋巴细胞相对减少。

2. 急性原始粒细胞白血病部分分化型（M2a 型）

（1）血象　贫血显著，白细胞中度升高与 M1 相同，以原始粒细胞及早幼粒细胞为主。血小板中度到重度减少。

（2）骨髓象　骨髓增生极度活跃或明显活跃。骨髓中以原始粒细胞为主（30%～90%），早幼粒细胞＞3%，早幼粒以下阶段细胞＞10% 而＜30%。部分病例可见 Auer 小体，核分裂类型多见，可有多个核仁。幼红细胞及巨核细胞明显减少。

3. 急性原始粒细胞白血病部分分化型（M2b 型）　即亚急性粒细胞白血病（SML）。

（1）血象　多数病例为全血减少，易被误诊为再生障碍性贫血。血红蛋白及红细胞数减低。白细胞数大多正常或低于正常，而少数病例增高，分类可见各阶段幼稚粒细胞，而以中性中幼粒细胞为主，随着病情恶化，原始粒细胞和早幼粒细胞相应增高。血小板明显减少，形态多异常。

（2）骨髓象　骨髓多为增生明显活跃，红细胞系及巨核细胞增生均减低。粒细胞系增生明显活跃，以中性中幼粒细胞为主，核内可见有核仁，原始粒细胞及早幼粒细胞略高于正常。此型白血病的中性粒细胞形态特点是胞核与胞浆发育极不平衡，出现"幼核老浆"，此类细胞＞30%，原始粒细胞≥10%。胞浆内 Auer 小体少见。

4. 急性早幼粒细胞白血病（M3 型）（APL）

（1）血象　血红蛋白及红细胞数呈轻度到中度减少，白细胞常减低，部分病例可升高，分类以异常早幼粒细胞为主，可高达 90%，可见少数原始粒细胞及其他阶段的粒细胞，Auer 小体易见。血小板有中度到重度减少。

（2）骨髓象　骨髓增生极度活跃，以颗粒增多的异常早幼粒细胞增生为主，＞30%，可见到一定数量的原始粒细胞及中幼粒细胞。各阶段幼红细胞和巨核细胞均明显减少。颗粒增多的早幼粒细胞形态异常，多见短而粗的 Auer 小体，呈束状交叉排列，酷似柴捆样，故有人称"柴捆细胞"（faggot cell）。按颗粒的粗细又可分为两个亚型：粗颗粒型（M3a 型），颗粒粗大、密集或融合的嗜苯胺蓝颗粒；细颗粒型（M3b 型），密集而细小的嗜苯胺蓝颗粒。

5. 急性粒－单核细胞白血病（M4 型）（AMoL）

（1）血象　血红蛋白和红细胞数为中度到重度减少。白细胞可增高、正常或减少。外周血可见粒系及单核系两种细胞，原始单核细胞和幼稚单核细胞占 30%～40%，且有较活跃的吞噬现象。而粒系早幼粒细胞以下各阶段均易见到。血小板呈重度减少。

（2）骨髓象　骨髓增生极度活跃。粒、单核两系同时增生。包括以下五型：①M4a，以原始粒细胞和早幼粒细胞增生为主（≥40%），幼稚单核细胞及单核细胞＞20%。②M4b，以原始、幼稚单核细胞增生为主（≥20%），原始粒细胞和早幼粒细胞≥20%。③M4c，白血病细胞既具粒系又具单核系特征，≥30%。④M4a，骨髓以原始粒细胞和早幼粒细胞增生为主，≥40%；外周血以原始单核细胞、幼单核细胞及单核细胞增多。⑤M4E0，形态基本符合 M4，且伴有嗜酸粒细胞增多≥5%，包括较多的嗜酸幼粒细胞且形态异常。浆内含大量的嗜酸性颗粒。

6.急性单核细胞白血病（M5型）（AMMoL）

（1）血象　红细胞、血红蛋白和血小板减少。白细胞常明显升高，部分病例可减低。可见原始和幼稚单核细胞。

（2）骨髓象　有核细胞增生极度活跃或明显活跃，单核系增生，以幼单细胞为主，包体形态圆形或椭圆形，核形不规则，呈明显折叠扭曲，核染色质细致疏松，核仁1～3个：胞质呈灰蓝色，有时颗粒较多，部分细胞可见空泡，有明显伪足，外层胞质呈淡蓝色，常有较多细小的嗜天青颗粒。可见到细而长的 Auer 小体。

7.纯红白血病（PEL）　系红细胞系恶性增生性疾病。

（1）血象　红细胞、血红蛋白和血小板明显减少。白细胞升高，部分病例可减少。可见各阶段的幼红细胞，以中、晚幼红细胞为主，有时可见原始和早幼红细胞。

（2）骨髓象　增生极度活跃或明显活跃。有核红细胞≥50%，多以中、晚幼红细胞为主，少数以原红和早幼红细胞为主，常有明显的形态异常。原始细胞（多为原始粒细胞，也可是原单＋幼单）≥30%（NEC），部分原始和幼稚细胞中可见 Auer 小体。粒系细胞也出现巨幼样变和形态异常。巨核系减少。

8.急性巨核细胞白血病（M7型）（AMKL）

（1）血象　血红蛋白多减少。白细胞总数大多减少，也有正常或增高。血小板数多正常，易见畸形和巨形血小板。在血片中可见到类似淋巴细胞的小巨核细胞。

（2）骨髓象　骨髓增生明显活跃或增生活跃。粒系及红系细胞增生均减低。巨核细胞系异常增生，全片巨核细胞多达1000个以上，以原始巨核细胞为主，>30%。

五、注意事项

1.正确使用显微镜，勿污染镜头和压碎标片。
2.注意骨髓增生减低与取材不佳的鉴别。

六、思考题

写出急性白血病的血象和骨髓象特点。

七、评价标准

急性白血病检验评价标准见表4-21。

表4-21　急性白血病检验评价标准

序号	项目		考核内容	分值	扣分标准	扣分	备注
1	准备工作		仪表端庄，着装规范，个人防护	10	仪表、着装不规范，扣2分 个人防护不符合要求，扣2分		
			态度严谨、习惯良好		态度不严谨，扣2分 习惯欠佳，扣1分		
			项目所需设备和器材齐全，放置合理		设备和器材准备不齐或放置不合理，扣2分		
			台面整洁		台面不整洁，扣1分		
2	操作流程	标本处理	1.签收标本、标识	5	未编号，扣2分 患者信息登记错误，扣3分		
			2.涂片染色	10	染色前血涂片、骨髓涂片上未做标记，扣5分 染色操作不当，扣3分 染色效果欠佳，扣2分		
		显微镜检查	1.低倍镜观察	4	未用低倍镜计数巨核细胞数、并浏览全片，扣4分		
			2.高倍镜观察	4	未用高倍镜判断骨髓有核细胞增生程度，扣4分		
			3.油镜观察	2	油镜观察部位选择不当，扣2分		
3	结果记录		1.结果的准确性	30	检查结果超过设定值±20%设定范围，每项扣3分，扣完30分为止		
			2.项目填写	10	每漏填1个项目，扣1分，扣完3分为止 各阶段细胞百分比相加之和不等于100%，扣2分 文字描述重点不突出，扣3分；条理不清，扣2分		
			3.报告	10	诊断错误，扣6分 病种名称不规范，扣2分 诊断意见描述不准确，扣2分		
4	职业素养		操作结束清理工作台，物品放到指定位置	10	不清理、物品没放到指定位置（含坐凳），扣3分		
			用过的医疗垃圾分类放入指定污物缸，消毒台面		垃圾未分类放置、未消毒台面，扣3分		
			保护器材，生物安全防护		损坏器材、划伤、液体外流跌落等，扣2分		
			操作结束后消毒手		操作结束后未消毒手，扣2分		
5	总体印象		安全，规范，流畅，完成质量好	5	从生物安全、规范操作、完成质量等方面考虑，酌情扣分		

项目八　慢性白血病的骨髓象检验

一、目标

（一）知识目标

掌握慢性粒细胞白血病（CGL）的骨髓象特点。

（二）能力目标

1.具备熟练操作显微镜的能力。

2.具备对慢性粒细胞白血病骨髓涂片的辨别和鉴别能力。

（三）素质目标

1.具有高尚的医德医风和团队合作精神。树立实事求是、精益求精的工匠精神。

2.养成发现问题、分析问题、解决问题的习惯。

3.具有自主学习、终身学习和批评思维的意识和能力。

4.具有能以人为本，具有同情心和高度的社会责任感。

二、原理

将血液或骨髓液制成涂片，经瑞氏染色后在显微镜下观察，根据形态的不同辨认各种细胞，经分析得出结论。

三、仪器设备和器材

（一）标本

典型慢性粒细胞白血病、慢性淋巴细胞白血病的骨髓片。

（二）器材与试剂

显微镜、香柏油、擦镜液、擦镜纸。

四、内容与操作步骤

将已染色的涂片先用低倍镜观察，选择涂片较薄，细胞分布均匀，红细胞不重叠，染色较佳的区域，在涂片上滴加一滴香柏油，转换油镜观察。

（一）慢性粒细胞白血病的血象、骨髓象特点

1.血象　红细胞和血红蛋白正常或轻度减少。白细胞显著升高，可达（100～1000）×10^9/L以上。分类粒细胞系高于正常，以中幼粒细胞及其以下各阶段细胞占大多数。原始粒细胞＋早幼粒细胞＜10%，嗜碱粒细胞和嗜酸粒细胞增多，可达20%。大多数患者血小板增多。

2.骨髓象　骨髓分类以粒细胞为主，且以中性中幼粒、晚幼粒及杆状核居多。原始粒细胞＋早幼粒细胞可达15%。嗜碱粒细胞和嗜酸粒细胞增多。巨核细胞增多。

（二）慢性淋巴细胞白血病的血象、骨髓象特点

1.血象　多数患者呈轻度贫血态，白细胞在（15～100）×10^9/L。分类以小淋巴细胞为多，可达65%～98%，形态大致正常。血片中篮状细胞明显增多。

2.骨髓象　淋巴细胞显著增多，占40%以上，细胞大小和形态基本上与外周血一致。原始淋巴细胞不超过2%。形态学特点：胞体略大，易碎，核染色质稠密，核仁不明显或无，核可有深裂隙，胞浆较丰富，嗜碱性，无颗粒，无Auer小体。

五、注意事项

1.正确使用显微镜，勿污染镜头和压碎标片。

2.慢性粒细胞白血病的慢性期主要表现在粒系细胞的改变，因此要注意粒系各阶段细胞形态改变及细胞数量的改变。

3.注意观察原始细胞的数量、嗜酸性粒细胞和嗜碱性粒细胞及病态巨核细胞等。

4.书写骨髓报告时，慢性粒细胞白血病可将粒系置各系之首，重点描述粒细胞的比例及形态特征。

六、思考题

写出慢性白血病的血象和骨髓象特点。

七、评价标准

慢性白血病检验评价标准见表4-22。

表4-22　慢性白血病检验评价标准

序号	项目	考核内容	分值	扣分标准	扣分	备注
1	准备工作	仪表端庄，着装规范，个人防护	10	仪表、着装不规范，扣2分 个人防护不符合要求，扣2分		
		态度严谨、习惯良好		态度不严谨，扣2分 习惯欠佳，扣1分		

续表

序号	项目		考核内容	分值	扣分标准	扣分	备注
1	准备工作		项目所需设备和器材齐全，放置合理	10	设备和器材准备不齐或放置不合理，扣2分		
			台面整洁		台面不整洁，扣1分		
2	操作流程	标本处理	1.签收标本、标识	5	未编号，扣2分 患者信息登记错误，扣3分		
			2.涂片染色	10	染色前血涂片、骨髓涂片上未做标记，扣5分 染色操作不当，扣3分 染色效果欠佳，扣2分		
		显微镜检查	1.低倍镜观察	4	未用低倍镜计数巨核细胞数、并浏览全片，扣4分		
			2.高倍镜观察	4	未用高倍镜判断骨髓有核细胞增生程度，扣4分		
			3.油镜观察	2	油镜观察部位选择不当，扣2分		
3	结果记录		1.结果的准确性	30	检查结果超过设定值 ± 20% 设定范围，每项扣3分，扣完30分为止		
			2.项目填写	10	每漏填1个项目，扣1分，扣完3分为止 各阶段细胞百分比相加之和不等于100%，扣2分 文字描述重点不突出，扣3分；条理不清，扣2分		
			3.报告	10	诊断错误，扣6分 病种名称不规范，扣2分 诊断意见描述不准确，扣2分		
4	职业素养		操作结束清理工作台，物品放到指定位置	10	不清理、物品没放到指定位置（含坐凳），扣3分		
			用过的医疗垃圾分类放入指定污物缸，消毒台面		垃圾未分类放置、未消毒台面，扣3分		
			保护器材，生物安全防护		损坏器材、划伤、液体外流跌落等，扣2分		
			操作结束后消毒手		操作结束后未消毒手，扣2分		
5	总体印象		安全，规范，流畅，完成质量好	5	从生物安全、规范操作、完成质量等方面考虑，酌情扣分		

项目九　其他血液病的骨髓象检验

一、目标

（一）知识目标

掌握骨髓增生异常综合征（MDS）、多发性骨髓瘤（MM）的血象特点和骨髓象特点。

（二）能力目标

1.具备熟练操作显微镜的能力。

2.具备对MDS骨髓涂片的辨别和鉴别能力。

（三）素质目标

1.具有良好的人际沟通及协调能力。

2.养成科学严谨的工作态度、精益求精的工匠精神。

3.具有良好的生物安全意识，规范检验的意识。

4.具有科学态度、创新和批判精神。

二、原理

将血液或骨髓液制成涂片，经瑞氏染色后在显微镜下观察，根据形态的不同辨认各种细胞，经分析得出结论。

三、仪器设备和器材

（一）标本

典型MDS、MM的骨髓片。

（二）器材与试剂

显微镜、香柏油、擦镜液、擦镜纸。

四、内容与操作步骤

将已染色的涂片先用低倍镜观察，选择涂片较薄，细胞分布均匀，红细胞不重叠，染色较佳的区域，在涂片上滴加一滴香柏油，转换油镜观察。

（一）MDS的骨髓象、血象特点

1.血象 贫血，网织红细胞可增高或降低，可见有该红细胞，血小板及中性粒细胞减少，多数病例同时有三系或一至二系的减少。可见幼稚粒细胞，中性粒细胞胞浆内颗粒稀少或缺如，核分叶过多或减少，且有异形粒细胞（Pelger-Huet）样变，即中性白细胞的核分叶少，绝大多数仅1~2叶。单核细胞增多，可见不典型的单核细胞，内含有空泡。偶见小巨核及巨大、畸形血小板。

2.骨髓象 原红和早幼红增多，有类巨幼红样变或畸形，可出现双核和多核红细胞，核浆发育不平衡，部分病例出现环状铁粒幼红细胞。原粒+早幼粒<6%，伴成熟障碍，早幼粒细胞核仁明显，颗粒粗大，出现巨幼样变的晚幼粒、杆状核及分叶过多的中性粒细胞。巨核细胞为体积小、畸形、核仁明显的特殊小巨核细胞。

（二）MM的骨髓象、血象特点

1.血象 呈不同程度贫血，有时红细胞呈缗钱状排列（IgG型）。白细胞总数可正常、增多或减少，嗜酸粒细胞增多，淋巴细胞相对增多。有时可见浆细胞，但一般不超过20%，血小板多数正常，分类中偶见骨髓瘤细胞，晚期大量出现。

2.骨髓象 增生活跃或明显活跃，骨髓瘤细胞明显增多，可占10%以上，甚至达60%~95%。

五、注意事项

1.病态造血是MDS的一个重要血液学异常，因此在进行血象和骨髓象观察时，要特别注意观察各系列细胞病态造血的特点。

2.MDS骨髓铁染色，细胞外铁丰富，铁粒幼细胞增多，可见环形铁粒幼细胞。

3.观察MM骨髓片和血片时，应注意红细胞的排列方式。

六、思考题

写出MDS、MM的血象和骨髓象特点。

七、评价标准

其他血液病检验评价标准见表4-23。

表4-23   其他血液病检验评价标准

序号	项目		考核内容	分值	扣分标准	扣分	备注
1	准备工作		仪表端庄，着装规范，个人防护	10	仪表、着装不规范，扣2分 个人防护不符合要求，扣2分		
			态度严谨、习惯良好		态度不严谨，扣2分 习惯欠佳，扣1分		
			项目所需设备和器材齐全，放置合理		设备和器材准备不齐或放置不合理，扣2分		
			台面整洁		台面不整洁，扣1分		
2	操作流程	标本处理	1.签收标本、标识	5	未编号，扣2分 患者信息登记错误，扣3分		
			2.涂片染色	10	染色前血涂片、骨髓涂片上未做标记，扣5分 染色操作不当，扣3分 染色效果欠佳，扣2分		
		显微镜检查	1.低倍镜观察	4	未用低倍镜计数巨核细胞数、并浏览全片，扣4分		
			2.高倍镜观察	4	未用高倍镜判断骨髓有核细胞增生程度，扣4分		
			3.油镜观察	2	油镜观察部位选择不当，扣2分		
3	结果记录		1.结果的准确性	30	检查结果超过设定值±20%设定范围，每项扣3分，扣完30分为止		
			2.项目填写	10	每漏填1个项目，扣1分，扣完3分为止 各阶段细胞百分比相加之和不等于100%，扣2分 文字描述重点不突出，扣3分；条理不清，扣2分		
			3.报告	10	诊断错误，扣6分 病种名称不规范，扣2分 诊断意见描述不准确，扣2分		
4	职业素养		操作结束清理工作台，物品放到指定位置	10	不清理、物品没放到指定位置（含坐凳），扣3分		
			用过的医疗垃圾分类放入指定污物缸，消毒台面		垃圾未分类放置、未消毒台面，扣3分		
			保护器材，生物安全防护		损坏器材、划伤、液体外流跌落等，扣2分		
			操作结束后消毒手		操作结束后未消毒手，扣2分		
5	总体印象		安全，规范，流畅，完成质量好	5	从生物安全、规范操作、完成质量等方面考虑，酌情扣分		

项目十   免疫性血小板减少症骨髓象检验

一、目标

（一）知识目标

掌握免疫性血小板减少症的血象特点及骨髓象特点。

（二）能力目标

1.具备熟练操作显微镜的能力。
2.具备对免疫性血小板减少症骨髓涂片的辨别和鉴别能力。

（三）素质目标

1.具有很好的生物安全意识和应变能力。
2.培养自我学习、终身学习的能力。
3.养成精益求精、严谨细致的工匠精神。
4.具有较强的集体意识和团队合作精神。

二、原理

将骨髓液制成涂片，经瑞氏染色后在显微镜下观察，根据形态的不同将其区分为各种细胞，经综合分析后得出诊断结论。

三、仪器设备和器材

（一）标本

典型免疫性血小板减少症骨髓片。

（二）器材与试剂

显微镜、香柏油、擦镜液、擦镜纸。

四、内容与操作步骤

将已染色的涂片先用低倍镜观察，选择涂片较薄，细胞分布均匀，红细胞不重叠，染色较佳的区域，在涂片上滴加一滴香柏油，转换油镜观察。

（一）免疫性血小板减少症骨髓象、血象特点

1.血象 红细胞数和血红蛋白减少减少，程度和出血量有关。白细胞计数多正常，急性型可见嗜酸粒细胞和淋巴细胞比例增高，慢性可有淋巴细胞增多。血小板减少，急性型$< 100 \times 10^9/L$，慢性型多在$（30 \sim 80）\times 10^9/L$。当$< 50 \times 10^9/L$时，一般有出血症状，可见血小板形态异常，如巨大血小板、小血小板、颗粒少、染色深等。

2.骨髓象 巨核细胞数正常或增多，幼稚比例增多，有畸形，周围缺乏血小板形成，部分人巨核细胞显著减少。急性型巨核细胞胞浆缺乏颗粒，可有退行性变及液泡。幼稚型及过渡型巨核细胞体积较小，常有伪足。血小板生成减少或缺乏。慢性型巨核细胞数略有增加，但血小板生成减少。骨髓活检显示巨核细胞增多，血小板生成障碍，易见退行性变，粒系红系不减少。

五、注意事项

1.正确使用显微镜，勿污染镜头和压碎标片。
2.观察涂片时，注意选择涂片较薄、细胞结构清楚的部位进行观察。

六、思考题

ITP的诊断标准是什么？

七、评价标准

免疫性血小板减少症检验评价标准见表4-24。

表4-24 免疫性血小板减少症检验评价标准

序号	项目		考核内容	分值	扣分标准	扣分	备注
1	准备工作		仪表端庄，着装规范，个人防护	10	仪表、着装不规范，扣2分 个人防护不符合要求，扣2分		
			态度严谨、习惯良好		态度不严谨，扣2分 习惯欠佳，扣1分		
			项目所需设备和器材齐全，放置合理		设备和器材准备不齐或放置不合理，扣2分		
			台面整洁		台面不整洁，扣1分		
2	操作流程	标本处理	1.签收标本、标识	5	未编号，扣2分 患者信息登记错误，扣3分		
			2.涂片染色	10	染色前血涂片、骨髓涂片上未做标记，扣5分 染色操作不当，扣3分 染色效果欠佳，扣2分		

续表

序号	项目		考核内容	分值	扣分标准	扣分	备注
2	操作流程	显微镜检查	1.低倍镜观察	4	未用低倍镜计数巨核细胞数、并浏览全片，扣4分		
			2.高倍镜观察	4	未用高倍镜判断骨髓有核细胞增生程度，扣4分		
			3.油镜观察	2	油镜观察部位选择不当，扣2分		
3	结果记录		1.结果的准确性	30	检查结果超过设定值±20%设定范围，每项扣3分，扣完30分为止		
			2.项目填写	10	每漏填1个项目，扣1分，扣完3分为止 各阶段细胞百分比相加之和不等于100%，扣2分 文字描述重点不突出，扣3分；条理不清，扣2分		
			3.报告	10	诊断错误，扣6分 病种名称不规范，扣2分 诊断意见描述不准确，扣2分		
4	职业素养		操作结束清理工作台，物品放到指定位置	10	不清理、物品没放到指定位置（含坐凳），扣3分		
			用过的医疗垃圾分类放入指定污物缸，消毒台面		垃圾未分类放置、未消毒台面，扣3分		
			保护器材，生物安全防护		损坏器材、划伤、液体外流跌落等，扣2分		
			操作结束后消毒手		操作结束后未消毒手，扣2分		
5	总体印象		安全，规范，流畅，完成质量好	5	从生物安全、规范操作、完成质量等方面考虑，酌情扣分		

项目十一　红细胞渗透脆性检验

一、目标

（一）知识目标

1.掌握红细胞渗透脆性实验的临床意义。

2.熟悉红细胞渗透脆性实验的原理、操作方法和干扰因素。

（二）能力目标

1.具备熟练操作显微镜的能力。

2.具备红细胞渗透脆性实验的手工操作的能力。

（三）素质目标

1.具有良好的生物安全意识和风险处置能力。

2.培养自主学习、不断探索新的检验学知识。

3.具备良好的职业道德和精益求精的工匠精神。

二、原理

红细胞渗透脆性试验是检测红细胞对不同浓度低渗盐溶液抵抗力的一种半定量试验，在低渗盐溶液中，由于水分渗入细胞内，细胞会膨胀甚至破裂、溶血。因此，将红细胞加入到不同浓度的低渗盐溶液中，观察发生溶血的情况，可判断红细胞对低渗盐溶液的抵抗力。红细胞开始出现的低渗盐溶液浓度为开始溶血浓度，红细胞完全溶血的盐溶液浓度为完全溶血浓度。当某些原因导致红细胞对低渗盐溶液抵抗能力降低时，红细胞容易破碎，发生溶血，称为红细胞渗透脆性增加；反之，称为红细胞渗透脆性降低。

三、仪器设备和器材

（一）器材

小试管（10mm×60mm）、试管架、滴管、记号笔。

（二）试剂

10g/L 氯化钠、蒸馏水。

四、内容与操作步骤

红细胞渗透脆性检验流程见图4-1。

五、注意事项

1.结果不易判断时，可低速短时离心后观察。

2. NaCl必须干燥，可将分析纯氯化钠于100℃下烘干，置于干燥器中完全冷却后再准确称量使用。

3.观察溶血情况时以白色背景为宜。

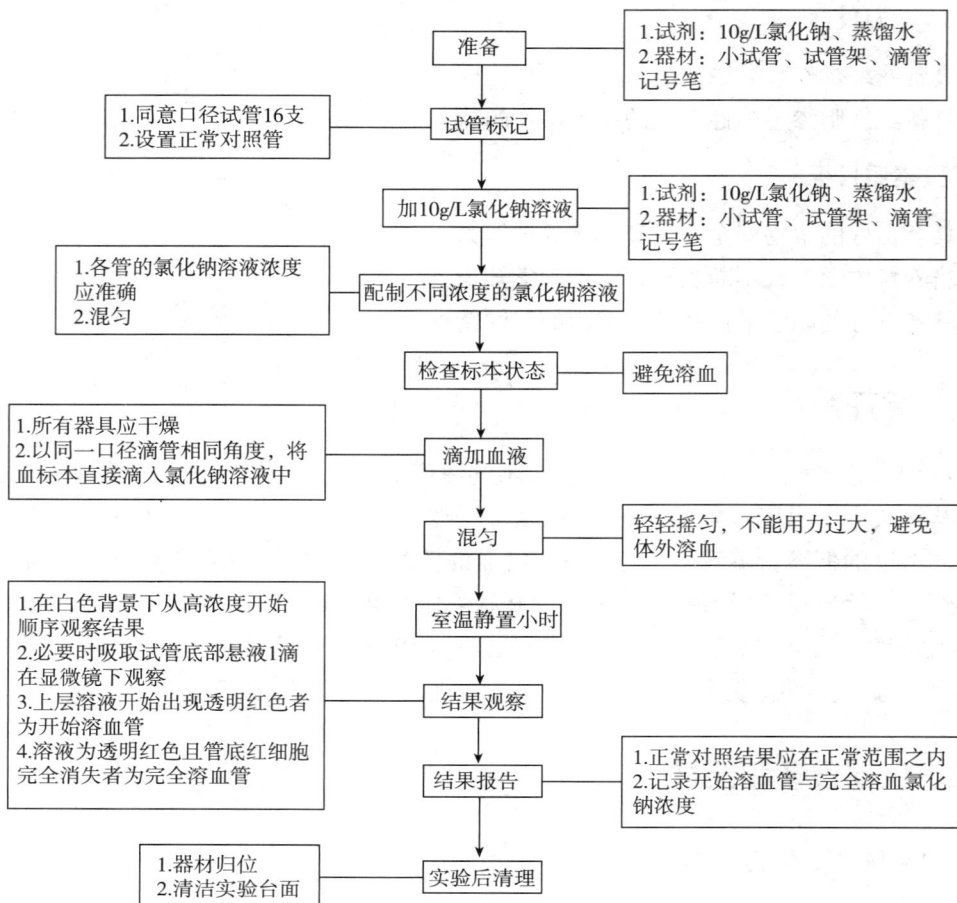

图 4-1　红细胞渗透脆性检验流程图

六、思考与讨论

1.本试验能否使用抗凝血标本？为什么？

2.孵育渗透脆性试验的原理是什么？

七、评价标准

红细胞渗透脆性检验评价标准见表4-25。

表4-25　红细胞渗透脆性检验评价标准

序号	项目	考核内容	分值	扣分标准	扣分	备注
1	准备工作	仪表端庄，着装规范，个人防护	10	仪表、着装不规范，扣2分 个人防护不符合要求，扣2分		
		态度严谨、习惯良好		态度不严谨，扣1分 习惯欠佳，扣2分		

续表

序号	项目	考核内容	分值	扣分标准	扣分	备注
1	准备工作	项目所需设备和器材齐全，放置合理	10	器材准备不齐，扣1分 器材放置不合理，扣1分		
		台面整洁		台面不整洁，扣1分		
2	操作流程	1.项目设计及试管标记	5	未设计正常对照，扣3分 试管口径不一，扣1分 无标记，扣1分		
		2.加10g/L氯化钠溶液及蒸馏水	5	加液量不准确，扣5分		
		3.混匀	5	未混匀，扣3分 混匀不充分、混匀方式不当，扣2分		
		4.检查标本状态	10	未检查标本状态，如有溶血而未标注者，扣10分		
		5.滴加血液	5	滴加血液角度不一致，扣2分 多加、漏加血液，扣2分 血液滴在管壁上，扣1分		
		6.混匀	5	未混匀，扣2分 混用不充分，扣1分 混匀方式不当，扣2分		
		7.室温静置	5	静置时间不符合要求，扣5分		
		8.结果观察	10	未在白色背景下从高浓度开始顺序观察结果，扣6分 观察结果时摇动试管，扣4分		
3	结果记录	1.结果	15	结果误差较大，与设定靶值相隔1管，扣3分；相隔2管，扣6分；相隔3管，扣15分		
		2.结果报告，审核结果，发出报告	10	报告不正确，扣4分 未认真审核报告，扣4分 未签名及未填写日期，扣2分		
4	职业素养	操作结束清理工作台，物品放到指定位置	10	不清理、物品没放到指定位置（含坐凳），扣3分		
		用过的医疗垃圾分类放入指定污物缸，消毒台面		垃圾未分类放置、未消毒台面，扣3分		
		保护器材，生物安全防护		损坏器材、划伤、液体外流跌落等，扣2分		
		操作结束后消毒手		操作结束后未消毒手，扣2分		
5	总体印象	安全，规范，流畅，完成质量好	5	从生物安全、规范操作、完成质量等方面考虑，酌情扣分		

第二部分　血液学检验综合技能项目

项目十二　红细胞疾病及检验

一、目标

（一）知识目标

掌握各种临床常见红细胞疾病的临床表现、检查方法及结果、骨髓象检查及报告、诊断与鉴别诊断、治疗原则。

（二）能力目标

1.具备熟练操作显微镜的能力。

2.具备对红细胞疾病骨髓涂片的辨别和鉴别能力。

（三）素质目标

1.培养正确的人生观和价值观，具有高尚的职业道德和良好的医德医风。

2.养成严谨求是的科学态度和实事求是的工作作风。

3.具备良好的沟通能力并掌握一定的沟通技巧。

4.培养爱岗敬业和团队合作的职业素质。

二、项目任务

（一）骨髓片及血片常规染色

1.选择2～4张骨髓取材满意：涂片制备良好的新鲜骨髓片。

2.将骨髓片的血膜面朝上放平，将瑞氏染色液滴加至片上，覆盖血膜固定15～30秒。

3.滴加 pH 6.4～6.8磷酸盐缓冲液（瑞氏染色液与缓冲液之比以1∶2～1∶3为佳），并混匀，染色20分钟左右。

4.流水冲洗，晾干后显微镜下观察。血片的染色方法同上，只是染色时间短些。

（二）显微镜观察

1.低倍镜观察

（1）观察涂片与染色是否满意，选择满意的涂片进行细胞学检查。

（2）判断有核细胞增生程度：通常用骨髓片中成熟红细胞与有核细胞之比来判断骨髓增生情况，并分为五级。

（3）计数全片巨核细胞数量，确定其阶段。

（4）注意观察涂片边缘和尾部有无体积较大或成堆出现的特殊细胞，如尼曼－皮克细胞（Niemann-Pick cell）、戈谢细胞（Gaucher cell）及转移癌细胞。

2.选细胞分布均匀处，转油镜观察　油镜下分类计数至少200个有核细胞，同时注意有无质变。

（1）判断骨髓取材和涂片情况，可见骨髓中特有细胞，如浆细胞等。

（2）观察应全面，包括细胞胞体（大小、形态）、胞核（核形、核位置、染色质、核仁大小、核仁数量等）及胞质（量、颜色、颗粒、空泡）的形态特点等。

（3）有核细胞计数及分类。

（三）骨髓检查结果计算

1.计算各阶段细胞百分比、各系细胞百分比及粒红比值。

2.计数巨核细胞总数并计算各阶段百分比。

3.血片分类后计算出各系细胞、各阶段有核细胞百分比。

4.细胞化学染色的结果计算包括阳性率和积分。

（四）填写骨髓检查报告单

（五）标本登记及保存

三、材料准备

（一）标本

骨髓、血液标本。

（二）器材与试剂

显微镜、香柏油、擦镜液、擦镜纸、玻片、瑞氏染液、细胞化学染色液。

四、项目实施

（一）分组

学生4人一组，进行分工并讨论制订项目实施方案。

（二）流程

1.掌握各系统各阶段血细胞的形态特征及鉴别要点，对每个细胞进行仔细观察与分析。

2.在观察识别某一细胞时要进行全面分析，如细胞的大小、形态，核的大小、位置、形态，染色质的结构，核仁的有无、数目、大小、形态，胞浆的颜色、量，颗粒的有无、数目、形态，有无空泡等。不能单凭某一特征下结论。

3.血细胞的发育是一个连续不断的过程。为了便于识别，通常将各系统细胞人为地划分为若干阶段。但在实验观察中会遇到一些细胞，既具有上一阶段的某些特征，又具有下一阶段的某些特征，由于血细胞是向成熟方向发育，故一般将这种细胞归入下一阶段。

4.大数法则的应用，即在两种细胞间的细胞，往比例大的细胞群划分。

5.各系统的原始细胞形态十分相似，有时甚难鉴别。在鉴别时可寻找有关早期细胞与其比较，从早期幼稚细胞的种类间接推测该原始细胞的类型。

6.有时可能见到难认识的细胞，可在参考涂片上许多典型细胞后，对这些细胞做出决定。如再不能确定，可归入"分类不明"细胞。

7.在病理情况下，特别在急性白血病时，血细胞的发育不平衡，出现畸形变化，这给鉴定带来很大困难。此时必须全面仔细地检查涂片上细胞的形态特征，同时结合血细胞化学染色的结果进行综合分析。

红细胞疾病及检验流程见图4-2。

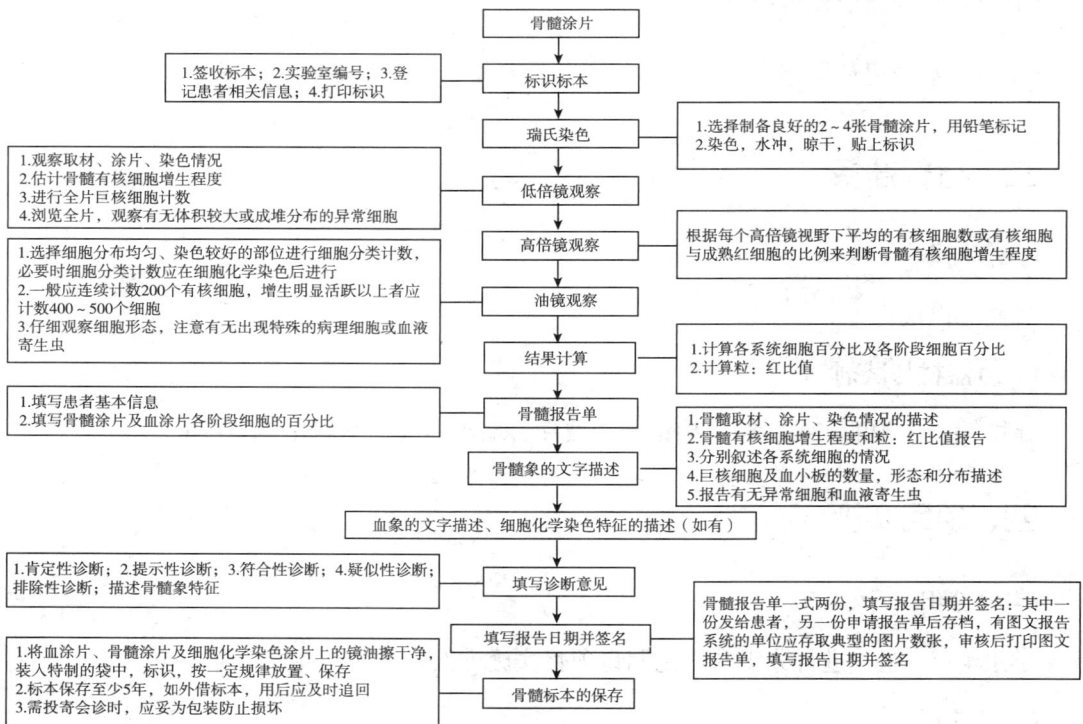

图4-2 红细胞疾病及检验流程图

五、评价与考核

采用表4-26《红细胞疾病及检验项目评价考核表》进行评价。

表 4-26 红细胞疾病及检验项目评价考核表

评价内容（100分）	考核要点	项目分值比例/%	得分	备注
项目化案例汇报（25分）	现场讲解	10		
	展示内容	40		
	PPT制作	15		
	现场提问	20		
	合作	15		
项目过程评价（50分）	红细胞疾病及检验	50		见表4-27
项目化总结（25分）	知识技能	20		
	沟通能力	10		
	解决问题能力	20		
	团队协作	10		
	敬业学习精神	20		
	表达能力	10		
	评价能力	10		

表 4-27 红细胞疾病及检验项目过程评价表

序号	项目（100分）		考核内容	分值	扣分标准	扣分	备注
1	准备工作		1.仪表端庄，着装规范，个人防护	4	仪表着装不规范，扣2分 个人防护不符合要求，扣2分		
			2.态度严谨，习惯良好	3	态度不严谨，扣1分 习惯欠佳，扣2分		
			3.项目所需设备和器材齐全，放置合理	2	器材准备不齐，扣1分 器材放置不合理，扣1分		
			4.台面整洁	1	台面不整洁，扣1分		
2	操作流程	标本处理	1.签收标本，标识	5	未编号，扣2分 患者信息登记错误，扣3分		
			2.涂片染色	5	染色前血涂片、骨髓涂片上未做标记，扣2分 染色操作不当，扣2分 染色效果欠佳，扣1分		
		显微镜检查	1.低倍镜观察	4	未用低倍镜计数巨核细胞数、并浏览全片，扣4分		
			2.高倍镜观察	4	未用高倍镜判断骨髓有核细胞增加程度，扣4分		
			3.油镜观察	2	油镜观察部位选择不当，扣2分		

序号	项目（100分）	考核内容	分值	扣分标准	扣分	备注
3	结果记录	1.结果的准确性	30	检查结果超过设定值±20%设定范围，每项扣3分，扣完30分为止		
		2.项目填写	15	每漏填1个项目，扣2分，扣完8分为止 各阶段细胞百分比相加之和不等于100%，扣2分 文字描述重点不突出，扣3分；条理不清，扣2分		
		3.报告	10	判断错误，扣6分 病种名称不规范，扣2分 判断意见描述不准确，扣2分		
4	职业素养	1.操作结束清理工作台，物品放到指定位置	3	不清理、物品没放到指定位置（含坐凳），扣3分		
		2.用过的医疗垃圾分类放入指定污物缸，消毒台面	3	垃圾未分类放置、未消毒台面，扣3分		
		3.保护器材，生物安全防护	2	损坏器材、划伤、液体外流跌落等，扣2分		
		4.操作结束后消毒手	2	操作结束后未消毒手，扣2分		
5	总体印象	安全，规范，流畅，完成质量好	5	从生物安全、规范操作、完成质量等方面考虑，酌情扣分		

六、思考与讨论

1.介于两种细胞之间的细胞归属、处于两阶段之间细胞的划分？

2.如何正确书写骨髓检查报告单？

七、项目报告单

血液学检验项目报告单见表4-28。

表4-28　血液学检验项目报告单

一、项目名称			
二、项目化案例汇报提纲			
三、任务分配			
	姓名	学号	任务

续表

四、项目实施及结果记录

骨髓细胞学检验报告单

患者姓名　性别　年龄　科别　床号　住院（门诊）号　标本采取日期　年月日　临床诊断　细胞学编号

细胞名称		血片	骨髓片/%		细胞名称		血片	骨髓片/%	
			参考范围	计数				参考范围	计数
粒细胞系统（40%~60%）	原始粒细胞		0~2		淋巴系统	原淋		0.03~0.1	
	早幼粒细胞		1~5			幼淋		0~1.31	
	中性 中幼		5~12			淋巴细胞		16~28.5	
	中性 晚幼		6~10			异淋		4.5~10	
	中性 杆状核		20~26		单核系	原单		0.01~0.05	
	中性 分叶核		7~11			幼单		0.14~0.33	
	嗜酸性 中幼		0~3			单核细胞		2~4	
	嗜酸性 晚幼		0.17~0.81		浆系	原浆细胞		0.004~0.05	
	嗜酸性 杆状核		0.5~2			幼浆细胞		0.104~0.264	
	嗜酸性 分叶核		0.13~1.75			浆细胞		0.29~1.13	
	嗜碱性 中幼		0.02~0.05		其他细胞	网状细胞		0.16~0.37	
	嗜碱性 晚幼		0.05~0.12			内皮细胞		0.05~0.14	
	嗜碱性 杆状核		0.01~0.19			巨核细胞		0.03~0.1	
	嗜碱性 分叶核		0.25~0.35			吞噬细胞		0.05~0.14	
红细胞系统（20%）	原红		0~1			脂肪细胞		0.003~0.023	
	早幼红		0.5~1.33			组织嗜碱细胞		0.03~0.12	
	中幼红		5.5~9.32			组织嗜酸细胞		0.004~0.034	
	晚幼红		8.5~13.3			分类不明细胞		0.02~0.06	
	巨型早幼红								
	巨中幼红				分裂	红系		0.29~9.89	
	巨晚幼红					粒系		1.09~2.34	
粒细胞：红细胞系统			（2~4）：1		骨髓片共数有核细胞　　个				

细胞形态学述及诊断意见

报告日期：　年　月　日　　　检验者签名：

提示：本报告只对本次标本负责，仅供临床参考。

191

续表

五、项目化总结

六、项目综合成绩

成绩＝项目方案设计×15%＋项目过程评价×60%＋项目总结×25%

成绩：

项目十三　白细胞疾病及检验

一、目标

（一）知识目标

掌握各种临床常见白细胞疾病的临床表现、检查方法及结果、骨髓象检查及报告、诊断与鉴别诊断、治疗原则。

（二）能力目标

1.具备熟练操作显微镜的能力。

2.具备对白细胞疾病骨髓涂片的辨别和鉴别能力。

（三）素质目标

1.养成科学严谨的工作态度和实事求是的工作作风。

2.具有生物安全意识，能进行规范操作。

3.具有良好的查阅资料能力、团队协作能力、解决问题及总结提高能力。

4.具有良好的评判性思维能力、应变能力和执行能力。

二、项目任务

1.骨髓片及血片常规染色。

2.显微镜观察。

3.骨髓检查结果计算。

4.填写骨髓检查报告单。

5.标本登记及保存。

三、材料准备

（一）标本

骨髓、血液标本。

（二）器材与试剂

显微镜、香柏油、擦镜液、擦镜纸、玻片、瑞氏染液、细胞化学染色液。

四、项目实施

学生4人一组，进行分工并讨论制订项目实施方案。具体流程见图4-3和图4-4。

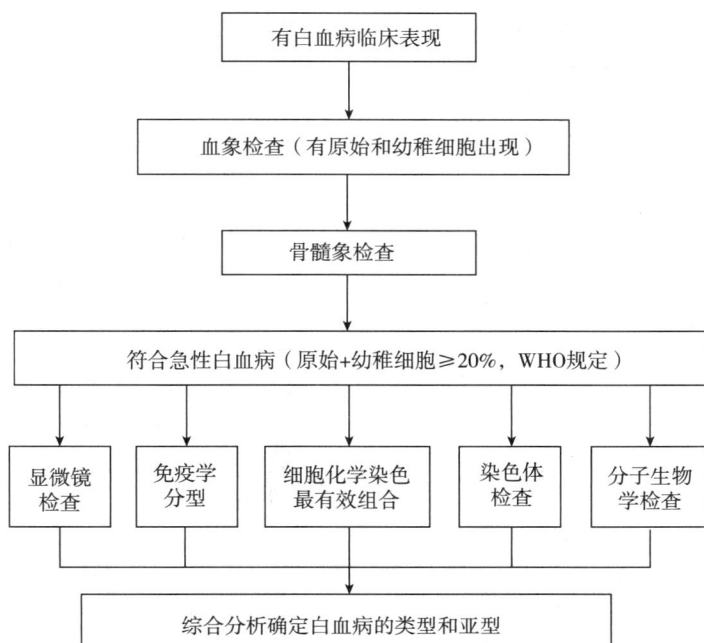

图 4-3　急性白血病的诊断程序

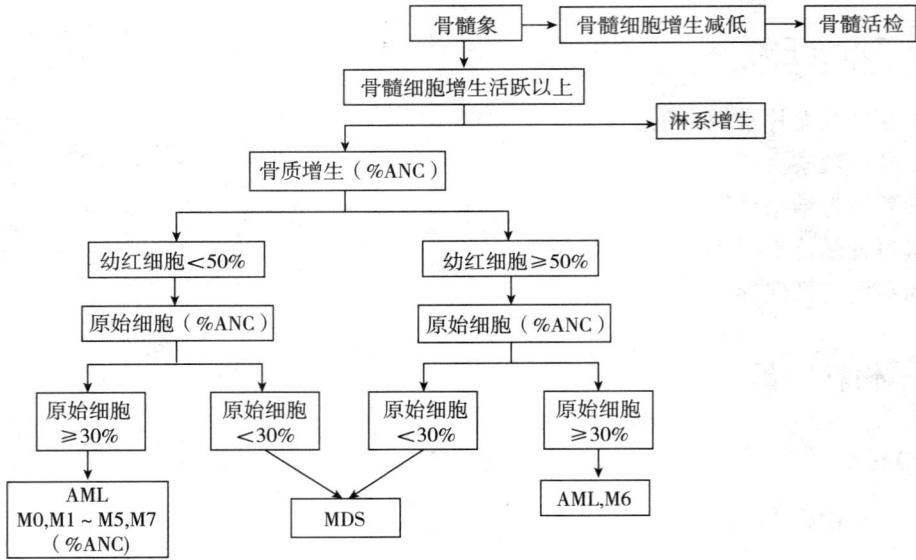

图 4-4 急性白血病及其亚型 FAB 形态学诊断标准及步骤

五、评价与考核

采用表4-29《白细胞疾病及检验项目评价考核表》进行评价。

表4-29　白细胞疾病及检验项目评价考核表

评价内容（100分）	考核要点	项目分值比例（%）	得分	备注
项目化案例汇报（25分）	现场讲解	10		
	展示内容	40		
	PPT制作	15		
	现场提问	20		
	合作	15		
项目过程评价（50分）	白细胞疾病及检验	50		见表4-30
项目化总结（25分）	知识技能	20		
	沟通能力	10		
	解决问题能力	20		
	团队协作	10		
	敬业学习精神	20		
	表达能力	10		
	评价能力	10		

表4-30　白细胞疾病及检验项目过程评价表

序号	项目		考核内容	分值	扣分标准	扣分	备注
1	准备工作		1.仪表端庄，着装规范，个人防护	4	仪表着装不规范，扣2分 个人防护不符合要求，扣2分		
			2.态度严谨，习惯良好	3	态度不严谨，扣1分 习惯欠佳，扣2分		
			3.项目所需设备和器材齐全，放置合理	2	器材准备不齐，扣1分 器材放置不合理，扣1分		
			4.台面整洁	1	台面不整洁，扣1分		
2	操作流程	标本处理	1.签收标本，标识	5	未编号，扣2分 患者信息登记错误，扣3分		
			2.涂片染色	5	染色前血涂片、骨髓涂片上未做标记，扣2分 染色操作不当，扣2分 染色效果欠佳，扣1分		
		显微镜检查	1.低倍镜观察	4	未用低倍镜计数巨核细胞数、并浏览全片，扣4分		
			2.高倍镜观察	4	未用高倍镜判断骨髓有核细胞增加程度，扣4分		
			3.油镜观察	2	油镜观察部位选择不当，扣2分		
3	结果记录		1.结果的准确性	30	检查结果超过设定值±20%设定范围，每项扣3分，扣完30分为止		
			2.项目填写	15	每漏填1个项目，扣2分，扣完8分为止 各阶段细胞百分比相加之和不等于100%，扣2分 文字描述重点不突出，扣3分；条理不清，扣2分		
			3.报告	10	判断错误，扣6分 病种名称不规范，扣2分 判断意见描述不准确，扣2分		
4	职业素养		1.操作结束清理工作台，物品放到指定位置	3	不清理、物品没放到指定位置（含坐凳），扣3分		
			2.用过的医疗垃圾分类放入指定污物缸，消毒台面	3	垃圾未分类放置、未消毒台面，扣3分		
			3.保护器材，生物安全防护	2	损坏器材、划伤、液体外流跌落等，扣2分		
			4.操作结束后消毒手	2	操作结束后未消毒手，扣2分		

续表

序号	项目	考核内容	分值	扣分标准	扣分	备注
5	总体印象	安全，规范，流畅，完成质量好	5	从生物安全、规范操作、完成质量等方面考虑，酌情扣分		

六、思考与讨论

1.白细胞疾病与红细胞疾病的骨髓象主要区别有哪些？

2.急性白血病FAB分型和WHO分型的区别有哪些？

七、项目报告单

血液学检验项目报告单见表4-31。

表4-31　血液学检验项目报告单

一、项目名称
二、项目化案例汇报提纲
三、任务分配

姓名	学号	任务

四、项目实施及结果记录

骨髓细胞学检验报告单

患者姓名　性别　年龄　科别　床号　住院（门诊）号　标本采取日期　年月日　临床诊断　细胞学编号

细胞名称		血片	骨髓片（%）		细胞名称		血片	骨髓片（%）	
			参考范围	计数				参考范围	计数
粒细胞系统（40%~60%）	原始粒细胞		0~2		淋巴系统	原淋		0.03~0.1	
	早幼粒细胞		1~5			幼淋		0~1.31	
	中性　中幼		5~12			淋巴细胞		16~28.5	
	中性　晚幼		6~10			异淋		4.5~10	
	中性　杆状核		20~26		单核系	原单		0.01~0.05	
	中性　分叶核		7~11			幼单		0.14~0.33	
	嗜酸性　中幼		0~3			单核细胞		2~4	
	嗜酸性　晚幼		0.17~0.81		浆系	原浆细胞		0.004~0.05	
	嗜酸性　杆状核		0.5~2			幼浆细胞		0.104~0.264	
	嗜酸性　分叶核		0.13~1.75			浆细胞		0.29~1.13	
	嗜碱性　中幼		0.02~0.05		其他细胞	网状细胞		0.16~0.37	
	嗜碱性　晚幼		0.05~0.12			内皮细胞		0.05~0.14	
	嗜碱性　杆状核		0.01~0.19			巨核细胞		0.03~0.1	
	嗜碱性　分叶核		0.25~0.35			吞噬细胞		0.05~0.14	
红细胞系统（20%）	原红		0~1			脂肪细胞		0.003~0.023	
	早幼红		0.5~1.33			组织嗜碱细胞		0.03~0.12	
	中幼红		5.5~9.32			组织嗜酸细胞		0.004~0.034	
	晚幼红		8.5~13.3			分类不明细胞		0.02~0.06	
	巨型早幼红								
	巨中幼红				分裂	红系		0.29~9.89	
	巨晚幼红					粒系		1.09~2.34	
粒细胞：红细胞系统			（2~4）：1		骨髓片共数有核细胞　　　个				

细胞形态学述及诊断意见	
报告日期：　年　月　日	检验者签名：

提示：本报告只对本次标本负责，仅供临床参考。

五、项目化总结

六、项目综合成绩

　成绩=项目方案设计×15%+项目过程评价×60%+项目总结×25%

成绩：

第五篇　临床检验基础 ▶

第一部分　临床检验基础基本技能项目

项目一　毛细血管采血

一、目标

（一）知识目标

掌握毛细血管采血的操作方法。

（二）能力目标

1.具备毛细采集血液标本的能力。

2.具备毛细血管采血法实验方法质量控制的能力。

（三）素质目标

1.具有思考问题、探索问题的精神，在问题中寻找解决方案的能力。

2.具有生物安全意识、规范实验室操作。

3.培养学生关心、爱护患者的医学品德。

二、原理

采血针刺破毛细血管后血液自然流出，用微量吸管吸取一定量的血液。

三、仪器设备和器材

（一）试剂

75%乙醇、生理盐水。

（二）器材及其他

试管架、试管、2ml移液管、洗耳球、无菌干棉球、一次性消毒采血针、一次性微量吸管、吸头。

四、内容与操作步骤

1.取一支试管，加入2ml生理盐水。准备好一次性微量吸管备用。

2.首先用手指轻轻按摩左手中指或无名指内侧，使其局部充血，用75%乙醇棉球消毒采血部位，待干。用左手拇指和食指固定采血部位，右手持消毒针迅速刺入组织，深2～3mm，立即出针，血液自行流出。

3.用无菌干棉球擦去第1滴血，再流出的血液用一次性微量吸管吸血至10μl刻度，吸血时用力适当，避免吸入气泡，如血液超出刻度线，可用无菌干棉球轻轻吸出少许，使其退回至刻度线。擦净微量吸管外部血液后，将吸管伸入装有生理盐水试管的底部，慢慢使微量吸管内的血液排出，然后上清液冲洗管内血余血2～3次，最后将试管内的液体混匀。采血完毕，然后用无菌干棉球压住伤口止血。

五、注意事项

1.采血部位一般选择左手中指或无名指内侧，所选择采血部位的皮肤应完整，无烧伤、冻疮、水肿或炎症等。除特殊情况外，不要在耳垂采血。半岁以下婴幼儿可自拇指、脚趾或足跟内、外侧采血；严重烧伤者可选择皮肤完整处采血。

2.穿刺深度适宜（2～3mm），若太浅，血流不畅，用力挤压会造成组织液混入，影响结果的准确性。第1滴血常混有组织液，棉球擦去不用。

3.为防止采血部位感染，做到一人一针一管，避免交叉污染。

4.在同时进行多项检查时，采集血液标本的顺序是血小板计数、红细胞计数、血红蛋白测定、白细胞技术与分类。

5.如采血用于自动血细胞分析仪，最好以优质无菌纸巾擦血，以免棉纤维混入，造成仪器堵孔。患者出血不止时，可用无菌干棉球压迫止血，必要时应在报告单上注明。

六、思考题

如何保证毛细血管采血的准确性？

七、评价标准

毛细血管采血评价标准见表5-1。

表5-1　毛细血管采血评价标准

序号	项目	考核内容	分值	扣分标准	扣分	备注
1	准备工作	仪表端庄，着装规范，个人防护	7	仪表、着装不规范，扣2分 个人防护不符合要求，扣2分		
		态度严谨、习惯良好		态度不严谨，扣2分 习惯欠佳，扣1分		

续表

序号	项目	考核内容		分值	扣分标准	扣分	备注
1	准备工作	项目所需设备和器材齐全，放置合理		3	设备和器材准备不齐或放置不合理，扣2分		
		台面整洁			台面不整洁，扣1分		
2	操作流程	准备	取小试管1支，加入2ml生理盐水	2	稀释液加量不准确，扣2分		
		按摩	轻轻按摩采血部位，使其局部发热、充血	2	未按摩，扣2分		
		消毒	1.用75%乙醇消毒采血部位	3	未消毒，扣3分 棉球来回涂抹，未环状消毒，扣2分 棉球上乙醇过多或过少，扣1分		
			2.待干	2	未待消毒液干后进针，扣2分		
		刺针	1.用左手拇指和食指固定采血部位，绷紧局部皮肤	5	采血部位选择不当，扣3分 固定方法不正确，扣2分		
			2.右手持采血针迅速刺入皮肤深2.0～3.0mm	15	刺针姿势不正确，扣5分 扎针深度不适宜，扣5分 多扎一针，扣5分，扣完15分为止		
			3.立即出针，同时松开被捏的手指，血液自行流出	10	未立即出针，扣5分 未同时松开被捏的手指，扣5分		
		吸血	1.用消毒干棉球擦去第一滴血	6	未擦去第一滴血，扣6分		
			2.用微量吸管准确吸取血液20μl	12	吸管内有空气段，扣6分 采血量不准确，扣6分		
		止血	采血完毕后，用消毒干棉球在针刺伤口处压迫止血	5	未用干棉球压迫止血，扣5分		
		稀释	1.擦去管尖外周余血	3	管尖外周余血未擦净，扣3分		
			2.将微量吸管插入稀释液底部，轻轻将血放出	3	微量吸管未插入稀释液底部放血，扣2分 放出血液时弄浑浊整管稀释液，扣1分		
			3.吸取上清液漱洗吸管2～3次	5	未漱洗，扣2分 不是吸取上清液漱洗，扣2分 吸管漱洗不净，扣1分		
			4.混匀	2	未混匀，扣1分 未充分混匀，扣0.5分 混匀方法不当，扣0.5分		

序号	项目	考核内容	分值	扣分标准	扣分	备注
3	职业素养	操作结束清理工作台、物品放到指定位置	10	不清理、物品没放到指定位置(含坐凳),扣3分		
		用过的医疗垃圾分类放入指定污物缸、消毒台面		垃圾未分类放置,未消毒台面,扣3分		
		保护器材,生物安全防护		损坏器材,划伤,液体外流跌落等,扣2分		
		操作结束后消毒手		操作结束后未消毒手,扣2分		
4	总体印象	安全,规范,流畅,完成质量好	5	从生物安全,规范操作,完成质量等方面考虑,酌情扣分		

项目二　静脉采血

一、目标

(一)知识目标

掌握静脉采血的操作方法;不同真空采血管的用途。

(二)能力目标

1.具备静脉采集血液标本的能力。
2.具备静脉采血法实验方法质量控制的能力。

(三)素质目标

1.具有良好的沟通能力,随机应变的能力。
2.养成严谨的态度、细致的观察力、耐心的精神和勇于尝试的勇气。
3.具有对患者关注和同理心的职业素养。

二、原理

一次性真空采血针刺入静脉后,利用真空管内的负压吸取所需量的血液。

三、仪器设备和器材

(一)试剂

75%乙醇、25g/L碘酊。

（二）器材及其他

试管架、试管、枕垫、消毒棉签、止血带、真空采血针、真空管。

四、内容与操作步骤

1.采血前，首先根据检查要求准备好相应的医疗用品。

2.采血患者取卧位或坐位。手臂伸直放于枕垫上，以肘静脉穿刺为例，在上臂扎好止血带，并嘱咐患者反复握拳几次后紧握拳头，使静脉充盈显露，便于穿刺。

3.先用25g/L碘酊棉签自所选静脉穿刺处从内向外、顺时针方向做环形消毒皮肤，待碘酊挥发后，再用75%乙醇棉球以同样的方式拭去碘迹，待干。

4.取一次性无菌采血针，使针头斜面向上，以左手拇指固定静脉穿刺部位下端，右手拇指和中指持采血针，食指固定针头下部，沿静脉走向使针头与皮肤呈30°角斜行快速刺入皮肤，然后呈5°角向前穿破静脉壁进入静脉腔。见回血后，将针头顺势探入少许，以免采血时针头滑出；但不可用力深刺，以免穿出血管，造成血肿。将真空采血针另一端接入真空采血管内，取所需血量。

5.取所需血量后，解除止血带，请患者松拳，迅速拔出采血针，嘱患者用无菌棉球按压穿刺点数分钟（以防出血）。立即按不同真空管的说明书要求进行轻轻混匀。

五、注意事项

1.为了避免个别患者采血后发生眩晕，故采血前应向患者耐心解释，以消除不必要的疑虑和恐惧心理。如遇个别患者采血后发生眩晕，应立即拔出针头让其平卧休息片刻，即可恢复。

2.采血前要准备好相应的容器，根据不同检验项目选择不同的真空采血管。

3.如果肥胖患者的静脉暴露不明显，可以左手食指经碘酊、乙醇消毒后，在采血部位触摸，发现静脉后凭手感的方向与深度试探性穿刺。

4.血液标本最好及时检测。

六、思考题

如何保证静脉采血顺利完成？

七、评价标准

静脉采血评分标准见表5-2。

表5-2 静脉采血评分标准

序号	项目		考核内容	分值	扣分标准	扣分	备注
1	准备工作		仪表端庄，着装规范，个人防护	10	仪表、着装不规范，扣2分 个人防护不符合要求，扣2分		
			态度严谨、习惯良好		态度不严谨，扣2分 习惯欠佳，扣1分		
			项目所需设备和器材齐全，放置合理		设备和器材准备不齐或放置不合理，扣2分		
			台面整洁		台面不整洁，扣1分		
2	操作流程	准备	根据检验项目准备所需的真空采血管，并标记	5	1.真空采血管准备错误，扣2分 2.真空采血管准备不齐，扣2分 3.未标记或标记错误，扣1分		
		检查采血针	1.检查一次性采血针包装是否密封，有无过期	1	未检查采血针包装，扣1分		
			2.打开一次性采血针包装，准备好采血物品	2	未准备好采血物品，扣2分		
		选择采血静脉	受检者取坐位，前臂水平伸直置于桌面垫枕上，暴露穿刺部位，选择容易固定、明显可见的肘前静脉	5	未选择容易固定、明显可见的静脉，扣5分		
		扎压脉带	1.在穿刺点上方约6cm处扎压脉带	5	扎压脉带时污染消毒区域，扣2分 扎压脉带方法不正确，扣1分 压脉带绑扎过紧或过松，扣1分 扎压脉带位置不当，扣1分		
			2.嘱受检者紧握拳头	2	未嘱患者握紧拳头，扣2分		
		消毒	1.用25g/L碘酊棉签于欲穿刺处皮肤从内向外、顺时针方向做环形消毒	5	消毒区域不适宜，扣2分 未从内向外、顺时针方向做环形消毒，扣3分		
			2.稍等片刻用75%乙醇棉签以同样方式擦去碘酊	5	擦去碘酊方法不正确，扣5分		
		穿刺	1.取下针头无菌帽，左手拇指固定穿刺部位下端，右手拇指和食指持穿刺针，使针头斜面向上	5	持针、固定方法不正确，扣2分 针头斜面未向上，扣3分		
			2.沿静脉走向，使针头与皮肤约呈30°，迅速刺破皮肤，然后呈5°穿过静脉壁进入静脉腔	15	每多穿刺1次，扣5分，扣完15分为止 消毒剂未干穿刺，扣2分 穿刺姿势不正确，扣2分 进针方向不适宜，扣2分 进针深度、角度不适宜，扣2分 穿刺不顺利，扣2分		
			3.见回血后，确认穿刺入静脉中心位置，沿静脉走向顺势将针头推入10~15mm。	5	见回血后，未将针头顺势深入少许，扣3分 穿破静脉造成血肿，扣2分		

续表

序号	项目		考核内容	分值	扣分标准	扣分	备注
2	操作流程	抽血	1.右手持穿刺端，左手拿真空管，由穿刺端刺入真空管获取所需血量，同时松开压脉带。	10	针头滑出，扣5分 未及时松开压脉带，扣3分 采血量不适宜，扣2分		
			2.嘱受检者松拳，用消毒棉签压住穿刺孔；迅速拔出针头，嘱受检者继续按压穿刺孔数分钟。	5	未用消毒棉签压住穿刺孔拔针，扣3分 未嘱受检者及时松拳，扣1分 未嘱受检者继续按压穿刺孔数分钟，扣1分		
		混匀	标本需立即按要求轻轻混匀	5	标本未按要求混匀，扣3分 标本混匀方法不正确，扣2分		
3	职业素养		操作结束清理工作台，物品放到指定位置	10	不清理、物品没放到指定位置（含坐凳），扣3分		
			用过的医疗垃圾分类放入指定污物缸，消毒台面		垃圾未分类放置、未消毒台面，扣3分		
			保护器材，生物安全防护		损坏器材、划伤、液体外流跌落等，扣2分		
			操作结束后消毒手		操作结束后未消毒手，扣2分		
4	总体印象		安全，规范，流畅，完成质量好	5	从生物安全、规范操作、完成质量等方面考虑，酌情扣分		

项目三　血涂片的制备及瑞氏染色

一、目标

（一）知识目标

掌握血涂片的制备及瑞氏染色的方法；瑞特染液的组成及作用。

（二）能力目标

1.具备血液血涂片的制备与染色的手工操作的能力。
2.具备血液血涂片的制备与染色实验方法质量控制的能力。
3.具备熟练操作显微镜的能力。

（三）素质目标

1.具有严谨的工作态度、一丝不苟的工作精神。
2.培养动手能力，规范实验室操作。

3.具有良好的生物安全意识及自我保护能力。

二、原理

细胞的着色既有化学的亲和作用，又有物理的吸附作用，不同的细胞由于其所含化学成分不一样，化学性质各不相同，所以对染料的亲和力也不一样，因此将细胞染成不同的颜色。

三、仪器设备和器材

（一）试剂

瑞特染液（Ⅰ液，Ⅱ液）。Ⅰ液：取瑞特染粉1.0g，置洁净研钵中，加少量甲醇（分析纯），研磨片刻，吸出上层染液，再加少量甲醇，继续研磨，再吸出上层染液。如此连续几次，共用甲醇500ml。收集于棕色瓶中，每天早晚各振摇3分钟，共5天，再存放一周，将染液过滤后即可使用。Ⅱ液：磷酸盐缓冲液（pH 6.5~6.8），取磷酸二氧钾（无水）6.64g，磷酸氢二钠（无水）2.56g，加少量蒸馏水溶解，调整pH后，加水至1000ml。

（二）器材及其他

显微镜、载玻片、推玻片、微量吸管（配胶头）、洗耳球、EDTA-K_2抗凝血标本。

四、内容与操作步骤

准备：取清洁干燥载玻片，边缘光滑清洁推玻片各一张。

（一）制备血涂片

取载玻片→取血1滴于载玻片右端（1cm处或整片的3/4处的中央）→左手持载玻片，右手持推玻片→将推玻片放至血滴前沿逐渐后移至血滴沿推片散开后（距边缘留5mm空隙），推玻片与载玻片呈30°~45°的夹角，以平稳的速度将血液向前推进→干燥（手持载玻片末端迅速在空气中挥动干燥）。

（二）染色

将干透的血涂片放在水平位置→加瑞特染液Ⅰ液数滴，以染液覆盖整个血膜为度→静置染0.5~1分钟→滴加约2倍于Ⅰ液量的Ⅱ液→用洗耳球吹气混匀→染色5~10分钟→平持玻片用流线型水洗→干燥→镜检。

五、注意事项

1.血滴大、血黏度高、推片角度大、速度快，则血膜厚；反之则血膜薄。
2.染料放置时间越长，美兰逐渐转变为天青，染色效果越好。
3.染液淡、室温低、细胞多，则染色时间长；反之减少染色时间。

4.水洗方法为平持血涂片流线型水缓缓冲洗干净，不要先倒掉染液。

六、思考题

影响瑞特染色的因素有哪些?

瑞特染色中pH对染色结果的影响?

七、评价标准

血涂片制备与染色评价标准见表5-3。

表5-3　血涂片制备与染色评价标准

序号	项目		考核内容	分值	扣分标准	扣分	备注
1	准备工作		仪表端庄，着装规范，个人防护	10	仪表、着装不规范，扣2分 个人防护不符合要求，扣2分		
			态度严谨、习惯良好		态度不严谨，扣2分 习惯欠佳，扣1分		
			项目所需设备和器材齐全，放置合理		设备和器材准备不齐或放置不合理，扣2分		
			台面整洁		台面不整洁，扣1分		
2	操作流程	取血滴	取抗凝血一滴，于载玻片一近端	2	取血前标本未充分混匀，扣1分 取血量不适宜，扣1分		
		散开血滴	用边缘平滑的推片，一端放在血滴前方，逐渐后移接触血滴，使血液沿推片散开	3	散开血滴方法不正确，扣3分		
		推片	推片与载玻片角度为30°~45°，平稳向前推进到载玻片另一端，制成血涂片	10	推片角度、速度不适宜，扣3分 推片方法不正确，扣7分		
		干燥	手持血涂片，立即在空气中挥动数下，使其迅速干燥，用铅笔在血涂片头部编号	5	未迅速干燥，扣2分 干燥方法不正确，扣2分 血涂片未编号，扣1分		
		加染液	血涂片平放于染色架上，滴加瑞特染液数滴，覆盖血涂片，固定0.5~1分钟	10	血膜未完全干燥滴加染液，扣3分 玻片放置不平，扣2分 加染液量不适宜，扣3分 固定时间不适宜，扣2分		
		加缓冲液	1.加染液量1~2倍的磷酸盐缓冲液，与染液充分混匀	10	染液与缓冲液比例不当扣5分 染液与缓冲液未混匀或未完全混匀，扣5分		
			2.室温下染色5~10分钟	10	染色时间掌握不适宜，扣10分		
		冲洗	用细流水直接冲洗染液，干后镜检	5	先倒去染液，再冲洗，扣3分 血膜脱落，扣2分 未等干后镜检，扣1分		

续表

序号	项目	考核内容	分值	扣分标准	扣分	备注
3	项目结果	1.血涂片制作结果	10	血膜呈阶梯状，扣2分 血膜太长或太短，扣2分 血膜层次不清，扣1分 无尾或尾部不光滑，扣2分 两边和两端无空隙，扣1分 血膜厚薄不当，扣2分		
		2.瑞特染色结果	10	染反面，扣5分 染色过深或过浅，扣3分 有染料残渣，扣2分		
4	职业素养	操作结束清理工作台，物品放到指定位置	10	不清理、物品没放到指定位置（含坐凳）、显微镜未正确复位，扣3分		
		用过的医疗垃圾分类放入指定污物缸，消毒台面		垃圾未分类放置、未消毒台面，扣3分		
		保护器材，生物安全防护		损坏器材、划伤、液体外流跌落等，扣2分		
		操作结束后消毒手		操作结束后未消毒手，扣2分		
5	总体印象	安全，规范，流畅，完成质量好	5	从生物安全、规范操作、完成质量等方面考虑，酌情扣分		

项目四　白细胞计数

一、目标

（一）知识目标

掌握白细胞计数的操作方法；血细胞计数板的结构及作用。

（二）能力目标

1.具备白细胞计数手工操作的能力。

2.具备白细胞技术手工操作方法质量控制的能力。

3.具备熟练操作显微镜的能力。

（三）素质目标

1.具有严谨、细致、精益求精的工匠精神。

2.具有发现问题、解决问题的能力。

3.培养自信心和动手能力，同时规范实验室操作。

4.养成良好的生物安全意识，提高安全防范能力。

二、原理

用白细胞稀释液将全血稀释一定的倍数并破坏红细胞，充入血细胞计数池，显微镜下计数一定体积的白细胞数，经换算求出每升血液中的白细胞数量。

三、仪器设备和器材

（一）试剂

白细胞稀释液。

（二）器材及其他

显微镜、改良 Neubauer 计数板、试管、微量吸管、胶头、试管架、1ml 移液管、洗耳球、EDTA-K_2 抗凝血标本。

四、内容与操作步骤

1.**准备** 取清洁干燥试管一支，加0.38ml白细胞稀释液。

2.**操作** 准确吸取抗凝血20μl→将血液轻轻释放到稀释液底部→回吸上清液2~3次→混匀→室温静至液体变为棕褐色，即红细胞破坏完全→清洁计数板、盖玻片→充池→静置2~3分钟待细胞下沉→低倍镜下计数四角大方格内的白细胞总数（图5-1）→计算→报告。

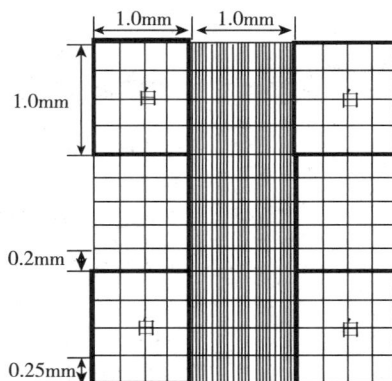

图 5-1 白细胞计数区域

3.**计算** WBC=四个大方格内的白细胞数（N）/4 × 10 × 20 × 106=N/20 × 10^9/L

五、注意事项

1.稀释液要过滤使用，试管、计数板均须清洁，以免混入杂质被误认为白细胞。

2.加稀释液、血液量应精确，以保证稀释倍数。

3.计数池内细胞分布要均匀，每个大方格间白细胞数差异不得超过均值的±10%，否则要重新充液计数。

4.严格掌握计数原则，以免人为扩大或缩小计数区域。

5.白细胞数量过高时，可加大稀释倍数，反之白细胞过低时可计数8个大方格内白细胞数或加大取血量。

六、思考题

1.影响白细胞计数的因素有哪些？

2.白细胞计数公式中各字母代表的意义是什么？

七. 评价标准

白细胞计数评价标准见5-4。

表5-4 白细胞计数评价标准

序号	项目		考核内容	分值	扣分标准	扣分	备注
1	准备工作		仪表端庄，着装规范，个人防护	10	仪表、着装不规范，扣2分 个人防护不符合要求，扣2分		
			态度严谨、习惯良好		态度不严谨，扣2分 习惯欠佳，扣1分		
			项目所需设备和器材齐全，放置合理		设备和器材准备不齐或放置不合理，扣2分		
			台面整洁		台面不整洁，扣1分		
2	操作流程	加稀释液	于小试管中加白细胞稀释液0.38ml	7	取稀释液量不准确，扣7分		
		取血	用微量吸管准确吸取抗凝血20μl	5	取血前标本未充分混匀，扣2分 吸管内有空气段，扣1分 吸血量不准确，扣2分		
		稀释	1.擦去管尖外周余血	2	管尖外周余血未擦净，扣2分		
			2.微量吸管插入稀释液底部，轻轻将血放出	2	微量吸管未插入稀释液底部放血，扣1分 放出血液时弄浑浊整管稀释液，扣1分		
			3.吸取上清液漱洗吸管2~3次	3	未漱洗，扣1分 不是吸取上清液漱洗，扣1分 吸管漱洗不净，扣1分		
			4.混匀	1	未混匀，扣1分 未充分混匀，扣0.5分 混匀方法不当，扣0.5分		

续表

序号	项目		考核内容	分值	扣分标准	扣分	备注
2	操作流程	充池	1.将计数板和盖玻片擦净，盖玻片盖在计数板上	2	计数板、盖玻片不干净，扣2分		
			2.用吸管取已混匀的稀释血液	2	充池前未再次混匀，扣2分		
			3.充入计数池与盖玻片间的缝隙中	5	充液太多或不足，扣2分 断续充液，扣1分 产生气泡，扣1分 充液后移动盖玻片，扣1分		
			4.静置2~3分钟	1	未静置2~3分钟，扣1分		
		计数	用低倍镜（10×）计数四角的四个大方格内的白细胞数	20	显微镜使用不当，亮度调节不适宜，扣2分 计数时压破盖玻片，扣5分 未用低倍镜计数，扣3分 计数区域错误，扣5分 细胞分布不均，扣3分 四个大方格内白细胞数与老师复查结果相差1个，扣2分，扣完20分为止		
3	项目结果		1.结果	20	结果与均值相比：偏倚超过15%，扣20分		
			2.报告	5	结果报告不规范，扣3分 未签名，扣1分 未填写日期，扣1分		
4	职业素养		操作结束清理工作台，物品放到指定位置	10	不清理、物品没放到指定位置（含坐凳）、显微镜未正确复位，扣3分		
			用过的医疗垃圾分类放入指定污物缸，消毒台面		垃圾未分类放置、未消毒台面，扣3分		
			保护器材，生物安全防护		损坏器材、划伤、液体外流跌落等，扣2分		
			操作结束后消毒手		操作结束后未消毒手，扣2分		
5	总体印象		安全，规范，流畅，完成质量好	5	从生物安全、规范操作、完成质量等方面考虑，酌情扣分		

项目五　白细胞分类计数

一、目标

（一）知识目标

掌握白细胞镜下形态特征。

（二）能力目标

1.具备白细胞分类计数手工操作的能力。

2.具备白细胞分类技计数手工操作方法质量控制的能力。

3.具备熟练操作显微镜的能力。

（三）素质目标

1.具有独立思考问题、发现问题及解决问题的能力。

2.培养学实事求是、坚守职业道德的品质。

3.培养临床思维能力。

二、原理

将血液制备成涂片，经瑞-吉氏染色后显微镜下根据白细胞的形态特征进行分类计数。通常分类100个白细胞，计算得出各种白细胞所占百分比。

三、仪器设备和器材

（一）试剂

瑞-吉氏复合染液。

（二）器材及其他

显微镜、外周血标本、香柏油、擦镜纸、染盘、洗耳球、洗瓶、载玻片、推片、洗瓶、微量吸管、胶头、EDTA-K$_2$抗凝血标本。

四、内容与操作步骤

1.准备 血涂片制备及瑞氏-吉姆萨染色待干。

2.操作 低倍镜下选择细胞分布均匀、着色良好的区域→转油镜按一定的规律移动视野，依次进行分类计够100个白细胞→算出各种白细胞的百分比→报告。

五、注意事项

1.涂片制备要厚薄适中、均匀、头体尾分明。

2.分类时要有程序地连续进行，避免主观选择视野。

3.分类中如见幼红细胞，不计入100个白细胞内，以分类100个白细胞过程中见到幼红细胞多少个来报告，并应注明其所属阶段。

4.分类中应注意观察成熟红细胞、血小板的形态染色及其分布情况，注意有无寄生虫（如疟原虫）及其他异常所见。

六、思考题

1.试述镜下中性粒细胞的形态特点。

2.试述镜下嗜酸性粒细胞的形态特点。

七、评价标准

白细胞分类计数评价标准见表5-5。

表5-5　白细胞分类计数评价标准

序号	项目		考核内容	分值	扣分标准	扣分	备注
1	准备工作		仪表端庄，着装规范，个人防护	10	仪表、着装不规范，扣2分 个人防护不符合要求，扣2分		
			态度严谨、习惯良好		态度不严谨，扣2分 习惯欠佳，扣1分		
			项目所需设备和器材齐全，放置合理		设备和器材准备不齐或放置不合理，扣2分		
			台面整洁		台面不整洁，扣1分		
2	操作流程	取血滴	取抗凝血一滴，于载玻片一近端	2	取血前标本未充分混匀，扣1分 取血量不适宜，扣1分		
		散开血滴	用边缘平滑的推片，一端放在血滴前方，逐渐后移接触血滴，使血液沿推片散开	3	散开血滴方法不正确，扣3分		
		推片	推片与载玻片角度为30°~45°，平稳向前推进到载玻片另一端，制成血涂片	10	推片角度、速度不适宜，扣3分 推片方法不正确，扣7分		
		干燥	手持血涂片，立即在空气中挥动数下，使其迅速干燥，用铅笔在血涂片头部编号	5	未迅速干燥，扣2分 干燥方法不正确，扣2分 血涂片未编号，扣1分		
		加染液	血涂片平放于染色架上，滴加瑞特染液数滴，覆盖血涂片，固定0.5~1分钟	10	血膜未完全干燥滴加染液，扣3分 玻片放置不平，扣2分 加染液量不适宜，扣3分 固定时间不适宜，扣2分		
		加缓冲液	1.加染液量1~2倍的磷酸盐缓冲液，与染液充分混匀	5	染液与缓冲液比例不当扣2分 染液与缓冲液未混匀或未完全混匀，扣3分		
			2.室温下染色5~10分钟	5	染色时间掌握不适宜，扣5分		
		冲洗	用细流水直接冲洗染液，干后镜检	5	先倒去染液，再冲洗，扣2分 血膜脱落，扣2分 未等干后镜检，扣1分		

续表

序号	项目	考核内容	分值	扣分标准	扣分	备注
3	项目结果	1.血涂片制作结果	10	血膜呈阶梯状，扣2分 血膜太长或太短，扣2分 血膜层次不清，扣1分 无尾或尾部不光滑，扣2分 两边和两端无空隙，扣1分 血膜厚薄不当，扣2分		
		2.瑞特染色结果	10	染反面，扣5分 染色过深或过浅，扣3分 有染料残渣，扣2分		
		3.白细胞分类结果	10	细胞识别错误，没错一个扣2分		不超过10分
4	职业素养	操作结束清理工作台，物品放到指定位置	10	不清理、物品没放到指定位置（含坐凳）、显微镜未正确复位，扣3分		
		用过的医疗垃圾分类放入指定污物缸，消毒台面		垃圾未分类放置、未消毒台面，扣3分		
		保护器材，生物安全防护		损坏器材、划伤、液体外流跌落等，扣3分		
		操作结束后消毒手		操作结束后未消毒手，扣1分		
5	总体印象	安全，规范，流畅，完成质量好	5	从生物安全、规范操作、完成质量等方面考虑，酌情扣分		

项目六　红细胞计数

一、目标

（一）知识目标

掌握红细胞计数的操作方法；血细胞计数板的结构及作用。

（二）能力目标

1.具备红细胞计数手工操作的能力。
2.具备红细胞计数手工操作方法质量控制的能力。
3.具备熟练操作显微镜的能力。

（三）素质目标

1.具有学以致用，为社会服务奉献精神。
2.具有检以求真、验以求实的职业道德。

3.养成良好的生活习惯。

二、原理

红细胞计数原理：用等渗稀释液将血液稀释一滴倍数，充入计数池，在显微镜下计数一定体积内的红细胞数，经换算求得内升血液中的红细胞数。

三、仪器设备和器材

（一）试剂

红细胞稀释液（甲醛枸木缘酸盐稀释液）。

（二）器材及其他

改良 Neubauer 计数板、显微镜、擦镜纸、试管架、试管、2ml 刻度吸管、洗耳球、微量吸管、胶头、EDTA-K_2 抗凝血标本。

四、内容与操作步骤

红细胞计数（RBC）：取清洁干燥试管一支→加红细胞稀释液 1.99ml →准确取抗凝血 10μl 于稀释液底部→吸取上清液嗽洗 3 ~ 4 次→颠倒混匀→清洁计数板，盖玻片→充液→静置 2 ~ 3 分钟→计数（中央大格中四角及正中 5 个方各细胞数，图 5-2）→计算。

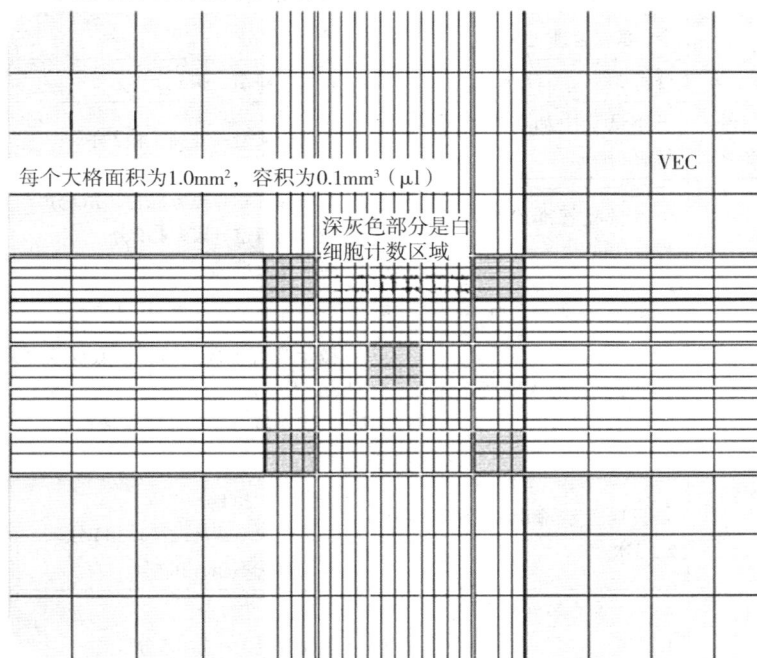

图 5-2　红细胞计数区域（深灰色区域）

RBC=5个中方格细胞数 $\times 5 \times 10 \times 200 \times 10^6$=5个中方格细胞数 $\times 10^{12}$/L。

五、注意事项

1.取血应顺利、准确，采血部位不得有烧伤、冻疮、发绀、水肿或炎症，不得过渡挤压。

2.红细胞数量明显增高者可适当加大稀释倍数。

六、思考题

1.影响红细胞计数的因素有哪些？

2.红细胞计数公式的含义是什么？

七、评价标准

红细胞计数评价标准见表5-6。

表5-6　红细胞计数评价标准

序号	项目		考核内容	分值	扣分标准	扣分	备注
1	准备工作		仪表端庄，着装规范，个人防护	10	仪表、着装不规范，扣2分 个人防护不符合要求，扣2分		
			态度严谨、习惯良好		态度不严谨，扣2分 习惯欠佳，扣1分		
			项目所需设备和器材齐全，放置合理		设备和器材准备不齐或放置不合理，扣2分		
			台面整洁		台面不整洁，扣1分		
2	操作流程	加稀释液	于小试管中加红细胞稀释液2.00ml	2	取稀释液量不准确，扣2分		
		取血	用微量吸管准确吸取抗凝血10μl	5	取血前标本未充分混匀，扣1分 吸管内有空气段，扣2分 吸血量不准确，扣2分		
		稀释	1.擦去管尖外周余血	3	管尖外周余血未擦净，扣3分		
			2.微量吸管插入稀释液底部，轻轻将血放出	2	微量吸管未插入稀释液底部放血，扣1分 放出血液时弄浑浊整管稀释液，扣1分		
			3.吸取上清液漱洗吸管2~3次	3	未漱洗，扣1分 不是吸取上清液漱洗，扣1分 吸管漱洗不净，扣1分		
			4.混匀	2	未混匀，扣1分 未充分混匀，扣0.5分 混匀方法不当，扣0.5分		

续表

序号	项目		考核内容	分值	扣分标准	扣分	备注
2	操作流程	充池	1.将计数板和盖玻片擦净，盖玻片盖在计数板上	3	计数板、盖玻片不干净，扣3分		
			2.用吸管取已混匀的稀释血液	3	充池前未再次混匀，扣3分		
			3.充入计数池与盖玻片间的缝隙中	5	充液太多或不足，扣2分 断续充液，扣1分 产生气泡，扣1分 充液后移动盖玻片，扣1分		
			4.静置2~3分钟	2	未静置2~3分钟，扣2分		
		计数	用高倍镜（40×）计数中央大方格四角和正中央的五个中方格内的红细胞数	20	显微镜使用不当，亮度调节不适宜，扣2分 计数时压破盖玻片，扣5分 未用高倍镜计数，扣3分 计数区域错误，扣5分 细胞分布不均，扣3分 四角和正中央的五个中方格内的红细胞数数与老师复查结果相差1个，扣2分，扣完20分为止		扣分不超过20分
3	项目结果		1.结果	20	结果与均值相比：偏倚超过15%，扣20分		
			2.报告	5	结果报告不规范，扣3分 未签名，扣1分 未填写日期，扣1分		
4	职业素养		操作结束清理工作台，物品放到指定位置	10	不清理、物品没放到指定位置（含坐凳）、显微镜未正确复位，扣3分		
			用过的医疗垃圾分类放入指定污物缸，消毒台面		垃圾未分类放置、未消毒台面，扣3分		
			保护器材，生物安全防护		损坏器材、划伤、液体外流跌落等，扣2分		
			操作结束后消毒手		操作结束后未消毒手，扣2分		
5	总体印象		安全，规范，流畅，完成质量好	5	从生物安全、规范操作、完成质量等方面考虑，酌情扣分		

项目七　血小板计数

一、目标

（一）知识目标

掌握血小板计数的操作方法；血细胞计数板的结构及作用。

（二）能力目标

1.具备血小板计数手工操作的能力。

2.具备血小板计数手工操作方法质量控制的能力。

3.具备熟练操作显微镜的能力。

（三）素质目标

1.具有刻苦钻研、精益求精的工匠精神。

2.具有较强的动手能力。

3.养成关爱生命、对患者关注和同理心的职业素养。

二、原理

用稀释液将血液稀释一定倍数后混匀，充入计数池中，于显微镜下计数一定体积的血小板数，经换算求得每升血液内的血小板数。

三、仪器设备和器材

（一）试剂

10g/L 草酸铵液。

（二）器材及其他

显微镜、改良 Neubauer 计数板、胶头、微量吸管、试管、试管架、1ml刻度吸管、洗耳球、EDTA-K_2抗凝血标本。

四、内容与操作步骤

1.**准备**　取清洁干燥的小试管一支，加10g/L草酸铵液0.38ml

2.**操作**　准确取抗凝血20μl→轻轻放入上述稀释液底部→回吸上清液漱洗吸管

2～3次→混匀→室温静置10分钟→清洁计数板、盖玻片→混匀细胞悬液后充池→静置10～15分钟→于高倍镜下计数中央大方格内四角和中央5个中方格内血小板总数（图5-2）→计算→报告。

3.计算　血小板数/L＝5个中方格内血小板总数×10^9/L

五、注意事项

1.所用试剂、器材、10g/L草酸铵液稀释液中应无尘埃、细菌等污染。

2.细胞悬液充入计数池中静置时，应注意保持湿度，避免水分蒸发。

3.计数时光线不可太强，注意微有折光性的血小板与尘埃的鉴别。血小板为轻度折光性的圆形、椭圆形。

4.血小板计数应在1小时内完成，否则结果可降低。

六、思考题

1.影响血小板计数的因素有哪些？

2.试述血小板计数公式的含义。

七、评价标准

血小板计数评价标准见5-7。

表5-7　血小板计数评价标准

序号	项目		考核内容	分值	扣分标准	扣分	备注
1	准备工作		仪表端庄，着装规范，个人防护	10	仪表、着装不规范，扣2分 个人防护不符合要求，扣2分		
			态度严谨、习惯良好		态度不严谨，扣2分 习惯欠佳，扣1分		
			项目所需设备和器材齐全，放置合理		设备和器材准备不齐或放置不合理，扣2分		
			台面整洁		台面不整洁，扣1分		
2	操作流程	加稀释液	于小试管中加血小板稀释液0.38ml	2	取稀释液量不准确，扣2分		
		取血	用微量吸管准确吸取抗凝血20μl	5	取血前标本未充分混匀，扣1分 吸管内有空气段，扣2分 吸血量不准确，扣2分		
		稀释	1.擦去管尖外周余血	2	管尖外周余血未擦净，扣2分		
			2.插入稀释液底部，轻轻将血放出	2	微量吸管未插入稀释液底部放血，扣1分 放出血液时弄浑浊整管稀释液，扣1分		

续表

序号	项目		考核内容	分值	扣分标准	扣分	备注
2	操作流程	稀释	3.吸取上清液漱洗吸管2～3次	3	未漱洗,扣1分 不是吸取上清液漱洗,扣1分 吸管漱洗不净,扣1分		
			4.充分混匀	1	未混匀,扣1分 未充分混匀,扣0.5分 混匀方法不当,扣0.5分		
		充池	1.将计数板和盖玻片擦净,盖玻片盖在计数板上	2	计数板、盖玻片不干净,扣2分		
			2.用吸管取已混匀的稀释血液	2	充池前未再次混匀,扣2分		
			3.充入计数池与盖玻片间的缝隙中	5	充液太多或不足,扣2分 断续充液,扣1分 产生气泡,扣1分 充液后移动盖玻片,扣1分		
			4.静置10～15分钟	1	未静置10～15分钟,扣1分		
		计数	用高倍镜计数中央大方格内四角和中央共五个中方格内的血小板数	20	显微镜使用不当,亮度调节不适宜,扣2分 计数时压破盖玻片,扣5分 未用高倍镜计数,扣3分 计数区域错误,扣5分 细胞分布不均,扣3分 五个中方格内血小板总数与老师复查结果相差1～5个,扣1～2分;相差6～10个,扣3～7分;相差11～15个,扣8～13分;相差≥16个,扣20分		扣分不超过20分
		计算	计算出每升血液中血小板总数	10	计算公式不正确,扣5分 计算错误,扣5分		
3	项目结果		1.结果	15	结果与均值相比: 偏倚超过25%,扣15分		
			2.报告	5	1.结果报告不规范,扣3分 2.未签名,扣1分 3.未填写日期,扣1分		
4	职业素养		操作结束清理工作台、物品放到指定位置	10	不清理、物品没放到指定位置(含坐凳)、显微镜未正确复位,扣3分		
			用过的医疗垃圾分类放入指定污物缸、消毒台面		垃圾未分类放置,未消毒台面,扣3分		
			保护器材,生物安全防护		损坏器材,划伤,液体外流跌落等,扣2分		
			操作结束后消毒手		操作结束后未消毒手,扣2分		

序号	项目	考核内容	分值	扣分标准	扣分	备注
5	总体印象	安全，规范，流畅，完成质量好	3	从生物安全，规范操作，完成质量等方面考虑，酌情扣分		

项目八　网织红细胞计数

一、目标

（一）知识目标

掌握网织红细胞计数的操作方法；MILLER 窥盘的结构及计数法。

（二）能力目标

1.具备网织红细胞计数手工操作的能力。
2.具备网织红细胞计数手工操作方法质量控制的能力。
3.具备熟练操作显微镜的能力。

（三）素质目标

1.养成科学严谨的工作态度、实事求是的工作作风。
2.具有规范操作意识。
3.养成严谨细致、精益求精的工匠精神。

二、原理

网织红细胞为晚幼红细胞脱核后，但尚未完全成熟的红细胞。其胞质中尚残存核糖体、核糖核酸等碱性物质，经活体染色后于胞质中可见蓝绿色网点状或点粒状沉淀物。

三、仪器设备和器材

（一）试剂

10g/L煌焦油蓝生理盐水溶液。

（二）器材及其他

显微镜、试管、载玻片、推玻片、塑料滴管、恒温水浴箱、EDTA-K_2抗凝血标本。

四、内容与操作步骤

1.准备 取清洁干燥小试管一支，加10g/L煌焦油蓝生理盐水溶液2~3滴。

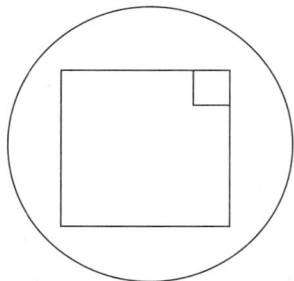

2.操作 取外周血2~3滴于上述试管中→立即混匀→37℃下染色15~20分钟→取试管里的混合血液一滴于载玻片一端→推制成薄血膜→待干燥→油镜下计数（于目镜筒中放一缩小视野的硬纸片）至少1000个红细胞中的网织红细胞数（图5-3）→计算→报告。

3.计算 网织红细胞百分比＝计数1000个红细胞中的网织红细胞数/1000

图5-3 MILLER窥盘

网织红细胞百分比＝大方格内的网织红细胞数/小方格内的红细胞数×9（MILLER窥盘法）

五、注意事项

1.网织红细胞必须在活体染色下才能显示。

2.染色时血液与染料的比例约为1∶1，贫血时适当增加血量，室温较低时适当延长染色时间或置37℃温箱。

3.涂片应厚薄适宜，以红细胞不重叠为度，涂片后应及时计数，否则网状结构消失。

4.计数区域一般选择血膜的体部，自体部向尾部迂回检查。

六、思考题

1.网织红细胞的分类有哪些？

2.镜下网织红细胞有何特点？

七、评价标准

网织红细胞计数评价标准见5-8。

表5-8 网织红细胞计数评价标准

序号	项目	考核内容	分值	扣分标准	扣分	备注
1	准备工作	仪表端庄，着装规范、个人防护	10	仪表、着装不规范，扣2分 个人防护不符合要求，扣2分		
		态度严谨、习惯良好		态度不严谨，扣2分 习惯欠佳，扣1分		
		项目所需设备和器材齐全，放置合理		设备和器材准备不齐或放置不合理，扣2分		
		台面整洁		台面不整洁，扣1分		

序号	项目		考核内容	分值	扣分标准	扣分	备注
2	操作流程	活体染色	1.小试管中加染液2~3滴,加入等量抗凝血液	3	取血前标本未充分混匀,扣1分 染液与血液比例不当,扣2分		采用试管法
			2.混匀	1	染液与血液未立即充分混匀,扣1分		
			3.静置15~20分钟	1	染色时间不适宜,扣1分		
		制片	1.取混匀的细胞悬液1滴	2	取细胞悬液前未混匀,扣1分 取细胞悬液量不适宜,扣1分		扣分不超过6分
			2.制成均匀的薄血片	6	推片方法不正确,扣6分 推片角度、速度不适宜,扣1分 血膜呈阶梯状,扣1分 血膜太长或太短,扣1分 血膜层次不清,扣1分 无尾或尾部不光滑,扣1分 血膜厚薄不当,扣1分		
		安装Miller窥盘	将Miller窥盘置于目镜内	2	Miller窥盘安装错误,扣2分		
		计数	1.低倍镜下选择细胞分布均匀、染色较好的区域	5	未用低倍镜观察细胞分布和染色情况,扣1分 染色不佳,扣2分 计数区域选择不合适,扣2分		
			2.用油镜计数大方格内的网织红细胞,同时计数小方格中的红细胞数,直到小方格中的红细胞数达到要求	25	网织红细胞辨认错误1个,扣5分,扣完25分为止 网织红细胞计数区域错误,扣10分 红细胞计数区域错误,扣10分 红细胞计数数量不够,扣5分		
		计算	计算网织红细胞百分数	10	计算公式不正确,扣5分 计算错误,扣5分		
3	项目结果		1.结果	15	结果与均值相比: 偏倚超过25%,扣15分		
			2.报告	5	1.结果报告不规范,扣3分 2.未签名,扣1分 3.未填写日期,扣1分		

续表

序号	项目	考核内容	分值	扣分标准	扣分	备注
4	职业素养	操作结束清理工作台，物品放到指定位置	10	不清理、物品没放到指定位置（含坐凳）、显微镜未正确复位，扣3分		
		用过的医疗垃圾分类放入指定污物缸，消毒台面		垃圾未分类放置、未消毒台面，扣3分		
		保护器材，生物安全防护		损坏器材、划伤、液体外流跌落等，扣2分		
		操作结束后消毒手		操作结束后未消毒手，扣2分		
5	总体印象	安全，规范，流畅，完成质量好	5	从生物安全、规范操作、完成质量等方面考虑，酌情扣分		

项目九　尿液理学及化学检验

一、目标

（一）知识目标

掌握尿液化学检验手工操作方法；尿液化学检验的原理。

（二）能力目标

1.具备尿液化学检验手工操作的能力。
2.具备尿液化学检验手工操作方法质量控制的能力。
3.具备熟练操作显微镜的能力。

（三）素质目标

1.具有创新意识，及勇于探索、敢于实践的自信心。
2.具有严谨务实的工作态度，树立良好的职业价值观。
3.培养生物安全意识，注意实验室安全。

二、原理

尿液颜色受多种因素影响，主要物质为尿色素、尿胆原、尿胆素以及尿卟啉，此外还受某些食物、药物及尿液浓缩程度的影响，其中以尿色素的含量影响最大。

三、仪器设备和器材

（一）试剂

200g/L磺基水杨酸液。

（二）器材及其他

试管、pH试纸、塑料滴管、酒精灯、打火机、试管夹。

四、内容与操作步骤

（一）尿色，透明度

正常人黄色透明。若遇浑浊尿，采取加热加酸法鉴别。

（二）尿pH

正常尿液一般为弱酸性（pH 6.5）。

（三）尿蛋白定性试验（PRO）（磺基水杨酸法）

200g/L磺基水杨酸法（首选方法）：取试管→加尿约1ml于试管内→加磺柳酸数滴→观察结果→报告。

五、注意事项

1. 认真观察尿色、测尿pH。
2. 对标本进行观察时应放在暗色背景下进行观察。
3. 尿蛋白定性试验时尿液应新鲜，收到标本后立即进行试验，以保证结果准确性。

六、思考题

1. 如何正确收集尿液标本？
2. 影响尿常规检测结果的因素有哪些？

七、评价标准

尿液理学及化学检验评价标准见5-9。

表5-9　尿液理学及化学检验评价标准

序号	项目	考核内容	分值	扣分标准	扣分	备注
1	准备工作	仪表端庄，着装规范，个人防护	10	仪表、着装不规范，扣2分 个人防护不符合要求，扣2分		
		态度严谨、习惯良好		态度不严谨，扣2分 习惯欠佳，扣1分		
		项目所需设备和器材齐全，放置合理		设备和器材准备不齐或放置不合理，扣2分		
		台面整洁		台面不整洁，扣1分		

序号	项目		考核内容	分值	扣分标准	扣分	备注
2	操作流程	加标本	取小试管2支，各加清晰尿液1ml	10	加入尿液量不准确，扣10分		
		加试剂	1.于第1支试管内滴加磺基水杨酸溶液2滴，另1支试管不加试剂作空白对照	10	磺基水杨酸溶液加入量不准，扣5分 未作空白对照，扣5分		
			2.轻轻混匀	10	未混匀，扣10分		
		观察结果	1分钟内观察尿液是否显浑浊及浑浊程度	10	观察结果的时间超过1分钟，扣10分		
3	项目结果		1.结果	30	结果前移或后移1个级别，扣7分；2个级别，扣14分；3个级别及以上者，扣30分		
			2.报告	5	结果报告不规范，扣2分 未签名及未填写日期，扣2分 未认真审核报告，扣1分		
4	职业素养		操作结束清理工作台，物品放到指定位置	10	不清理、物品没放到指定位置（含坐凳）、显微镜未正确复位，扣3分		
			用过医疗垃圾分类放入指定污物缸，消毒台面		垃圾未分类放置、未消毒台面，扣3分		
			保护器材，生物安全防护		损坏器材、划伤、液体外流跌落等，扣2分		
			操作结束后消毒手		操作结束后未消毒手，扣2分		
5	总体印象		安全，规范，流畅，完成质量好	5	从生物安全、规范操作、完成质量等方面考虑，酌情扣分		

项目十　尿液沉渣镜检

一、目标

（一）知识目标

掌握尿液沉渣检验手工操作方法；尿液沉渣检验的镜下形态特征。

（二）能力目标

1.具备尿液沉渣检验手工操作的能力。

2.具备尿液沉渣检验手工操作方法质量控制的能力。

3.具备熟练操作显微镜的能力。

（三）素质目标

1.具有独立思考问题、分析问题和解决问题的能力。

2.培养动手能力，树立生物安全意识、规范实验室操作。

3.培养良好的人际沟通能力，并掌握一定的沟通技巧。

二、原理

用显微镜检查方法，依据尿液细胞、管型等有形成分的形态特征，识别并记录其在一定显微镜视野内的数目。

三、仪器设备和器材

载玻片、离心机、试管、塑料滴管、显微镜、临床尿液标本。

四、内容与操作步骤

取中号试管一支→加混合均匀尿液约至试管 2/3 处→以 RCF 400g（1500r/min）离心 5分钟→一次性倾去上清液留取尿沉渣液约0.2ml→混匀→在载玻片上涂成薄片→镜检→报告。

报告方式如下。

"少许"：少数视野可见（1~4个）。

"+"：占视野面积1/4或每个视野都有少量敬在（5~14个）。

"++"：占视野面积的一半（15~29）。

"+++"：占视野面积的3/4（30~50）。

"++++"：满视野（50个以上）。

注：低倍镜下计数20个视野所见管型数，高倍镜下计数至少10个视野各类细胞数。

五、注意事项

1.尿在离心前和涂片前必须混匀。

2.弃去上清液应一次性倾去勿来回颠倒。

3.报告方式规范。

六、思考题

1.影响镜检的因素有哪些?

2.如何正确判读镜检结果?

七、评价标准

尿沉渣镜检评价标准见5-10

表5-10 尿沉渣镜检评价标准

序号	项目		考核内容	分值	扣分标准	扣分	备注
1	准备工作		仪表端庄，着装规范，个人防护	10	仪表、着装不规范，扣2分 个人防护不符合要求，扣2分		
			态度严谨、习惯良好		态度不严谨，扣2分 习惯欠佳，扣1分		
			项目所需设备和器材齐全，放置合理		设备和器材准备不齐或放置不合理，扣2分		
			台面整洁		台面不整洁，扣1分		
2	操作流程	离心尿液	1.充分混匀尿液	1	本未混匀，扣1分		
			2.取尿液于刻度离心管中至10ml处	2	取尿标本过多或过少，扣2分		
			3.以相对离心力（RCF）400g离心5分钟	2	标本离心前未平衡，扣1分 离心速度、时间不符合标准，扣1分		
		提取尿沉渣	1.取出离心管，倾倒或吸去上层尿液	5	离心后弃上清液时使沉渣上浮，扣5分		
			2.保留离心管底部残留尿沉渣0.2ml（浓缩50倍）	5	管底尿沉渣残留量过多或过少，扣5分		
		涂片	1.混匀尿沉渣	2	标本未混匀，扣1分 未充分混匀，扣0.5分 混匀过度剧烈，扣0.5分		
			2.取0.02ml尿沉渣置载玻片上	1	涂片标本加量过多或过少，扣1分		
			3.加盖玻片	2	未加盖玻片，扣1分 加盖玻片时产生气泡，扣0.5分 加盖玻片的方法不正确，扣0.5分		
		显微镜检查	1.先用低倍镜观察全片细胞、管型等成分的分布情况，然后用高倍镜确认	5	计数时压坏盖玻片，扣3分 未用低倍镜观察全片，扣2分		
			2.确认后的管型在低倍镜下计数，至少计数20个视野	5	未用低倍镜计数管型，扣2分 未用高倍镜识别管型，扣1分 低倍镜计数管型小于20个视野，扣1分 计数时未按一定规律计数镜下视野，扣1分		

续表

序号	项目		考核内容	分值	扣分标准	扣分	备注
2	操作流程	显微镜检查	3.确认后的细胞、结晶在高倍镜下至少观察计数10个视野；结晶按高倍镜视野中分布范围估计报告	10	未用高倍镜计数细胞、结晶，扣5分 高倍镜计数细胞、结晶小于10个视野，扣3分 计数时未按一定规律计数镜下视野，扣2分		
			4.辨认识别指定的15幅尿沉渣有形成分图谱	15	错误1个，扣1分；名称不规范，每个扣0.5分		
3	项目结果		1.结果	15	细胞计数结果与带教老师复查相差较大，扣5分 管型计数结果与带教老师复查相差较大，扣5分 结晶、细菌等结果与带教老师复查每相差1个级别，每项扣1分，扣完5分为止		
			2.报告	5	结果报告不规范，扣2分 未签名及未填写日期，扣2分 未认真审核报告，扣1分		
4	职业素养		操作结束清理工作台，物品放到指定位置	10	不清理、物品没放到指定位置（含坐凳）、显微镜未正确复位，扣3分		
			用过的医疗垃圾分类放入指定污物缸，消毒台面		垃圾未分类放置、未消毒台面，扣3分		
			保护器材，生物安全防护		损坏器材、划伤、液体外流跌落等，扣2分		
			操作结束后消毒手		操作结束后未消毒手，扣2分		
5	总体印象		安全，规范，流畅，完成质量好	5	从生物安全、规范操作、完成质量等方面考虑，酌情扣分		

项目十一　粪便显微镜检验

一、目标

（一）知识目标

掌握粪便检验手工操作方法；粪便检验的镜下形态特征。

（二）能力目标

1.具备粪便检验手工操作的能力。

2.具备粪便检验手工操作方法质量控制的能力。

3.具备熟练操作显微镜的能力。

（三）素质目标

1.具有正确的职业价值观，正确对待临床各种标本。

2.具有良好的人际沟通能力，掌握一定的沟通技巧。

3.养成严谨的工作态度，精益求精的工匠精神。

二、原理

将粪便与生理盐水混合制成涂片，显微镜下观察其各种成分。

三、仪器设备和器材

（一）试剂

生理盐水。

（二）器材及其他

显微镜、竹签、载玻片、盖玻片、塑料滴管、临床粪便标本。

四、内容与操作步骤

（一）制备涂片

取洁净载玻片1张，加生理盐水1~2滴，用竹签挑取粪便的异常部分（特别是脓、血、黏液部分），与生理盐水混合制成涂片。涂片的面积应占玻片的2/3，厚度以能透视纸上字迹为度。

（二）镜检

涂片加盖玻片，先用低倍镜观察有无虫卵、原虫和食物残渣等，再换高倍镜观察血细胞，吞噬细胞，上皮细胞等，并对其数量进行估计。

（三）报告结果

1.以低倍镜报告寄生虫虫卵、原虫和食物参残渣等，如"见到某种虫卵""粪便中存在较多的植物细胞和纤维素"等。

2.以每高倍镜视野所见最低值和最高值报告细胞。

五、注意事项

1.必要时可将涂片瑞氏染色后，载显微镜检查。

2.观察时由上至下，由左至右，避免重复。提倡多做几张涂片，以提高阳性检出率。显微镜检查时，至少每张涂片观察10个视野。

3.粪便的细菌鉴定可用革兰染色后油镜检查，但确诊仍需通过细菌培养后确定。

4.怀疑蓝氏贾第鞭毛虫感染的患者，应建议连续检查3次以上。

六、思考题

粪便检查时的注意事项有哪些？

七、评价标准

粪便显微镜检验评价标准见5-11。

表 5-11　粪便显微镜检验评价标准

序号	项目		考核内容	分值	扣分标准	扣分	备注
1	准备工作		仪表端庄，着装规范，个人防护	10	仪表、着装不规范，扣2分 个人防护不符合要求，扣2分		
			态度严谨、习惯良好		态度不严谨，扣2分 习惯欠佳，扣1分		
			项目所需设备和器材齐全，放置合理		设备和器材准备不齐或放置不合理，扣2分		
			台面整洁		台面不整洁，扣1分		
2	操作流程	隐血实验检查	1.取样及制作粪便混悬液	13	未能选择最有价值的部位取材，扣8分 标本量不适，扣5分		
			2.检测	12	液面超过试纸条的MAX线，扣12分		
			3.结果观察	10	未在规定时间内观察结果，每延长或缩短1分钟扣2分，最多扣10分		
3	结果与报告		1.结果	20	结果判断错误，扣20分		
			2.报告	20	未填写测定项目或测定方法，扣8分 报告方式不规范或不正确，扣8分 未签全名或未填写报告日期，扣4分		
4	职业素养		操作结束清理工作台，物品放到指定位置	10	不清理、物品没放到指定位置（含坐凳）、显微镜未正确复位，扣3分		
			用过的医疗垃圾分类放入指定污物缸，消毒台面		垃圾未分类放置、未消毒台面，扣3分		
			保护器材，生物安全防护		损坏器材、划伤、液体外流跌落等，扣2分		
			操作结束后消毒手		操作结束后未消毒手，扣2分		
5	总体印象		安全，规范，流畅，完成质量好	5	从生物安全、规范操作、完成质量等方面考虑，酌情扣分		

项目十二　阴道分泌物显微镜检验

一、目标

（一）知识目标

掌握阴道分泌物检验手工操作方法；阴道分泌物检验的镜下形态特征。

（二）能力目标

1.具备阴道分泌物检验手工操作的能力。
2.具备阴道分泌物检验手工操作方法质量控制的能力。
3.具备熟练操作显微镜的能力。

（三）素质目标

1.具有良好的职业价值观，严守患者信息的职业操守。
2.培养动手能力，规范操作的工作态度。
3.具备良好的医患沟通能力，掌握一定的沟通技巧。

二、原理

用显微镜观察阴道分泌物涂片，根据多视野观察到的白细胞（或脓细胞）、上皮细胞、乳酸杆菌、杂菌的多少，将阴道清洁度分成 I ～ IV 度，以反映阴道清洁程度。

三、仪器设备和器材

显微镜、擦镜纸、清洁液、香柏油、载玻片、盖玻片、阴道分泌物标本片、临床阴道分泌物标本。

四、内容与操作步骤

（一）阴道分泌物清洁度检查

先用低倍镜观察，再用高倍镜检查，根据上皮细胞、白细胞（或脓细胞）、杆菌、球菌的多少分度（表5-12）。

表5-12　阴道清洁度的分级判断

清洁度	阴道杆菌	杂菌（球菌）	上皮细胞	白细胞（或脓细胞）
Ⅰ	++++	-	++++	0~5/HPF
Ⅱ	++	-	++	5~15/HPF
Ⅲ	-	++	-	15~30/HPF
Ⅳ	-	++++	-	＞30/HPF

（二）展片

阴道杆菌、霉菌、淋病双球菌、阴道线索细胞等（图5-4，图5-5）（要求绘出镜下形态）。

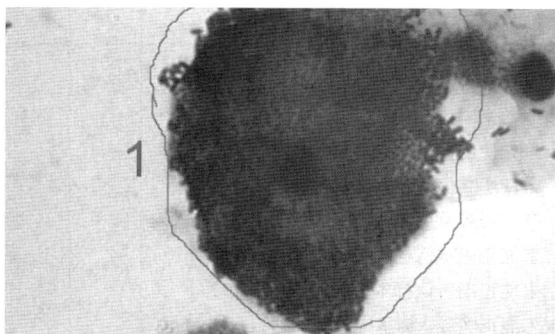

图5-4　线索细胞

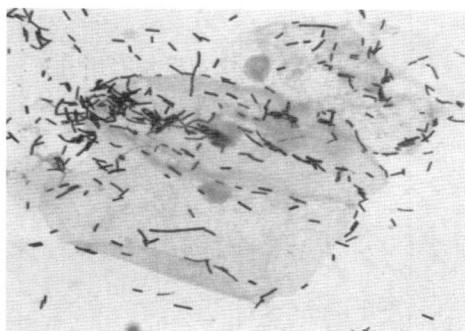

图5-5　阴道杆菌

五、注意事项

1. 看涂片时不可动粗调更不要移动视野，看不清只可动微调。
2. 取材时要准确，并及时送检。否则会导致阴道毛滴虫死亡、淋病奈瑟菌自溶。
3. 阴道清洁度检查时，标本必须新鲜，防止污染。
4. 检查阴道毛滴虫时应注意保温。

六、思考题

1. 如何准确判读清洁度？
2. 叙述阴道清洁度的分级标准。

七、评价标准

阴道分泌物显微镜检验评价标准见表5-13。

表 5-13　阴道分泌物显微镜检验评价标准

序号	项目			考核内容	分值	扣分标准	扣分	备注
1	准备工作			仪表端庄，着装规范，个人防护	10	仪表、着装不规范，扣2分 个人防护不符合要求，扣2分		
				态度严谨、习惯良好		态度不严谨，扣2分 习惯欠佳，扣1分		
				项目所需设备和器材齐全，放置合理		设备和器材准备不齐或放置不合理，扣2分		
				台面整洁		台面不整洁，扣1分		
2	操作流程	涂片		1.用棉拭子混匀标本	6	收到标本后未立即涂片致使标本干涸，扣4分 涂片前未混匀，扣2分		
				2.取标本均匀涂抹在载玻片上	2	涂片量过多或过少，扣2分		
		显微镜检查		1.清洁度	15	未先使用低倍镜观察全片扣1分 未使用高倍镜观察清洁度，扣1分 观察视野数少于10个，扣2分 未能正确辨认标本中的白细胞，扣4分 未能正确辨认标本中的红细胞，扣2分 未能正确辨认标本中的上皮细胞，扣2分 未能正确辨认标本中的杆菌及球菌等有形成分，扣3分		
				2.寄生虫	9	收到标本后未及时检查，扣3分 室温较低时没有采取保温措施，扣3分 未使用高倍镜鉴别寄生虫，扣3分		
				3.病原微生物	13	检查清洁度及寄生虫后未加KOH溶液直接检查真菌，扣3分 未用低倍镜观察全片，扣1分 找到真菌未用高倍镜鉴别真菌，扣3分 未能正确认识标本中的病原微生物，扣6分		
3	结果与报告			1.结果	20	清洁度判断结果与老师报告结果相差1个级别，扣2分；相差2个级别以上，扣5分 寄生虫检查结果错误，扣5分 病原微生物检查结果错误，扣10分		
				2.报告	10	未填写测定项目或测定方法，扣4分 报告方式不规范或不正确，扣4分 未签全名或未填写报告日期，扣2分		

续表

序号	项目	考核内容	分值	扣分标准	扣分	备注
4	职业素养	操作结束清理工作台，物品放到指定位置	10	不清理、物品没放到指定位置（含坐凳）、显微镜未正确复位，扣3分		
		用过的医疗垃圾分类放入指定污物缸，消毒台面		垃圾未分类放置、未消毒台面，扣3分		
		保护器材，生物安全防护		损坏器材、划伤、液体外流跌落等，扣2分		
		操作结束后消毒手		操作结束后未消毒手，扣2分		
5	总体印象	安全，规范，流畅，完成质量好	5	从生物安全、规范操作、完成质量等方面考虑，酌情扣分		

项目十三　浆膜腔积液黏蛋白定性检验

一、目标

（一）知识目标

1.掌握浆膜腔积液黏蛋白定性检验检验手工操作方法。
2.掌握浆膜腔积液黏蛋白定性检验的结果判读。

（二）能力目标

1.具备浆膜腔积液黏蛋白定性检验检验手工操作的能力。
2.具备浆膜腔积液黏蛋白定性检验检验手工操作方法质量控制的能力。

（三）素质目标

1.具有独立思考问题、分析问题和解决问题的能力。
2.培养自信心和动手能力，规范操作标准。
3.具备良好的生物安全意识。

二、原理

浆膜腔上皮细胞在炎症刺激下分泌黏蛋白。黏蛋白是一种酸性糖蛋白，其等电点为 pH 3~5在酸性条件下呈白色云雾状沉淀。渗出液含大量黏蛋白，呈阳性反应，而漏出液中黏蛋白含量少，多为阴性反应。

三、仪器设备和器材

（一）试剂

冰乙酸、蒸馏水、浆膜腔穿刺液。

（二）器材及其他

100ml量筒、塑料滴管。

四、内容与操作步骤

取100ml蒸馏水置量筒中，加冰乙酸2~3滴，混匀，用吸管吸取穿刺液，加1滴于稀乙酸溶液中，立即在黑色背景下观察有呈白色云雾状沉淀至筒底者为黏蛋白阳性反应，示渗出液；不出现白色沉淀；或浑浊半途扩散消失者为阴性，示漏出液。

五、注意事项

1.血性浆膜腔积液经离心沉淀后，用上清液进行检查。

2.量筒的高度与蒸馏水的量要足够。

3.加入标本后立即在黑色背景下仔细观察结果。如浑浊不明显，下沉缓慢，中途消失者为阴性。

六、思考题

简述漏出液和渗出液的鉴别。

七、评价标准

浆膜腔积液黏蛋白定性检验评价标准见5-14。

表5-14　浆膜腔积液黏蛋白定性检验评价标准

序号	项目	考核内容	分值	扣分标准	扣分	备注
1	准备工作	仪表端庄，着装规范，个人防护	10	仪表、着装不规范，扣2分 个人防护不符合要求，扣2分		
		态度严谨、习惯良好		态度不严谨，扣2分 习惯欠佳，扣1分		
		项目所需设备和器材齐全，放置合理		设备和器材准备不齐或放置不合理，扣2分		
		台面整洁		台面不整洁，扣1分		

序号	项目		考核内容	分值	扣分标准	扣分	备注
2	操作流程	理学检查	1.颜色 2.透明度 3.凝固性	5	观察或记录不认真，扣3分 观察方法不正确，扣2分		
		显微镜检查	1.细胞计数	12	细胞总数计数时，浑浊或细胞数较多的标本没有进行稀释而直接计数，扣3分 白细胞计数时，浑浊或白细胞数较多的标本没有进行稀释而直接计数，扣3分 白细胞计数时，红细胞破坏不完全，扣3分 未按规定及时计数，扣3分		
			2.白细胞分类	6	白细胞分类时，未能正确辨认多个核细胞及单个核细胞，扣2分 白细胞直接分类不易辨认多个核细胞及单个核细胞时，未进行涂片染色分类，扣2分 涂片染色分类时未将浆膜腔积液进行离心，扣2分		
			3.显微镜使用	2	未能正确使用显微镜或显微镜使用不当，扣2分		
		蛋白定性检验	1.滴加试剂	3	加试剂量过多或过少，扣3分		
			2.滴加标本	7	浑浊标本未进行离心，扣3分 未垂直滴加标本，扣2分 滴加标本量过多或过少，扣2分		
			3.结果观察	5	滴加标本后未立即观察结果，扣3分 未在黑色背景下观察结果，扣2分		
3	结果与报告		1.理学检查结果	6	颜色、透明度、凝固性检查结果有误，每错一项扣2分		
			2.显微镜检查结果	16	计数方法不正确、计算公式或计算错误，扣4分 细胞计数与带教老师计数结果相差较大，扣6分 细胞分类与带教老师分类结果相差较大，扣6分		
			3.蛋白定性检验结果	8	阳性定性结果与带教老师复查结果每相差一个级别扣2分，最多扣8分		
			4.报告	5	未填写测定项目或测定方法，扣2分 报告方式不规范或不正确，扣2分 未签全名或未填写报告日期，扣1分		

序号	项目	考核内容	分值	扣分标准	扣分	备注
4	职业素养	操作结束清理工作台、物品放到指定位置	10	不清理、物品没放到指定位置（含坐凳）、显微镜未正确复位，扣3分		
		用过的医疗垃圾分类放入指定污物缸、消毒台面		垃圾未分类放置，未消毒台面，扣3分		
		保护器材，生物安全防护		损坏器材，划伤，液体外流跌落等，扣2分		
		操作结束后消毒手		操作结束后未消毒手，扣2分		
5	总体印象	安全，规范，流畅，完成质量好	5	从生物安全、规范操作、完成质量等方面考虑，酌情扣分		

第二部分　临床检验基础综合技能项目

项目十四　血常规检验

一、目标

（一）知识目标

掌握血常规检验手工操作方法；血常规检验的结果判读。

（二）能力目标

1.具备血常规检验手工操作的能力。

2.具备血常规检验手工操作方法质量控制的能力。

（三）素质目标

1.具有发现问题解决问题的临床思维创新能力。

2.培养动手能力，规范实验标准操作。

3.具有良好团队合作共赢的团队精神。

4.具有良好的生物安全意识，提高生物安全危害防范能力。

二、项目任务

1.收集血液标本。

2.进行血细胞计数，同时进行瑞氏染色，镜下识别各类血细胞。

3.结果报告，总结。

根据血液各细胞计数、瑞氏染色白细胞分类综合分析检验结果，正确进行血液常规学检验报告，进行自评、互评及老师评价，并提交项目报告单。

三、材料准备

（一）标本

EDTA-K_2抗凝血标本。

（二）器材和试剂

载玻片、推片、盖玻片（2cm×2cm）、血细胞计数板、滴管、白细胞稀释液、红细胞稀释液、血小板稀释液、瑞氏染液、网织红染液、试管、试管架、微量吸管、胶头、水浴箱、洗耳球、普通显微镜、洗瓶。

四、项目实施

（一）分组

学生5~6人一组，进行分工并讨论制订项目实施方案。

（二）流程

血常规检验流程见图5-6。

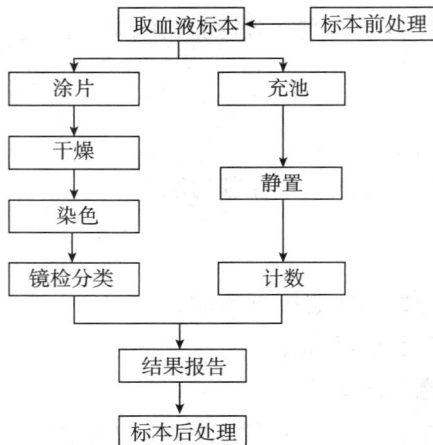

图5-6　血常规检验流程

五、评价与考核

采用表5-15《血常规检验项目评价考核表》进行评价。

表5-15　血常规检验项目评价考核表

评价内容（100分）	考核要点	项目分值	得分	备注
项目方案设计（15分）	文献查阅	3		
	方案设计	10		
	创新性	2		
项目过程评价（60分）	血常规检验	60		见表5-16
项目总结（25分）	自评、互评	5		
	师评	10		
	项目报告	10		

表5-16 血常规检验项目过程评价表

序号	项目		考核内容	分值	扣分标准	扣分	备注
1	准备工作		1.仪表端庄，着装规范，个人防护	2	仪表、着装不规范，扣1分 个人防护不符合要求，扣1分		
			2.态度严谨，习惯良好	1	态度不严谨，扣0.5分 习惯欠佳，扣0.5分		
			3.项目所需设备和器材齐全，放置合理	1	设备和器材准备不齐或放置不合理，扣1分		
			4.台面整洁	1	台面不整洁，扣1分		
2	操作流程	取血	取抗凝血一滴，于载玻片一近端	2	取血前标本未充分混匀，扣1分 取血量不适宜，扣1分		
		散开血滴	用边缘平滑的推片，一端放在血滴前方，逐渐后移接触血滴，使血液沿推片散开	2	散开血滴方法不正确，扣2分		
		推片	推片与载玻片角度呈30°~45°夹角，平稳向前推到载玻片另一端，制成血涂片	5	推片角度、速度不适宜，扣3分 推片方法不正确，扣2分		
		干燥	手持血涂片，立即在空气中挥动数下，使其迅速干燥，用铅笔在血涂片头部编号	3	未迅速干燥，扣1分 干燥方法不正确，扣1分 血涂片未编号，扣1分		
		加染液	血涂片平放于染色架上，滴加瑞氏染液数滴，覆盖血涂片，固定0.5~1分钟	5	血膜未干燥滴加染液，扣2分 玻片放置不平，扣1分 加染液量不适宜，扣1分 固定时间不适宜，扣1分		
		加缓冲液	1.加染液量1~2倍的磷酸盐缓冲液，与染液充分混匀	5	染液与缓冲液比例不当，扣3分 染液与缓冲液未混匀或未完全混匀，扣2分		
			2.室温下染色5~10分钟	3	染色时间掌握不适宜，扣3分		
		冲洗	用细流水直接冲洗染液，干燥后镜检	2	先倒去染液，再冲洗，扣0.5分 血膜脱落，扣1分 未等干后镜检，扣0.5分		
		低倍镜观察	低倍镜下浏览全片，包括细胞的分布和染色情况	3	未用低倍镜浏览全片，扣3分		
		油镜观察	1.选择血涂片体、尾交界处细胞分布均匀，着色良好的区域	3	分类区域不当，扣3分		
			2.按一定方向顺序分类白细胞	3	分类方法不当，扣3分		
			3.记录	4	未用分类计数器或手工划"正"记录，扣4分		

续表

序号	项目		考核内容	分值	扣分标准	扣分	备注
2	操作流程	计算	算出各类白细胞所占的百分比	2	各类白细胞（幼红细胞除外）百分率之和不等于100%，扣2分		
		加稀释液	于小试管中加白细胞稀释液0.38ml	2	取稀释液量不准确，扣2分		
		取血	用微量吸管准确吸取抗凝血20μl	2	取血前标本未充分混匀，扣1分 吸管内有空气段，扣0.5分 吸血量不准确，扣0.5分		
		稀释	1.擦去管尖外周余血	2	管尖外周余血未擦净，扣2分		
			2.微量吸管插入稀释液底部，轻轻将血放出	2	微量吸管未插入稀释液底部放血，扣1分 放出血液时弄浑浊整管稀释液，扣1分		
			3.吸取上清液漱洗吸管2~3次	2	未洗漱，扣1分 吸管洗漱不净，扣1分		
			4.混匀	2	未混匀，扣1分 未充分混匀，扣0.5分 混匀方法不当，扣0.5分		
		充池	1.将计数板和盖玻片擦净，盖玻片盖在计数板上	1	计数板、盖玻片不干净，扣1分		
			2.用吸管取混匀的稀释液	2	充池前未再次混匀，扣2分		
			3.冲入计数池与盖玻片间的缝隙中	3	充液太多或不足，扣1分 断续充液，扣0.5分 产生气泡，扣0.5分 充液后移动盖玻片，扣1分		
		计数	用低倍镜计数四角的四个大方格内的白细胞数	10	显微镜使用不当，亮度调节不适宜，扣1分 计数时压破盖玻片，扣2分 未用低倍镜计数，扣2分 计数区域错误，扣2分 细胞分布不均，扣1分 四个大方格内的白细胞数与老师复查结果相差1个，扣2分，扣完10分为止		
		计算	计算出每升血液中白细胞总数	2	计算公式不正确，扣1分 计算错误，扣1分		
		整理	整理项目用品和实验台面，洗涤器材	2	未整理实验物品和实验台面，扣1分 未洗涤用过的玻璃器材，扣1分		

242

续表

序号	项目	考核内容	分值	扣分标准	扣分	备注
3	项目结果	1.结果	7	结果与均值想比：偏倚超过15%，扣7分		
		2.报告	3	结果报告不规范，扣1分 未签名，扣1分 未填写日期，扣1分		
4	职业素养	1.操作结束清理工作台，物品放到指定位置	2	不清理、物品没放到指定位置、显微镜未正确复位，扣2分		
		2.用过的医疗垃圾分类放入指定污物缸，消毒台面	2	垃圾未分类放置、未消毒台面，扣2分		
		3.保护器材，生物安全防护	2	损坏器材、划伤、液体外流跌落等，扣2分		
		4.操作结束后消毒手	2	操作结束后未消毒手，扣2分		
5	总体印象	安全，规范，流畅，完成质量好	3	从生物安全、规范操作、完成质量等方面考虑，酌情扣分		

六、思考与讨论

1.在瑞氏染色中最关键的是哪一步？

2.显微镜下细胞计数时的原则是什么？

3.油镜下各类血细胞的形态特点如何？

4.叙述白细胞、红细胞、血小板的临床意义。

七、参考网站与参考资料

1.http://www.Labweb.cn.中华检验医学网。

2.许文荣.临床基础检验学［M］.北京：高等教育出版社，2006.

3.卫生部临床检验中心，全国临床检验操作规程［M］.3版.南京：东南大学出版社，2006.

八、项目报告单

临床检验基础项目报告单见表5-17。

表 5-17　临床检验基础项目报告单

一、项目名称
二、项目设计思路
三、任务分配

姓名	学号	任务

四、项目实施及结果记录
五、项目评价（自评、组评、师评）
六、项目综合成绩 成绩=项目方案设计×15%+项目过程评价×60%+项目总结×25%   成绩：

项目十五　尿常规检验

一、目标

（一）知识目标

掌握尿常规检验手工操作方法；尿常规检验的结果判读。

（二）能力目标

1.具备尿常规检验手工操作的能力。

2.具备尿常规检验手工操作方法质量控制的能力。

（三）素质目标

1.培养严谨的工作态度和精益求精的工匠精神

2.具有良好的职业素养胜任工作的自信心。

3.具有良好团队合作共赢的团队精神。

4.具有良好的生物安全意识，提高应对生物安全风险能力。

二、项目任务

1.收集尿液标本。

2.进行理学、化学检查，并进行镜下细胞计数。

3.结果报告，总结。

根据尿液细胞、管型等有形成分的形态特征，综合分析检验结果，正确进行尿液常规学检验报告，进行自评、互评及老师评价，并提交项目报告单。

三、材料准备

（一）标本

新鲜尿液。

（二）器材和试剂

载玻片、离心机、刻度离心管、盖玻片、滴管、普通显微镜、干化学试纸条。

四、项目实施

（一）分组

学生5~6人一组，进行分工并讨论制订项目实施方案。

（二）流程

尿常规检验流程见图5-7。

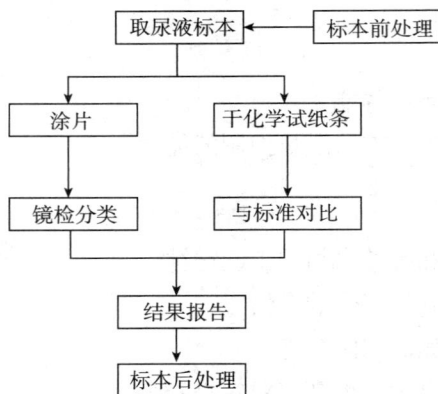

图 5-7　尿常规检验流程

五、评价与考核

采用表5-18《尿常规检验项目评价考核表》进行评价。

表5-18　尿常规检验项目评价考核表

评价内容（100分）	考核要点	项目分值	得分	备注
项目方案设计（15分）	文献查阅	3		
	方案设计	10		
	创新性	2		
项目过程评价（60分）	尿常规检验	60		见表5-19
项目总结（25分）	自评、互评	5		
	师评	10		
	项目报告	10		

表5-19 尿常规检验项目过程评价表

序号	项目		考核内容	项目分值	扣分标准	扣分	备注
1	准备工作		1.仪表端庄，着装规范，个人防护	4	仪表、着装不规范，扣2分 个人防护不符合要求，扣2分		
			2.态度严谨，习惯良好	3	态度不严谨，扣2分 习惯欠佳，扣1分		
			3.项目所需设备和器材齐全，放置合理	2	设备和器材准备不齐或放置不合理，扣2分		
			4.台面整洁	1	台面不整洁，扣1分		
2	操作流程	离心尿液	1.充分混匀尿液	1	标本未混匀，扣1分		
			2.取尿液与刻度离心管中至10ml处	2	取尿液标本过多或过少，扣2分		
			3.以相对离心力（RCF）400g离心5分钟	2	标本离心前未平衡，扣1分 离心速度、时间不符合标准，扣1分		
		提取尿沉渣	1.取出离心管，倾倒或吸去上层尿液	5	离心后弃上清时使沉渣上浮，扣5分		
			2.保留离心管底部残留尿液沉渣0.2ml（浓缩50倍）	5	管底尿沉渣残留过多或过少，扣5分		
		涂片	1.混匀尿沉渣	2	标本未混匀，扣1分 未充分混匀，扣0.5分 混匀过度剧烈，扣0.5分		
			2.取 0.02ml尿沉渣置载玻片上	1	涂片标本加量过多或过少，扣1分		
			3.加盖玻片	2	未加盖玻片，扣1分 加盖玻片时产生气泡，扣0.5分 加盖玻片的方法不正确，扣0.5分		
		显微镜检查	1.先用低倍镜观察全片细胞、管型等成分的分布情况，然后用高倍镜确认	5	计数时压坏盖玻片，扣3分 未用低倍镜观察全片，扣2分		
			2.确认后的管型在低倍镜下计数，至少计数20个视野	7	未用低倍镜计数管型，扣2分 未用高倍镜识别管型，扣2分 低倍镜计数管型小于20个视野，扣2分 计数时未按一定规律计数镜下视野，扣1分		

续表

序号	项目		考核内容	项目分值	扣分标准	扣分	备注
2	操作流程	显微镜检查	3.确认后的细胞、结晶在高倍镜下至少观察计数10个视野,结晶按高倍镜视野中分布范围估计报告	8	未用高倍镜计数细胞、结晶扣3分 高倍镜计数细胞、结晶小于10个视野,扣3分 计数时未按一定规律计数镜下视野,扣2分		
		辨认尿沉渣图谱	辨认识别指定的15幅尿沉渣有形成分图谱	15	错误一个扣1分,名称不规范,每个扣0.5分,总扣分不超过15分		
3	项目结果		1.结果	20	细胞计数结果与带教老师相差较大,扣5分 管型计数结果与带教老师相差较大,扣5分 3.结晶、细菌等结果与带教老师复查每相差一个级别,每项扣1分,扣完10分为止		
			2.报告	5	结果报告不规范,扣2分 未签名及未填写日期,扣2分 未认真审核报告,扣1分		
4	职业素养		1.操作结束清理工作台,物品放到指定位置	10	不清理、物品没放到指定位置(含坐凳)、显微镜未正确复位,扣3分		
			2.用过的医疗垃圾分类放入指定污物缸,消毒台面		垃圾未分类放置、未消毒台面,扣3分		
			3.保护器材,生物安全防护		损坏器材、划伤、液体外流跌落等,扣2分		
			4.操作结束后消毒手		操作结束后未消毒手,扣2分		
5	总体印象		安全,规范,流畅,完成质量好	5	从生物安全、规范操作、完成质量等方面考虑,酌情扣分		

六、思考与讨论

1.尿标本的采集方法及注意事项有哪些?

2.尿镜检注意事项有哪些?

七、参考网站与参考资料

1. http://www.labweb.cn. 中华检验医学网。

2.临床基础检验学.许文荣.北京：高等教育出版社。

3.全国临床检验操作规程.第3版。

八、项目报告单

临床检验基础项目报告单见表5-20。

表 5-20　临床检验基础项目报告单

一、项目名称
二、项目设计思路
三、任务分配

姓名	学号	任务

四、项目实施及结果记录
五、项目评价（自评、组评、师评）
六、项目综合成绩 成绩=项目方案设计×15%+项目过程评价×60%+项目总结×25%   成绩：

第六篇　生物化学检验 ▶

第一部分　生物化学检验基本技能项目

项目一　双缩脲法测定血清总蛋白

一、目标

（一）知识目标

1.掌握双缩脲法测定血清总蛋白的基本原理与方法。

2.熟悉血清总蛋白变化的临床意义。

3.了解双缩脲法测定血清总蛋白的特点和注意事项。

（二）能力目标

1.能独立使用半自动生化仪进行血清总蛋白的检测。

2.能对检测结果进行分析。

（三）素质目标

1.养成严谨务实、精益求精的工作态度。

2.具有规范操作的意识。

二、原理

血清总蛋白（total protein，TP）是血清中所有蛋白质的总称。TP的测定方法很多，常规化学测定方法是双缩脲法。

在碱性溶液中，两分子尿素加热脱氨缩合成的双缩脲（$H_2N—OC—NH—CO—NH_2$）因分子内含有两个邻接的肽键，在碱性溶液中可与Cu^{2+}发生双缩脲反应，生成紫红色络合物，这个反应叫作双缩脲反应；蛋白质分子含有大量彼此相连的肽键（$—CO—NH—$），同样能在碱性条件下与Cu^{2+}发生双缩脲反应，生成紫红色络合物，且在540nm处的吸光度与蛋白质的含量在10～120g/L范围内有良好的线性关系。

三、仪器设备和器材

双缩脲法总蛋白测定试剂盒，小号试管若干，试管架，微量移液器及配套枪头、枪头盒，1ml、2ml刻度吸管各1支，洗耳球1个，计时器1个，托盘1个。半自动生化分析仪，恒温水浴箱，锐器盒，废液缸，污物缸，垃圾回收桶，胶水，签字笔，记号笔等。

四、内容与操作步骤

取试管三支，标明测定、标准和空白管，按表6-1进行操作。

表6-1 双缩脲法测定血清总蛋白操作表

加入物/ml	空白管	标准管	测定管
生理盐水	0.025	—	—
蛋白标准液	—	0.025	—
待测血清	—	—	0.025
双缩脲试剂	2.0	2.0	2.0

混匀，37℃水浴10分钟，波长540nm，用半自动化生化分析仪读其测定值并打印结果（以上各加液量及参数以选用的试剂盒使用要求为准）。

五、注意事项

（一）标本

黄疸血清、严重溶血以及酚酞、溴磺酸钠、右旋糖酐对本法有明显干扰。当血清溶血、黄疸时应设标本空白管，血清0.1ml加双缩脲试剂调零，540nm比色，读取标本空白吸光度。用测定管吸光度减去标本空白管的吸光度后是标本净吸光度，计算总蛋白浓度。高脂血症浑浊标本应以丙酮或乙醚抽提后再测定。可按下法进行预处理：取两支离心管，各加待测血清0.1ml和蒸馏水0.5ml，再加丙酮10ml，塞紧并颠倒混匀10次后离心，倾去上清液，将试管倒立于滤纸上吸去残余液体。向沉淀中加入5.0ml双缩脲试剂，另一管加同样数量的双缩脲空白试剂。

（二）试剂

双缩脲试剂有不同配方，大多数加入酒石酸钾钠，与Cu^{2+}形成稳定的络合铜离子，以防止$Cu(OH)_2$不稳定形成沉淀。故酒石酸钾钠与硫酸铜之比不宜低于3∶1。加入碘化钾（KI）作为稳定剂，防止碱性酒石酸铜自动还原并防止Cu_2O的离析，因双缩脲反应中，Cu^{2+}与肽键的羰基氧（carbonyl oxygen）原子和酰胺基氮（amide nitrogen）原子生成有色络合物。双缩脲显色反应仅和蛋白质中肽键数成正比关系，与蛋白质的种类、分子量及氨基酸的组成无明显关系，各种蛋白质的显色程度基本相同。双缩脲试剂要封闭贮存，防止吸收空气中的二氧化碳。

（三）参考区间

65～85g/L。

六、临床意义

（一）血清总蛋白增高

1.血液浓缩　如呕吐、腹泻、高热等，外伤性休克，慢性肾上腺皮质功能减退（由于钠的丢失而致继发性失水）。

2.血浆蛋白质合成增加　如多发性骨髓瘤。

（二）血清总蛋白降低

1.血浆稀释　如静脉注射过多低渗溶液或各种原因引起的水钠潴留。

2.营养不良和消耗增加　如长期蛋白摄入不足或慢性肠道疾病引起吸收不良，使体内缺乏合成蛋白质的原料；消耗性疾病，如严重结核病、甲状腺功能亢进和恶性肿瘤等。

3.合成障碍　当肝功能严重受损时，血浆蛋白质合成量减少，以清蛋白最为显著。

4.蛋白质大量丢失　严重烫伤、大出血、肾病综合征、溃疡性结肠炎。

七、思考题

1.简述双缩脲法测定血清总蛋白的原理。

2.血浆总蛋白浓度增高和降低各有何临床意义？

3.当血清标本发生溶血、黄疸、脂血时，如何用双缩脲法测定总蛋白？

八、评价标准

双缩脲法测定血清总蛋白操作评价标准见表6-2。

表6-2　双缩脲法测定血清总蛋白操作评价标准

序号	项目	考核内容	分值	扣分标准	扣分	备注
1	准备工作	仪表端庄、头发符合要求，着白大衣、帽子、口罩、手套	4	仪表、着装不整，漏缺某一项，扣2分		
		合理摆放项目器材、试剂及标本		工作台面凌乱，器材、试剂及标本漏缺，扣2分		

续表

序号	项目	考核内容	分值	扣分标准	扣分	备注
2	操作流程	TP测定 1.试管3支编号 2.空白管加生理盐水25μl 3.标准管加蛋白标准液25μl 4.测定管加血清25μl 5.各管分别加双缩脲试剂2.0ml 6.各管置37℃水浴保温10分钟，取出上机测定并打印结果	7	试管无编号，扣1分		
				空白管未加生理盐水，扣1分		
				标准管未加蛋白标准液，扣1分		
				测定管未加血清标本，扣1分		
				加液量不准，扣1分		
				加错液，扣1分		
				水浴时间不准确，扣1分		
		移液枪的使用	5	枪头混用，扣1分		
				枪头液体未排尽，扣1分		
				移液枪用完未退除枪头，扣1分		
				用完未调至最大量程，扣1分		
				调枪速度过快，扣1分		
		刻度吸管的使用	4	液体吸入洗耳球，扣1分		
				读数时吸管液体内有气泡，扣1分		
				读数时视线未与凹液面平行，扣1分		
				刻度吸管内的剩余液体未倒入废液桶，扣1分		
		恒温水浴箱使用	2	水浴箱温度无核对，扣1分		
				水浴时不盖水浴箱盖，扣1分		
		半自动生化分析仪的使用 1.项目测定前按仪器要求清洗管路 2.选择项目测定程序 3.按照程序要求，正确选择运行指令 4.准确吸取测试液量 5.两项目间清洗管路 6.参数选择或输入错误 7.项目测定完毕，清洗管路 8.机器复位到待机状态	18	测定前未按要求清洗管路，扣1分		
				测定程序选择错误，扣1分		
				运行程序指令执行错误，或者自行更改、中止运行指令，扣1分		
				吸取液量不准确，扣1分		
				未清洗管路，扣1分		
				测定完，未复位到待机状态，扣1分		
				测定参数查看 1.项目名称选错，扣2分 2.测定波长选错，扣2分 3.光径未按要求设定，扣2分 4.延迟时间未按要求设定，扣2分 5.吸液量未按要求设定，扣2分 6.检测方法未按要求设定，扣2分		

续表

序号	项目	考核内容	分值	扣分标准	扣分	备注
3	结果记录	打印结果签字，报告单填写正确、完整并与打印结果一致	2	结果填写不规范、无单位或单位不正确，扣2分		
		结果扣分计算 项目结果分为50分 测定结果的相对误差 $\alpha = (\mid X-T \mid /T)$（$X$为测定值，$T$为靶值）	50	1.相对误差 $\alpha \leqslant 60\%$，扣 $50 \times \alpha$ 分 2.相对误差 $\alpha > 60\%$，扣50分		
4	职业素养	操作结束清理工作台、物品放到指定位置	6	不清理、物品没放到指定位置，扣1分		
		医疗垃圾分类放入指定污物缸、锐器盒、垃圾回收桶，消毒台面		垃圾未分类放置，未整理、消毒实验台面，扣1分		
		保护器材		损坏器材，扣1分		
		生物安全防护		划伤，液体外流，吸量管、移液枪直接置于实验台面或跌落，扣2分		
		操作结束后手的消毒		操作结束后未消毒手部，扣1分		
5	总体印象	安全，规范，流畅，完成质量好	2	从生物安全、规范操作、完成质量等方面酌情考虑，最多扣2分		

项目二　溴甲酚绿法测定血清清蛋白

一、目标

（一）知识目标

1.掌握溴甲酚绿法测定血清清蛋白的实验原理与方法。

2.熟悉血清清蛋白变化的临床意义。

3.了解溴甲酚绿法测定血清清蛋白的特点和注意事项。

（二）能力目标

1.能够独立进行血清清蛋白检测的操作。

2.能对检测结果进行分析。

（三）素质目标

1.具备务实求真的工作态度和细致严谨的工作习惯。

2.养成良好的生物安全防范意识。

二、原理

清蛋白（albμmin，Alb或A）由肝细胞合成，是血浆中含量最多的蛋白质。目前，国内外实验室多采用在不分离清蛋白和球蛋白的条件下，用溴甲酚绿直接测定清蛋白的方法。

在pH 4.2的缓冲液中，清蛋白作为一种阳离子与阴离子染料溴甲酚绿（bromocresol green，BCG）结合形成蓝绿色复合物，在波长630nm处有吸收峰，颜色深浅与清蛋白含量成正比，与同样处理的清蛋白标准液比较，可求得血清清蛋白含量。

三、仪器设备和器材

BCG法测定血清清蛋白试剂盒、小号试管若干，试管架，微量移液器及配套枪头、枪头盒，1ml、2ml刻度吸管各1支，洗耳球1个，计时器1个，托盘1个。半自动生化分析仪、恒温水浴箱、锐器盒、废液缸、污物缸、垃圾回收桶、胶水、签字笔、记号笔等。

四、内容与操作步骤

取试管三支，标明测定、标准和空白管，按表6-3操作。

表6-3　BCG法测定血清清蛋白操作表

加入物/ml	空白管	标准管	测定管
蒸馏水	0.02	—	—
清蛋白标准液	—	0.02	—
待测血清	—	—	0.02
BCG试剂	4.0	4.0	4.0

充分混匀，立即在波长630nm，用半自动化生化分析仪读其测定值并打印结果（以上各加液量及参数以选用的试剂盒使用要求为准）。

同时测定血清清蛋白与总蛋白，以总蛋白浓度减去清蛋白浓度，即得球蛋白（G）浓度，并计算清蛋白与球蛋白比值（A/G比值）。

五、注意事项

1.**标本**　严重高脂血症可使结果偏高，需做标本空白校正。

2.**试剂**

（1）溴甲酚绿（bromocresol，BCG）和溴甲酚紫（bromocresol purle，BCP）　是常用的阴离子染料，清蛋白可与其结合，而球蛋白基本不结合，所以常用来测定血清中的清蛋白，并且操作简单、灵敏度高，重复性好，可实现自动化。BCP对血清清蛋白结合特异性略差，

BCG为最常用。BCG是一种pH指示剂，变色域为pH 3.8～5.4，在pH 3.8由黄色→蓝绿色，在pH 5.4蓝绿色→黄色。因此控制反应液的pH是本法测定的关键。

（2）BCG缓冲液　也可用柠檬酸盐或乳酸盐缓冲液。但用琥珀酸盐缓冲液制备校准曲线通过原点，线性好，灵敏度高，为首选配方。

3.方法　BCG试剂与清蛋白的反应是即刻反应，与其他血清蛋白是迟缓反应。血清加BCG试剂后10～30秒比色为清蛋白，10分钟后增高7%～12%，60分钟后增高11%～17%。引起增高的干扰物主要为急性时相反应蛋白，如铜蓝蛋白、C反应蛋白、结合珠蛋白、α_1-酸性糖蛋白、α_1-抗胰蛋白酶等。故BCG与血清混合后，在30秒读取吸光度，可明显减少其他蛋白质的干扰。

4.参考区间　清蛋白：40～55g/L；球蛋白：20～29g/L；A/G：（1.5～2.5）：1。

六、临床意义

（一）血清清蛋白

1.增高　常见于严重脱水所致的血浆浓缩。

2.降低　临床上较常见，与总蛋白降低的原因大致相同。急性降低常见于大量出血或严重烧伤；慢性降低见于肾病蛋白尿、肝功受损、肠道肿瘤与结核、慢性出血、营养不良和消耗性疾病等。清蛋白如低于20g/L，患者可出现水肿。

（二）血清球蛋白

1.增高　严重脱水、炎症、免疫系统疾病和肿瘤。

2.降低　血液稀释、严重营养不良、胃肠道疾病等。肾上腺皮质激素和其他免疫抑制剂有抑制免疫功能的作用，会导致球蛋白合成减少。球蛋白浓度如低于10g/L时，可怀疑为无γ球蛋白血症。

（三）清蛋白与球蛋白比值（A/G）

临床上常用A/G值衡量肝病的严重程度，当A/G值小于1时，称比值倒置，为慢性肝炎或肝硬化的特征之一。

七、思考题

1.简述溴甲酚绿法测定清蛋白的原理。
2.临床上计算清蛋白与球蛋白的比值有何意义？
3.简述血清清蛋白测定的临床意义。

八、评价标准

血清清蛋白测定操作评价标准见表6-4。

表6-4　血清清蛋白测定操作评价标准

序号	项目	考核内容	分值	扣分标准	扣分	备注
1	准备工作	仪表端庄、头发符合要求，着白大衣、帽子、口罩、手套	4	仪表、着装不整，漏缺某一项，扣2分		
		合理摆放项目器材、试剂及标本		工作台面凌乱，器材、试剂及标本漏缺，扣2分		
2	操作流程	Alb测定 1.试管3支编号 2.空白管加蒸馏水20μl 3.标准管加清蛋白标准液20μl 4.测定管加血清20μl 5.各管分别加BCG试剂4.0ml 6.混匀，上机测定并打印结果	7	试管无编号，扣1分		
				空白管未加蒸馏水，扣1分		
				标准管未加蛋白标准液，扣1分		
				测定管未加血清标本，扣1分		
				加液量不准，扣1分		
				加错液，扣1分		
				反应时间过长，超过30秒，扣1分		
		移液枪的使用	5	枪头混用，扣1分		
				枪头液体未排尽，扣1分		
				移液枪用完未退除枪头，扣1分		
				用完未调至最大量程，扣1分		
				调枪速度过快，扣1分		
		刻度吸管的使用	4	液体吸入洗耳球，扣1分		
				读数时吸管液体内有气泡，扣1分		
				读数时视线未与凹液面平行，扣1分		
				刻度吸管内的剩余液体未倒入废液桶，扣1分		
		恒温水浴箱使用	2	水浴箱温度无核对，扣1分		
				水浴时不盖水浴箱盖，扣1分		
		半自动生化分析仪的使用 1.项目测定前按仪器要求清洗管路 2.选择项目测定程序 3.按照程序要求，正确选择运行指令 4.准确吸取测试液量 5.两项目间清洗管路 6.参数选择或输入错误 7.项目测定完毕，清洗管路 8.机器复位到待机状态	18	测定前未按要求清洗管路，扣1分		
				测定程序选择错误，扣1分		
				运行程序指令执行错误，或者自行更改、中止运行指令，扣1分		
				吸取液量不准确，扣1分		
				未清洗管路，扣1分		
				测定完，未复位到待机状态，扣1分		
				测定参数查看 1.项目名称选错，扣2分 2.测定波长选错，扣2分 3.光径未按要求设定，扣2分 4.延迟时间未按要求设定，扣2分 5.吸液量未按要求设定，扣2分 6.检测方法未按要求设定，扣2分		

续表

序号	项目	考核内容	分值	扣分标准	扣分	备注
3	结果记录	打印结果签字，报告单填写正确、完整并与打印结果一致	2	结果填写不规范、无单位或单位不正确，扣2分		
		结果扣分计算 项目结果分为50分； 测定结果的相对误差 $\alpha = (\mid X-T \mid /T)$（$X$为测定值，$T$为靶值）	50	相对误差 $\alpha \leq 60\%$，扣 $50 \times \alpha$ 分		
				相对误差 $\alpha > 60\%$，扣50分		
4	职业素养	操作结束清理工作台、物品放到指定位置	6	不清理、物品没放到指定位置，扣1分		
		医疗垃圾分类放入指定污物缸、锐器盒、垃圾回收桶，消毒台面		垃圾未分类放置、未整理、消毒实验台面，扣1分		
		保护器材		损坏器材，扣1分		
		生物安全防护		划伤，液体外流，吸量管、移液枪直接置于实验台面或跌落，扣2分		
		操作结束后手的消毒		操作结束后未消毒手部，扣1分		
5	总体印象	安全，规范，流畅，完成质量好	2	从生物安全、规范操作、完成质量等方面酌情考虑，最多扣2分		

项目三　胆固醇氧化酶法测定血清总胆固醇

一、目标

（一）知识目标

1.掌握血清总胆固醇（TC）测定（胆固醇氧化酶法）的原理及操作方法。

2.熟悉血清总胆固醇（TC）变化的临床意义。

3.了解酶法测定血清总胆固醇的特点和注意事项。

（二）能力目标

1.能独立使用半自动生化仪进行血清总胆固醇的检测。

2.能及时发现和解决实验中出现的问题。

（三）素质目标

1.养成严谨认真、实事求是的工作态度。

2.具有质量控制意识。

二、原理

血清中的胆固醇酯（CE）被胆固醇酯酶（CHE）水解成游离胆固醇（Chol），后者被胆固醇氧化酶（CHOD）氧化成 Δ^4-胆甾烯酮并产生过氧化氢，再经过氧化物酶（POD）催化4-氨基安替比林（4-AAP）与酚（三者合称PAP），生成红色醌亚胺色素（Trinder反应）。醌亚胺的最大吸收在500nm左右，吸光度与标本中TC含量成正比，反应式如下：

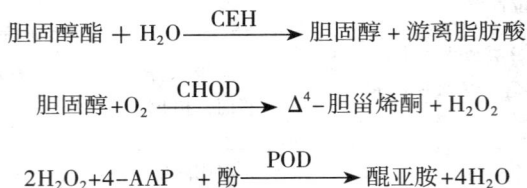

$$胆固醇酯 + H_2O \xrightarrow{\text{CEH}} 胆固醇 + 游离脂肪酸$$

$$胆固醇 + O_2 \xrightarrow{\text{CHOD}} \Delta^4\text{-}胆甾烯酮 + H_2O_2$$

$$2H_2O_2 + 4\text{-}AAP + 酚 \xrightarrow{\text{POD}} 醌亚胺 + 4H_2O$$

三、仪器设备和器材

酶法测定总胆固醇试剂盒，小号试管若干，试管架，微量移液器及配套枪头，枪头盒，1ml、2ml刻度吸管各1支，洗耳球1个，计时器1个，托盘1个。半自动生化分析仪，恒温水浴箱，锐器盒，废液缸，污物缸，垃圾回收桶，胶水，签字笔，记号笔等。

四、内容与操作步骤

取试管三支，标明测定、标准和空白管，按表6-5进行操作。

表6-5　血清总胆固醇测定操作表

加入物（ml）	空白管	标准管	测定管
血清	—	—	0.02
胆固醇标准液	—	0.02	—
生理盐水	0.02	—	—
酶工作液	2.0	2.0	2.0

混匀，37℃水浴10分钟，波长505nm，用半自动化生化分析仪读其测定值并打印结果（以上各加液量及参数以选用的试剂盒使用要求为准）。

五、注意事项

1.血红蛋白高于2g/L时可引起正干扰；胆红素高于0.1g/L时有明显负干扰；血中维生素C与甲基多巴浓度高于治疗水平时，会使结果降低。

2.本方法测定胆固醇，如果超过线性范围，以生理盐水稀释后再测定。

3.如需检测血清游离胆固醇浓度，将酶试剂成分中胆固醇酯酶去掉即可。

4.检测TC的血清标本密闭保存时，在4℃可稳定1周，-20℃可稳定半年以上。如为血浆标本，抗凝剂通常使用EDTA-K_2（1mg/ml）。

5.参考区间如下。

正常：＜5.17mmol/L（＜200mg/dl）。

临界值（轻度增高）：5.17～6.47mmol/L（200～250mg/dl）。

高胆固醇血症：≥6.47mmol/L（≥250mg/dl）。

严重高胆固醇血症：≥7.76mmol/L（≥300mg/dl）。

六、临床意义

1.**增高**　见于脂肪肝、肝脏肿瘤、甲状腺功能减退症、严重糖尿病、黏液性水肿、动脉粥样硬化、妊娠、肾病综合征等；家族性高胆固醇血症时显著增高。

2.**降低**　常见于急性肝坏死、肝硬化；甲状腺功能亢进症、恶性贫血、溶血性贫血、营养不良等也可见降低。

七、思考题

1.简述胆固醇氧化酶法检测血清总胆固醇的原理。

2.简述血清总胆固醇测定的临床意义。

八、评价标准

血清胆固醇测定操作评价标准见表6-6。

表6-6　血清胆固醇测定操作评价标准

序号	项目	考核内容	分值	扣分标准	扣分	备注
1	准备工作	仪表端庄、头发符合要求，着白大衣、帽子、口罩、手套	4	仪表、着装不整，漏缺某一项，扣2分		
		合理摆放项目器材、试剂及标本		工作台面凌乱，器材、试剂及标本漏缺，扣2分		

序号	项目	考核内容	分值	扣分标准	扣分	备注
2	操作流程	TC测定 1.试管3支编号 2.空白管加生理盐水水20μl 3.标准管加标准液20μl 4.测定管加血清20μl 5.各管分别加工作液2.0ml 6.各管置37℃水浴保温10分钟，取出上机测定并打印结果	7	试管无编号，扣1分 空白管未加生理盐水，扣1分 标准管未加蛋白标准液，扣1分 测定管未加血清标本，扣1分 加液量不准，扣1分 加错液，扣1分 水浴时间不准确，扣1分		
		移液枪的使用	5	枪头混用，扣1分 枪头液体未排尽，扣1分 移液枪用完未退除枪头，扣1分 用完未调至最大量程，扣1分 调枪速度过快，扣1分		
		刻度吸管的使用	4	液体吸入洗耳球，扣1分 读数时吸管液体内有气泡，扣1分 读数时视线未与凹液面平行，扣1分 刻度吸管内的剩余液体未倒入废液桶，扣1分		
		恒温水浴箱使用	2	水浴箱温度无核对，扣1分 水浴时不盖水浴箱盖，扣1分		
		半自动生化分析仪的使用 1.项目测定前按仪器要求清洗管路 2.选择项目测定程序 3.按照程序要求，正确选择运行指令 4.准确吸取测试液量 5.两项目间清洗管路 6.参数选择或输入错误 7.项目测定完毕，清洗管路 8.机器复位到待机状态	18	测定前未按要求清洗管路，扣1分 测定程序选择错误，扣1分 运行程序指令执行错误，或者自行更改、中止运行指令，扣1分 吸取液量不准确，扣1分 未清洗管路，扣1分 测定完，未复位到待机状态，扣1分 测定参数查看 1.项目名称选错，扣2分 2.测定波长选错，扣2分 3.光径未按要求设定，扣2分 4.延迟时间未按要求设定，扣2分 5.吸液量未按要求设定，扣2分 6.检测方法未按要求设定，扣2分		
3	结果记录	打印结果签字，报告单填写正确、完整并与打印结果一致	2	结果填写不规范、无单位或单位不正确，扣2分		
		结果扣分计算 项目结果分为50分； 测定结果的相对误差 $\alpha = (\lvert X - T \rvert / T)$（$X$为测定值，$T$为靶值）	50	相对误差 $\alpha \leqslant 60\%$，扣 $50 \times \alpha$ 分		
				相对误差 $\alpha > 60\%$，扣50分		

续表

序号	项目	考核内容	分值	扣分标准	扣分	备注
4	职业素养	操作结束清理工作台、物品放到指定位置	6	不清理、物品没放到指定位置，扣1分		
		医疗垃圾分类放入指定污物缸、锐器盒、垃圾回收桶，消毒台面		垃圾未分类放置、未整理、消毒实验台面，扣1分		
		保护器材		损坏器材，扣1分		
		生物安全防护		划伤，液体外流，吸量管、移液枪直接置于实验台面或跌落，扣2分		
		操作结束后手的消毒		操作结束后未消毒手部，扣1分		
5	总体印象	安全，规范，流畅，完成质量好	2	从生物安全、规范操作、完成质量等方面酌情考虑，最多扣2分		

项目四　回收试验

一、目标

（一）知识目标

1.掌握回收试验的设计原理、基本方法及实验数据处理的方法。
2.熟悉回收试验的具体操作及注意事项。

（二）能力目标

1.能独立完成回收试验的操作。
2.能及时发现和解决实验中出现的问题。

（三）素质目标

1.具有严谨操作的实验习惯。
2.养成检验质量至上的意识。

二、原理

回收试验主要是用来分析某临床检测方法正确测定加入常规分析样品的纯分析物的能力，目的是测定比例系统误差，以此来评价候选方法的准确度（accuracy）。通过将被分析的纯品标准液加入患者标本中，作为分析标本，另将患者的原始样品加入相同量的无分析物的溶液作为基础样品，然后用相同的检测方法进行测定，以两者测定结果的差值作为回收量。测定值与理论值之比乘以100%即为回收率，合格的回收率应为100%±5%。

本实验通过GOD-POD法测定生理盐水中加入血糖的回收率，计算该法的比例系统误差以评价方法的准确度。

三、仪器设备和器材

（一）试剂

葡萄糖标准液（80mmol/L），生理盐水，GOD-POD法血糖测定试剂盒，血糖浓度在2.2mmol/L左右的患者血清（浆）标本或者混合血清（浆）。

（二）器材及其他

小号试管若干，试管架，微量移液器及配套枪头、枪头盒，1ml、2ml刻度吸管各1支，洗耳球1个，计时器1个，托盘1个。半自动生化分析仪，恒温水浴箱，锐器盒，废液缸，污物缸，垃圾回收桶，胶水，签字笔，记号笔等。

四、内容与操作步骤

（一）标本制备

1. **基础样品**　血清0.9ml+生理盐水0.1ml。
2. **回收样品Ⅰ**　血清0.9ml+80mmol/L葡萄糖标准液0.01ml+生理盐水0.09ml。
3. **回收样品Ⅱ**　血清0.9ml+80mmol/L葡萄糖标准液0.06ml+生理盐水0.04ml。
4. **回收样品Ⅲ**　血清0.9ml+80mmol/L葡萄糖标准液0.09ml+生理盐水0.01ml。

（二）血糖浓度的测定

按GOD-POD试剂盒上的说明测定各个标本的葡萄糖浓度，按表6-7进行操作，每份样品作三次检测，结果取平均值。

表6-7　标本葡萄糖浓度测定操作表

加入物（ml）	空白管	标准管	测定管
血清	—	—	0.02
葡萄糖标准液	—	0.02	—
蒸馏水	0.02	—	—
酶工作液	3.0	3.0	3.0

混匀，37℃水浴，保温10分钟，在波长505nm，用半自动化生化分析仪读其测定值并打印结果（以上各加液量及参数以选用的试剂盒使用要求为准）。

（三）计算

1. **加入浓度计算**　加入浓度（mmol/L）=标准液浓度（mmol/L）×标准液的量（ml）/（血

清量+标准液量+生理盐水量）（ml）

2.回收浓度计算 回收浓度=回收样品测定浓度−基础样品测定浓度

3.回收率计算 回收率（%）=回收浓度/加入浓度 × 100%

4.结果记录 将计算结果填写在回收试验的数据处理表6–8中。

表6–8 回收试验的数据处理表

样品	测定浓度（mmol/L）	回收浓度（mmol/L）	加入浓度（mmol/L）	回收率（%）
基础样品				
回收样品Ⅰ				
回收样品Ⅱ				
回收样品Ⅲ				
平均回收率				

五、注意事项

1.准确加量 这是本实验最主要的关键技术，因为被分析物的理论值是根据加入标准液的体积及原样品的体积计算所得，如果吸样量稍有误差，就会直接影响检测结果。所以，选择经过校准的吸管，严格地清洗与干燥，按照正规的要求进行吸量非常重要。

2.样品浓度 样品中加入标准液后，总浓度必须在测定方法的分析范围之内，加入标准液后，最好使实验样品的被测浓度达到医学决定水平的浓度。一般需要测定加入高、中、低三种不同浓度的回收试验，计算平均回收率。

3.加入标准液的体积 加入标准液的体积在整个样品中的占比要小，一般要求在10%以内，以避免检测样本时血清被过度稀释而导致误差发生改变或者消失。

六、思考题

加入标准液的体积控制在10%以内的目的是什么？

七、评价标准

回收试验操作评价标准见表6–9。

表6–9 回收试验操作评价标准

序号	项目	考核内容	分值	扣分标准	扣分	备注
1	准备工作	仪表端庄、头发符合要求，着白大衣、帽、口罩、手套	4	仪表、着装不整，漏缺某一项，扣2分		
		合理摆放项目器材、试剂及标本		工作台面凌乱，器材、试剂及标本漏缺，扣2分		

序号	项目	考核内容	分值	扣分标准	扣分	备注
2	操作流程	标本制备 1.试管4支编号 2.基础样品加样：血清0.9ml+0.1ml生理盐水 3.回收样品Ⅰ加样：血清0.9ml+80mmol/L葡萄糖标准液0.01ml+生理盐水0.09ml 4.回收样品Ⅱ加样：血清0.9ml+80mmol/L葡萄糖标准液0.06ml+生理盐水0.04ml 5.回收样品Ⅲ加样：血清0.9ml+80mmol/L葡萄糖标准液0.09ml+生理盐水0.01ml	10	试管无编号，扣2分 基础样品加错液，扣2分 回收样品Ⅰ加错液，扣2分 回收样品Ⅱ加错液，扣2分 回收样品Ⅲ加错液，扣2分		
		Glu测定 1.试管3支编号 2.空白管加蒸馏水20μl 3.标准管加标准液20μl 4.测定管加血清20μl 5.各管分别加酶工作液3.0ml 6.各管置37℃水浴保温10分钟，取出上机测定并打印结果	7	试管无编号，扣1分 空白管未加蒸馏水，扣1分 标准管未加标准液，扣1分 测定管未加血清标本，扣1分 加液量不准，扣1分 加错液，扣1分 水浴时间不准确，扣1分		
		移液枪的使用	5	枪头混用，扣1分 枪头液体未排尽，扣1分 移液枪用完未退除枪头，扣1分 用完未调至最大量程，扣1分 调枪速度过快，扣1分		
		刻度吸管的使用	4	液体吸入洗耳球，扣1分 读数时吸管液体内有气泡，扣1分 读数时视线未与凹液面平行，扣1分 刻度吸管内的剩余液体未倒入废液桶，扣1分		
		恒温水浴箱使用	2	水浴箱温度无核对，扣1分 水浴时不盖水浴箱盖，扣1分		

续表

序号	项目	考核内容	分值	扣分标准	扣分	备注
2	操作流程	半自动生化分析仪的使用 1.项目测定前按仪器要求清洗管路 2.选择项目测定程序 3.按照程序要求，正确选择运行指令 4.准确吸取测试液量 5.两项目间清洗管路 6.参数选择或输入错误 7.项目测定完毕，清洗管路 8.机器复位到待机状态	18	测定前未按要求清洗管路，扣1分		
				测定程序选择错误，扣1分		
				运行程序指令执行错误，或者自行更改、中止运行指令，扣1分		
				吸取液量不准确，扣1分		
				未清洗管路，扣1分		
				测定完，未复位到待机状态，扣1分		
				测定参数查看 1.项目名称选错，扣2分 2.测定波长选错，扣2分 3.光径未按要求设定，扣2分 4.延迟时间未按要求设定，扣2分 5.吸液量未按要求设定，扣2分 6.检测方法未按要求设定，扣2分		
3	结果记录	计算 1.加入浓度计算 加入浓度（mmol/L）=标准液浓度（mmol/L）×标准液的量（ml）/（血清量+标准液量+生理盐水量）（ml） 2.回收浓度计算 回收浓度=回收样品测定浓度−基础样品测定浓度 3.回收率计算 回收率（%）=回收浓度/加入浓度×100%	12	加入浓度计算错误，错一个扣1分，最多扣4分		
				回收浓度计算错误，错一个扣1分，最多扣4分		
				回收率计算错误，扣4分		
		结果扣分计算 项目结果分为30分； 回收率的相对误差 $\alpha = \mid X{-}1 \mid$ （X为回收率）	30	回收率的相对误差 $\alpha \leqslant 5\%$ 者，不扣分		
				回收率的相对误差 $5\% < \alpha \leqslant 60\%$ 者，扣 $30 \times \alpha$ 分		
				$\alpha > 60\%$，扣30分		
4	职业素养	操作结束清理工作台、物品放到指定位置	6	不清理、物品没放到指定位置，扣1分		
		医疗垃圾分类放入指定污物缸、锐器盒、垃圾回收桶，消毒台面		垃圾未分类放置，未整理、消毒实验台面，扣1分		
		保护器材		损坏器材，扣1分		
		生物安全防护		划伤，液体外流，吸量管、移液枪直接置于实验台面或跌落，扣2分		
		操作结束后手的消毒		操作结束后未消毒手部，扣1分		

续表

序号	项目	考核内容	分值	扣分标准	扣分	备注
5	总体印象	安全，规范，流畅，完成质量好	2	从生物安全、规范操作、完成质量等方面酌情考虑，最多扣2分		

项目五　磷酸甘油氧化酶法测定血清甘油三酯

一、目标

（一）知识目标

1.掌握磷酸甘油氧化酶法测定血清甘油三酯的基本原理与方法。

2.熟悉血清甘油三酯变化的临床意义。

3.了解磷酸甘油氧化酶法测定血清甘油三酯的特点和注意事项。

（二）能力目标

1.能独立进行血清甘油三酯的检测。

2.能及时发现和解决实验中出现的问题。

（三）素质目标

1.养成严谨务实、精益求精的工作态度。

2.具有规范操作的意识。

二、原理

血清中甘油三酯（TG）经脂蛋白脂肪酶（LPL）作用，可水解为甘油和游离脂肪酸，甘油在甘油激酶（GK）及三磷酸腺苷（ATP）的作用下，生成3-磷酸甘油，再经磷酸甘油氧化酶（GPO）作用，氧化成磷酸二羟丙酮和过氧化氢（H_2O_2），H_2O_2与4-氨基安替比林及4-氯酚在过氧化物酶（POD）作用下，生成红色醌类化合物，其显色程度与TG的浓度成正比。

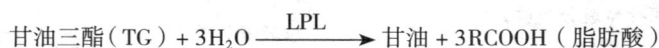

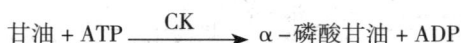

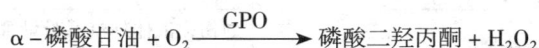

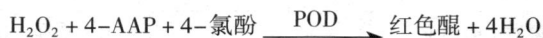

$$\text{甘油三酯（TG）} + 3H_2O \xrightarrow{\text{LPL}} \text{甘油} + 3RCOOH\text{（脂肪酸）}$$

$$\text{甘油} + ATP \xrightarrow{\text{CK}} \alpha\text{-磷酸甘油} + ADP$$

$$\alpha\text{-磷酸甘油} + O_2 \xrightarrow{\text{GPO}} \text{磷酸二羟丙酮} + H_2O_2$$

$$H_2O_2 + 4\text{-AAP} + 4\text{-氯酚} \xrightarrow{\text{POD}} \text{红色醌} + 4H_2O$$

三、仪器设备和器材

磷酸甘油氧化酶法测定血清甘油三酯试剂盒，小号试管若干，试管架，微量移液器及配套枪头盒，1ml、2ml刻度吸管各1支，洗耳球1个，计时器1个，托盘1个，半自动生化分析仪，恒温水浴箱，锐器盒，废液缸，污物缸，垃圾回收桶，胶水，签字笔，记号笔等。

四、内容与操作步骤

取试管三支，标明测定、标准和空白管，按下表操作（见表6–10）。

表6–10　血清甘油三酯测定操作表

加入物（ml）	空白管	标准管	测定管
血清	—	—	0.02
标准液	—	0.02	—
生理盐水	0.02	—	—
酶工作液	2.0	2.0	2.0

混匀，37℃水浴10分钟，波长500nm，用半自动化生化分析仪读其测定值并打印结果（以上各加液量及参数以选用的试剂盒使用要求为准）。

五、注意事项

1.取血后应及时分离血清（或血浆），以免红细胞膜磷脂在磷脂酶的作用下产生游离甘油（free glycerol，FG），或者抗凝剂存在时红细胞内水溢出而稀释血浆降低TG值。分离血浆前，标本最好放于冰水中，并尽快分离，避免TG自发水解出现误差。

2.血清TG易受饮食的影响，进食脂肪后，血清中TG明显上升，2~4小时内即可出现血清浑浊，8小时以后接近空腹水平。因此，做血清TG测定者，要求空腹12小时后再进行采血，并要求72小时内不饮酒，否则会使检测结果偏高。

3.本方法所用酶试剂在4℃避光保存，至少可稳定3~7天，出现红色时不可再用，试剂空白吸光度应≤0.05。

4. TG在12.93mmol/L以下时，线性关系良好，如超出此线性范围或血清明显浑浊，可用生理盐水作倍比稀释后再测。

5.以血浆作标本时，应注意抗凝剂的影响。通常使用EDTA–K_2（1mg/ml）作抗凝剂。

6.参考区间：0.56~1.71mmol/L（50~150mg/dl）；临界值：1.71~2.26mmol/L（150~200mg/dl）；高甘油三酯血症：＞2.26mmol/L（200mg/dl）。

六、临床意义

1. 增高 见于脂肪肝、其他肝病、糖尿病、肾病综合征、胰腺炎、糖原积累病等；冠状动脉粥样硬化、服用激素避孕药、先天性脂蛋白脂肪酶缺陷时TG异常增高。

2. 降低 见于肝功能严重受损、肾上腺皮质功能降低等。

七、思考题

1. 磷酸甘油氧化酶法测定血清三酰甘油的基本原理是什么？
2. 简述血清三酰甘油测定的临床意义。
3. 如何去除游离甘油的干扰？

八、评价标准

血清甘油三酯测定操作评价标准见表6-11。

表6-11 血清甘油三酯测定操作评价标准

序号	项目	考核内容	分值	扣分标准	扣分	备注
1	准备工作	仪表端庄、头发符合要求，着白大衣、帽子、口罩、手套	4	仪表、着装不整，漏缺某一项，扣2分		
		合理摆放项目器材、试剂及标本		工作台面凌乱，器材、试剂及标本漏缺，扣2分		
2	操作流程	TG测定 1. 试管3支编号 2. 空白管加生理盐水20μl 3. 标准管加标准液20μl 4. 测定管加血清20μl 5. 各管分别加酶工作液2.0ml 6. 各管置37℃水浴保温10分钟，取出上机测定并打印结果	7	试管无编号，扣1分		
				空白管未加生理盐水，扣1分		
				标准管未加标准液，扣1分		
				测定管未加血清标本，扣1分		
				加液量不准，扣1分		
				加错液，扣1分		
				水浴时间不准确，扣1分		
		移液枪的使用	5	枪头混用，扣1分		
				枪头液体未排尽，扣1分		
				移液枪用完未退除枪头，扣1分		
				用完未调至最大量程，扣1分		
				调枪速度过快，扣1分		

续表

序号	项目	考核内容	分值	扣分标准	扣分	备注
2	操作流程	刻度吸管的使用	4	液体吸入洗耳球，扣1分		
				读数时吸管液体内有气泡，扣1分		
				读数时视线未与凹液面平行，扣1分		
				刻度吸管内的剩余液体未倒入废液桶，扣1分		
		恒温水浴箱使用	2	水浴箱温度无核对，扣1分		
				水浴时不盖水浴箱盖，扣1分		
		半自动生化分析仪的使用 1.项目测定前按仪器要求清洗管路 2.选择项目测定程序 3.按照程序要求，正确选择运行指令 4.准确吸取测试液量 5.两项目间清洗管路 6.参数选择或输入错误 7.项目测定完毕，清洗管路 8.机器复位到待机状态	18	测定前未按要求清洗管路，扣1分		
				测定程序选择错误，扣1分		
				运行程序指令执行错误，或者自行更改、中止运行指令，扣1分		
				吸取液量不准确，扣1分		
				未清洗管路，扣1分		
				测定完，未复位到待机状态，扣1分		
				测定参数查看 1.项目名称选错，扣2分 2.测定波长选错，扣2分 3.光径未按要求设定，扣2分 4.延迟时间未按要求设定，扣2分 5.吸液量未按要求设定，扣2分 6.检测方法未按要求设定，扣2分		
3	结果记录	打印结果签字，报告单填写正确、完整并与打印结果一致	2	结果填写不规范、无单位或单位不正确，扣2分		
		结果扣分计算 项目结果分为50分； 测定结果的相对误差 $\alpha=(\mid X-T\mid/T)$（X为测定值，T为靶值）	50	相对误差 $\alpha\leqslant60\%$，扣$50\times\alpha$分		
				相对误差 $\alpha>60\%$，扣50分		
4	职业素养	操作结束清理工作台、物品放到指定位置	6	不清理、物品没放到指定位置，扣1分		
		医疗垃圾分类放入指定污物缸、锐器盒、垃圾回收桶，消毒台面		垃圾未分类放置，未整理、消毒实验台面，扣1分		
		保护器材		损坏器材，扣1分		
		生物安全防护		划伤，液体外流，吸量管、移液枪直接置于实验台面或跌落，扣2分		
		操作结束后手的消毒		操作结束后未消毒手部，扣1分		
5	总体印象	安全，规范，流畅，完成质量好	2	从生物安全、规范操作、完成质量等方面酌情考虑，最多扣2分		

实验六　醋酸纤维薄膜电泳法测定血清蛋白质

一、目标

（一）知识目标

1.掌握醋酸纤维薄膜电泳法测定血清蛋白质的基本原理。

2.熟悉醋酸纤维薄膜电泳法测定血清蛋白质的临床意义。

（二）能力目标

1.学会血清蛋白质醋酸纤维薄膜电泳的实验方法。

2.能对结果进行分析。

（三）素质目标

1.养成求真务实的工作态度和细致严谨的工作习惯。

2.养成良好的生物安全防范意识。

二、原理

醋酸纤维薄膜电泳（CAME）是以醋酸纤维薄膜（CAM）作支持物的一种区带电泳技术，将血清样品点样于CAM上，在pH 8.6的缓冲液中电泳时，血清蛋白质均带负电荷，从而会移向正极。由于血清中各蛋白组分等电点不同而致表面净电荷量不等，加之分子大小和形状各异，因而电

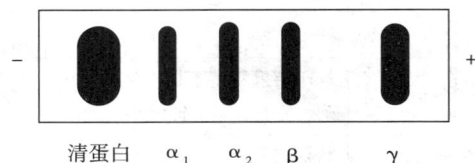

图6-1　正常人血清醋酸纤维薄膜电泳示意图

泳迁移率不同，彼此得以分离。电泳后，CAM经染色和漂洗，可清晰呈现清蛋白（A），α_1，α_2，β和γ-球蛋白5条区带（图6-1）。

三、仪器设备和器材

（一）试剂

1.pH 8.6 0.06mol/L巴比妥－巴比妥钠缓冲液　取巴比妥1.62g，巴比妥钠12.38g，用蒸馏水加热溶解，冷却后定容至1000ml。测试pH值，若pH偏离8.6，可用1mol/L HCl或NaOH校正。

2.染色液

（1）氨基黑10B染色液　称取氨基黑10B 0.5g，加蒸馏水40ml，甲醇50ml和冰醋酸

10ml，混匀，即可。

（2）丽春红S染色液　称取丽春红S 0.4g，三氯醋酸6g，溶于蒸馏水中并定容至100ml。

3.漂洗液

（1）取95%乙醇45ml，冰醋酸5ml和蒸馏水50ml，混匀，即可，用于氨基黑10B染色的漂洗。

（2）3%（V/V）醋酸溶液，用于丽春红S染色的漂洗。

（二）仪器

醋酸纤维薄膜、电泳仪、电泳槽、点样器等。

四、内容与操作步骤

1.将电泳槽置于水平平台上，将缓冲液注入电泳槽中，两边的电极槽缓冲液的高度要在同一平面。

2.在距醋纤膜一端1.5cm用铅笔做好标记，然后将薄膜放进缓冲液中，湿润速度按膜吸收缓冲液的快慢而定，应让其自然浸润。

3.将充分浸透（指膜上没有白色斑痕）的薄膜取出，用滤纸吸去膜上过多的缓冲液。

4.用加样器蘸取血清（10~20μl），垂直印在薄膜粗糙面的加样线上，待样品全部渗入膜内后，移开点样器。

5.电泳：方法如下。

（1）加样后，将薄膜条架于支架两端，点样面朝下，点样侧置于负极端，膜两侧分别搭上纱布，纱布一端垂入缓冲液中。薄膜应位正，平直无弯曲，加上槽盖平衡5分钟后通电电泳。

（2）正确连接电泳槽与电泳仪对应的正负极，开启电源通电。电压10~15V/cm膜总宽。电泳40~60分钟，泳动距离达3.5~4.0cm时即可断电。

6.染色：电泳完毕，断电，用镊子取出薄膜条投入染液5~10分钟，染色过程中不时轻轻晃动染色皿，使染色充分。

7.漂洗：从染液中取出薄膜条并尽量沥去染液，投入漂洗皿中反复漂洗，直至背景漂净为止。此时清晰可见5条色带，待干。

五、注意事项

1.标本　制备新鲜血清标本，不能溶血。点样线要细窄、均匀、集中，点样量不宜过多，保持薄膜清洁。

2.试剂　漂洗液应临时配制，放置时间过长将影响漂洗效果。醋酸纤维薄膜是由醋酸纤维素加工制成的，作为血清蛋白电泳的支持介质，对各种蛋白质几乎完全不吸附，因此无拖尾现象；对染料也不吸附，因此未结合的染料能完全洗掉，无样品处几乎无色。

3.方法

（1）严格控制好电流、电压与电泳时间。电压高，电流强度大，则电泳快，电泳时间虽可缩短，但其产热多，薄膜上水分蒸发也多，严重时会使图谱短而不清晰；相反，电流、电压过低，电泳所需时间延长，由于样品的扩散，也不能获得良好的图谱。一般气温低时，可用较大的电流、电压；气温高时，则宜用较低的电流、电压。

（2）盐桥及醋酸纤维薄膜要放置平整，保证电场均匀。

（3）由于醋酸纤维薄膜吸水量少，因此必须在密闭的容器中进行电泳，并尽量使用较低电流，避免水分蒸发。

六、临床意义

正确分析蛋白质电泳图谱及其扫描曲线，有助于疾病的诊断和鉴别诊断。

1.甲胎蛋白带　脐带血清、胎儿血清、部分原发性肝癌患者血清，在Alb与α_1-球蛋白之间可增加1个条带，一般称为甲胎蛋白带。

2.M蛋白血症　在β与γ-球蛋白后区段的各部分出现一条致密富集的M蛋白带，称为单克隆γ-球蛋白（M蛋白）血症，主要见于多发性骨髓瘤、巨球蛋白血症、重链病以及一些良性M蛋白增多症。

3.蛋白缺乏症　主要包括α_1-抗胰蛋白酶缺乏症、γ-球蛋白缺乏症等。临床上较少见。电泳结果表现为α_1或γ-球蛋白部分缺失或显著降低。

4.肾病　见于急慢性肾炎、肾病综合征、肾功能衰竭等，表现为Alb降低，α_2和β-球蛋白升高。

5.急慢性炎症　表现为α_1、α_2和β三种球蛋白均增高。

6.肝病　包括急慢性肝炎和肝硬化。主要表现为Alb降低，β-和γ-球蛋白增高，出现β和γ-球蛋白难分离而相连的"$\beta-\gamma$桥"，此现象往往是由于IgA增高所致，IgA与肝脏纤维化有关。

七、思考题

1.简述醋酸纤维薄膜电泳法测定血清蛋白的实验原理。

2.应用醋酸纤维薄膜电泳法分离血清蛋白质时应该注意哪些问题？

八、评价标准

血清蛋白质醋酸纤维薄膜电泳操作评价标准见6-12。

表6-12　血清蛋白质醋酸纤维薄膜电泳操作评价标准

序号	项目	考核内容	分值	扣分标准	扣分	备注
1	准备工作	仪表端庄、头发符合要求，着白大衣、帽子、口罩、手套	10	仪表、着装不整，漏缺某一项，扣2分		
		器材检查		器材检测不全面，缺选或多选或台面凌乱，扣2分		
		试剂检查		电泳液未准备或准备不足，扣2分		
				染色液未准备或准备不足，扣2分		
				漂洗液未准备或准备不足，扣2分		
2	操作流程	泡膜 在距醋纤膜一端1.5cm用铅笔做好标记，充分浸透	6	醋酸纤维薄膜未做好标记，扣3分		
				薄膜未充分浸透，仍有白色斑痕，扣3分		
		点样 加样器蘸取血清点样	9	蘸取血清过多或过少，扣3分		
				点样器不垂直，扣3分		
				样本点在光滑面，扣3分		
		电泳 加样后，将薄膜条架于支架两端，点样面朝下，点样侧置于负端，膜两侧分别搭上纱布，纱布一端垂入缓冲液中。薄膜应位正、平直无弯曲，加上槽盖平衡5分钟后通电电泳。正确连接电泳槽与电泳仪对应的正负极，开启电源通电。电压10~15V/cm膜总宽。电泳40~60分钟，泳动距离达3.5~4.0cm时即可断电	30	电泳槽未正确放置，扣3分		
				电泳缓冲液未倒入电泳槽，扣3分		
				膜条点样面不朝下，扣3分		
				点样侧未置于负极端，扣3分		
				膜两侧未分别搭上纱布，扣3分		
				纱布一端未垂入缓冲液中，扣3分		
				薄膜摆放不合理，不平直有弯曲，扣3分		
				未闭合槽盖平衡5分钟，扣3分		
				连接电泳槽与电泳仪对应的正负极不正确，扣3分		
				电泳电压选择不合理，扣3分		
		染色 镊子取出薄膜条投入染液5~10分钟，染色过程中不时轻轻晃动染色皿，使染色充分	9	用手抓取膜条，扣3分		
				染色时间不对，扣3分		
				染色过程没有晃动，扣3分		
		漂洗 从染液中取出薄膜条并尽量沥去染液，投入漂洗皿中反复漂洗，直至背景漂净为止。此时清晰可见5条色带，待干	6	漂洗皿未反复漂洗3遍，扣3分		
				背景漂洗不干净，扣3分		

续表

序号	项目	考核内容	分值	扣分标准	扣分	备注
3	结果记录	电泳结果：可清晰呈现清蛋白（A），α_1，α_2，β 和 γ - 球蛋白5条区带	22	未出现明显区带，扣22分		
				出现1条区带，扣18分		
				出现2条区带，扣14分		
				出现3条区带，扣10分		
				出现4条区带，扣6分		
				出现5条区带，但条带分布不清晰，扣2分		
4	职业素养	操作结束清理工作台、物品放到指定位置	6	不清理、物品没放到指定位置，扣1分		
		医疗垃圾分类放入指定污物缸、锐器盒、垃圾回收桶，消毒台面		垃圾未分类放置，未整理、消毒实验台面，扣1分		
		保护器材		损坏器材，扣1分		
		生物安全防护		划伤，液体外流，吸量管、移液枪直接置于实验台面或跌落，扣2分		
		操作结束后手的消毒		操作结束后未消毒手部，扣1分		
5	总体印象	安全，规范，流畅，完成质量好	2	从生物安全、规范操作、完成质量等方面酌情考虑，最多扣2分		

项目七　脲酶 – 谷氨酸脱氢酶偶联速率法测定血清尿素

一、目标

（一）知识目标

1.掌握脲酶–谷氨酸脱氢酶偶联速率法测定血清尿素的原理。
2.熟悉血清尿素变化的临床意义。
3.能及时发现和解决实验中出现的问题。

（二）能力目标

1.能独立进行血清尿素的检测。
2.能对检测结果进行分析。

（三）素质目标

1.严格按照操作规程进行操作，养成良好的操作习惯。
2.养成良好的生物安全防范意识。

二、原理

尿素经脲酶催化水解生成氨和二氧化碳。在谷氨酸脱氢酶（Glutamate dehydrogenase，GLDH）催化下，氨与 α-酮戊二酸及还原型辅酶Ⅰ（NADH）反应生成谷氨酸与 NAD^+。NADH 在 340nm 波长处有吸收峰，其吸光度下降的速率与待测样品中尿素的含量成正比。反应式如下：

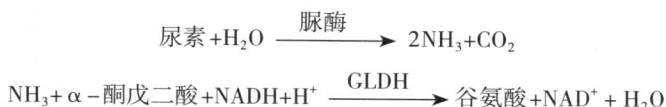

$$尿素+H_2O \xrightarrow{\text{脲酶}} 2NH_3+CO_2$$

$$NH_3+\alpha-酮戊二酸+NADH+H^+ \xrightarrow{\text{GLDH}} 谷氨酸+NAD^+ + H_2O$$

三、仪器设备和器材

血清尿素测定试剂盒，小号试管若干，试管架，微量移液器及配套枪头，枪头盒，1ml、2ml 刻度吸管各 1 支，洗耳球 1 个，计时器 1 个，托盘 1 个。半自动生化分析仪，恒温水浴箱，锐器盒，废液缸，污物缸，垃圾回收桶，胶水，签字笔，记号笔等。

四、内容与操作步骤

取试管三支，标明测定、标准和空白管，按表 6-13 操作。

表6-13 血清尿素测定操作表

加入物（ml）	空白管	标准管	测定管
无氨去离子水	0.01	–	–
标准液	–	0.01	–
样品	–	–	0.01
酶试剂	1.0	1.0	1.0

充分混匀，启动催化反应，波长 340nm，光径 1.0cm，延滞期 30 秒，吸液量 800μl，连续监测吸光度下降速率 60 秒。读取仪器给出的测定值并打印结果（以上各加液量及参数以选用的试剂盒使用要求为准）。

五、注意事项

1.血液标本最好用血清，含 NaF 的血浆由于脲酶活性被抑制可致结果偏低。

2.血红蛋白＞1000mg/dl 对测定有一定的干扰，应避免标本溶血。

3.在 340nm 波长下以去离子水调零，试剂空白的吸光度应大于 1.0，试剂浑浊或吸光度低于 1.0 的不宜使用。采用液体型双试剂有利于试剂稳定。

4.测定过程中，各种器材和去离子水均应无氨离子污染，防止交叉污染，否则结果偏高。

5.本法易受内源性脱氢酶和还原型辅酶的干扰，需采用含LD抑制剂（如高浓度丙酮酸）的双试剂法来测定，否则测定结果偏高。

6.血氨升高时，可使尿素测定结果偏高，采用两点速率法能较好地消除内源性氨的干扰。

7.参考区间：2.8～7.2 mmol/L（或参考试剂盒提供的参考区间）。

六、临床意义

（一）血清尿素浓度增高

1.生理性增高　见于高蛋白饮食。

2.病理性增高

（1）肾前性　如失水、水肿、循环功能不全、心功能不全，休克等引起肾血流量减少，肾小球滤过率减低而使血中尿素潴留。

（2）肾性　急性肾小球肾炎、肾病晚期、肾功能衰竭、慢性肾盂肾炎及中毒性肾炎都可出现血中尿素含量增高。

（3）肾后性疾患　如前列腺肿大、尿路结石、尿道狭窄、膀胱肿瘤致使尿道受压等，都可能使尿路阻塞引起血液中尿素含量增加。

（二）血清尿素减少

较少见，尿素减少表示严重肝病，如肝炎合并广泛性肝坏死。

七、思考题

1.血清尿素增高有什么临床意义？
2.脲酶-谷氨酸脱氢酶偶联法测定血清尿素的基本原理是什么？

八、评价标准

血清尿素测定操作评价标准见表6-14。

表6-14　血清尿素测定操作评价标准

序号	项目	考核内容	分值		扣分	备注
1	准备工作	仪表端庄、头发符合要求，着白大衣、帽子、口罩、手套	4	仪表、着装不整，漏缺某一项，扣2分		
		合理摆放项目器材、试剂及标本		工作台面凌乱，器材、试剂及标本漏缺，扣2分		

续表

序号	项目	考核内容	分值		扣分	备注
2	操作流程	尿素测定 1.试管3支编号 2.空白管加无氨去离子水10μl 3.标准管加标准液10μl 4.测定管加血清10μl 5.各管分别加酶试剂1.0ml 6.上机测定并打印结果	7	试管无编号，扣1分		
				空白管未加无氨去离子水，扣1分		
				标准管未加标准液，扣1分		
				测定管未加血清标本，扣1分		
				加液量不准，扣1分		
				加错液，扣1分		
				水浴时间不准确，扣1分		
		移液枪的使用	5	枪头混用，扣1分		
				枪头液体未排尽，扣1分		
				移液枪用完未退除枪头，扣1分		
				用完未调至最大量程，扣1分		
				调枪速度过快，扣1分		
		刻度吸管的使用	4	液体吸入洗耳球，扣1分		
				读数时吸管液体内有气泡，扣1分		
				读数时视线未与凹液面平行，扣1分		
				刻度吸管内的剩余液体未倒入废液桶，扣1分		
		恒温水浴箱使用	2	水浴箱温度无核对，扣1分		
				水浴时不盖水浴箱盖，扣1分		
		半自动生化分析仪的使用 1.项目测定前按仪器要求清洗管路 2.选择项目测定程序 3.按照程序要求，正确选择运行指令 4.准确吸取测试液量 5.两项目间清洗管路 6.参数选择或输入错误 7.项目测定完毕，清洗管路 8.机器复位到待机状态	18	测定前未按要求清洗管路，扣1分		
				测定程序选择错误，扣1分		
				运行程序指令执行错误，或者自行更改、中止运行指令，扣1分		
				吸取液量不准确，扣1分		
				未清洗管路，扣1分		
				测定完，未复位到待机状态，扣1分		
				测定参数查看 1.项目名称选错，扣2分 2.测定波长选错，扣2分 3.光径未按要求设定，扣2分 4.延迟时间未按要求设定，扣2分 5.吸液量未按要求设定，扣2分 6.检测方法未按要求设定，扣2分		

279

续表

序号	项目	考核内容	分值		扣分	备注
3	结果记录	打印结果签字，报告单填写正确、完整并与打印结果一致	2	结果填写不规范、无单位或单位不正确，扣2分		
		结果扣分计算 项目结果分为50分 测定结果的相对误差 $\alpha=(\lvert X-T \rvert /T)$（$X$为测定值，$T$为靶值）	50	相对误差 $\alpha \leqslant 60\%$，扣 $50 \times \alpha$ 分		
				相对误差 $\alpha > 60\%$，扣50分		
4	职业素养	操作结束清理工作台、物品放到指定位置	6	不清理、物品没放到指定位置，扣1分		
		医疗垃圾分类放入指定污物缸、锐器盒、垃圾回收桶，消毒台面		垃圾未分类放置，未整理、消毒实验台面，扣1分		
		保护器材		损坏器材，扣1分		
		生物安全防护		划伤，液体外流，吸量管、移液枪直接置于实验台面或跌落，扣2分		
		操作结束后手的消毒		操作结束后未消毒手部，扣1分		
5	总体印象	安全，规范，流畅，完成质量好	2	从生物安全、规范操作、完成质量等方面酌情考虑，最多扣2分		

项目八　肌氨酸氧化酶法测定血清肌酐

一、目标

（一）知识目标

1. 掌握肌氨酸氧化酶法测定血清肌酐的实验原理与方法。
2. 熟悉血清肌酐变化的临床意义。
3. 了解血清肌酐测定（肌氨酸氧化酶法）的特点和注意事项。

（二）能力目标

1. 能独立进行血清肌酐的检测。
2. 能对检测结果进行分析。

（三）素质目标

1. 养成细心严谨的工作作风。
2. 具有实事求是的科学态度、勤学善思的学习习惯。
3. 养成良好的生物安全防范意识。

二、原理

肌酐（creatinine，Cr）是肌酸的代谢产物，由肾脏排泄。肌酐测定是反映肾脏排泄功能的常用肾功能试验。肌酐在肌酐酶的催化下生成肌酸，肌酸在肌酸酶的作用催化下水解成肌氨酸和尿素，肌氨酸再经过肌氨酸氧化酶催化，生成甘氨酸、甲醛、过氧化氢，再通过Trinder反应进行显色。

三、仪器设备和器材

肌酐测定试剂盒，小号试管若干，试管架，微量移液器及配套枪头，枪头盒，1ml、2ml刻度吸管各1支，洗耳球1个，计时器1个，托盘1个。722s分光光度计，恒温水浴箱，锐器盒，废液缸，污物缸，垃圾回收桶，胶水，签字笔，记号笔等。

四、内容与操作步骤

（一）操作步骤

取试管三支，标明测定、标准和空白管，按表6-15操作。

表6-15 肌氨酸氧化酶法测定血清肌酐操作表

加入物 / ml	空白管	标准管	测定管
蒸馏水	0.05	—	—
标准品	—	0.05	—
待测血清	—	—	0.05
试剂 I	2	2	2
混匀，置于37℃水浴5分钟，然后以蒸馏水调零，在波长546nm处读取各管的吸光度，分别记为$A_{空白1}$、$A_{标准1}$、$A_{测定1}$。			
试剂 II	1	1	1

充分混匀，置于37℃水浴5分钟，然后以蒸馏水调零，在波长546nm处读取各管的吸光度，分别记为$A_{空白2}$、$A_{标准2}$、$A_{测定2}$。（以上各加液量及参数以选用的试剂盒使用要求为准）。

（二）计算

$$肌酐（\mu mol/L）= \frac{[A_{测定2}-A_{测定1}\times K]-[A_{空白2}-A_{空白1}\times K]}{[A_{标准2}-A_{标准1}\times K]-[A_{空白2}-A_{空白1}\times K]} \times 校准物浓度$$

$$K = \frac{标本体积+试剂 I 体积}{反应液总体积} = \frac{2050\mu l}{3050\mu l} = 0.672$$

五、注意事项

1.标本 溶血对测定结果有明显干扰作用，应选用新鲜无溶血血清，标本于4℃保存可稳定7天。乳糜≤125mg/dl对测定结果没有明显干扰。

2.试剂 如试剂浑浊，或在546nm下以蒸馏水为空白，试剂吸光度大于0.2时，请勿使用。

3.参考区间 血清肌酐：男性62～115μmol/L；女性53～97μmol/L。

六、临床意义

血肌酐测定对晚期肾脏疾病有较大的临床意义。在正常肾血流条件下，血清肌酐升高至176～353μmol/L，提示为中度至严重的肾损害。

肌肉萎缩时血中肌酐含量可降低。

七、思考题

肌酐测定有哪些方法？各自优缺点是什么？

八、评价标准

血清肌酐测定操作评价标准见表6-16。

表6-16　血清肌酐测定操作评价标准

序号	项目	考核内容	分值	扣分标准	扣分	备注
1	准备工作	仪表端庄、头发符合要求，着白大衣、帽子、口罩、手套	4	仪表、着装不整，漏缺某一项，扣2分		
		合理摆放项目器材、试剂及标本		工作台面凌乱，器材、试剂及标本漏缺，扣2分		
2	操作流程	肌酐测定	7	试管无编号，扣1分		
				空白管未加蒸馏水，扣1分		
				标准管未加标准液，扣1分		
				测定管未加血清标本，扣1分		
				加液量不准，扣1分		
				加错液，扣1分		
				水浴时间不准确，扣1分		

续表

序号	项目	考核内容	分值	扣分标准	扣分	备注
2	操作流程	移液枪的使用	5	枪头混用，扣1分		
				枪头液体未排尽，扣1分		
				移液枪用完未退除枪头，扣1分		
				用完未调至最大量程，扣1分		
				调枪速度过快，扣1分		
		刻度吸管的使用	4	液体吸入洗耳球，扣1分		
				读数时吸管液体内有气泡，扣1分		
				读数时视线未与凹液面平行，扣1分		
				刻度吸管内的剩余液体未倒入废液桶，扣1分		
		恒温水浴箱使用	2	水浴箱温度无核对，扣1分		
				水浴时不盖水浴箱盖，扣1分		
		722s分光光度计的使用 1.调波长（546nm） 2.将各管溶液倒入干燥清洁的比色杯，置比色槽中 3.调"T 0"和"T 100%"，重复2次 4.进行比色测定，记录读数，反应液倒回原试管 5.切断光路回位至显示器出现"0.00"	16	无调波长或调波长不准，扣3分		
				无调T 0，扣1分		
				无调T 100%，扣1分		
				调"0"或"100%"无重复，扣1分		
				手指碰触比色杯光滑面，扣1分		
				比色液未达杯高一半，扣1分		
				倒液后未用擦镜纸吸拭杯外壁，扣1分		
				比色杯未正确放于比色槽，扣1分		
				显示器未稳定时读数，扣1分		
				读数不准确，扣1分		
				反应液未倒回原试管，扣1分		
				试管的反应液未倒入废液桶，扣1分		
				比色结束后未切断光路，扣1分		
				比色杯和试管未放入指定回收处，扣1分		
3	结果记录	原始记录填写完整、规范	2	不完整、不规范，扣2分		
		计算过程及结果准确	2	计算过程及结果不正确，扣2分		
		结果扣分计算 项目结果分为50分 测定结果的相对误差 $\alpha = (\lvert X-T \rvert / T)$（$X$为测定值，$T$为靶值）	50	相对误差 $\alpha \leqslant 60\%$，扣 $50 \times \alpha$ 分		
				相对误差 $\alpha > 60\%$，扣50分		

续表

序号	项目	考核内容	分值	扣分标准	扣分	备注
4	职业素养	操作结束清理工作台、物品放到指定位置	6	不清理、物品没放到指定位置，扣1分		
		医疗垃圾分类放入指定污物缸、锐器盒、垃圾回收桶，消毒台面		垃圾未分类放置，未整理、消毒实验台面，扣1分		
		保护器材		损坏器材，扣1分		
		生物安全防护		划伤，液体外流，吸量管、移液枪直接置于实验台面或跌落，扣2分		
		操作结束后手的消毒		操作结束后未消毒手部，扣1分		
5	总体印象	安全，规范，流畅，完成质量好	2	从生物安全、规范操作、完成质量等方面酌情考虑，最多扣2分		

项目九　酶偶联速率法测定血清丙氨酸氨基转移酶活性

一、目标

（一）知识目标

1.掌握血清丙氨酸氨基转移酶（ALT）测定（酶偶联速率法）的原理。
2.熟悉血清ALT变化的临床意义。

（二）能力目标

1.能独立使用半自动生化仪进行血清ALT的检测。
2.能及时发现和解决实验中出现的问题。

（三）素质目标

1.具有规范操作意识。
2.养成良好的生物安全防范意识。

二、原理

在ALT催化下，从丙氨酸转移1个氨基到 α–酮戊二酸上，生成产物谷氨酸和丙酮酸。后者通过乳酸脱氢酶催化下转变成乳酸，在340mm波长条件下检测NADH吸光度下降速率，与ALT的活性成比例。

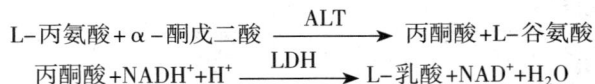

$$L\text{–丙氨酸}+\alpha\text{–酮戊二酸} \xrightarrow{ALT} \text{丙酮酸}+L\text{–谷氨酸}$$
$$\text{丙酮酸}+NADH^++H^+ \xrightarrow{LDH} L\text{–乳酸}+NAD^++H_2O$$

三、仪器设备和器材

ALT测定试剂盒，蒸馏水，小号试管若干，试管架，微量移液器及配套枪头、枪头盒，1ml、2ml刻度吸管各1支，洗耳球1个，计时器1个，托盘1个。半自动生化分析仪、恒温水浴箱、锐器盒、废液缸、污物缸、垃圾回收桶、胶水、签字笔、记号笔等。

四、内容与操作步骤

取试管两支，标明测定管和空白管，按表6-17操作。

表6-17　血清ALT检测操作表

加入物（ml）	空白管	测定管
蒸馏水	0.1	–
血清标本	–	0.1
ALT混合工作液	1.0	1.0

混匀，启动ALT催化反应。波长340nm，光径1.0cm，延滞期60秒，吸液量800μl，连续监测吸光度下降速率60秒。读取仪器给出的测定值并打印结果（以上各加液量及参数以选用的试剂盒使用要求为准）。

五、注意事项

1.副反应：ALT检测中有两个副反应，一是血清中的游离 α–酮酸（如丙酮酸）可消耗NADH；二是血清中谷氨酸脱氢酶（GLDH）增高时，在有氨离子存在的条件下，可消耗NADH，使340nm处吸光度下降值（–ΔA/min）增加，使测定结果偏高。因此，在单试剂检测系统中必须要有足量的LD，才能保证 α–酮酸引起的副反应在规定的延滞期内进行完毕。

2.单试剂法和双试剂法都可用于常规检测，但要特别注意辨别真假双试剂。假的双试剂在试剂1中不含NADH，在孵育期因没有NADH参与，不能消除 α–酮酸的影响。

3.试剂空白吸光度用蒸馏水代替血清，如果试剂空白吸光度下降到1.0，表明NADH大约下降了50%，不能保证ALT检测的线性范围。

4.试剂空白速率用蒸馏水代替血清测定，ALT活力应小于5U/L。造成试剂空白测定值的原因是：LD（工具酶）制品中含有微量的ALT（杂酶）以及NADH的自发氧化所引起的，在计算时应扣除空白值。

5.参考区间：女性 <31U/L，男性 >41U/L。

六、临床意义

ALT主要存在各组织细胞中，以肝细胞中含量最多，正常情况下只有极少量释放入血，血清中ALT活性很低。当肝细胞病变、坏死或肝细胞膜通透性增加时，ALT可大量释放入血，使血中该酶的活性显著升高，故此酶是判断肝细胞损伤的一个常用的指标。

急性肝炎、药物中毒性肝细胞坏死时，血清ALT活性明显升高；肝癌、肝硬化、慢性肝炎、心肌梗死时，血清ALI活性中度升高；阻塞性黄疸、胆管炎时，血清ALT活性轻度升高。

七、思考题

1.酶偶联速率法测定血清ALT的基本原理是什么？

2. ALT测定中有哪两个副反应？如何消除副反应对ALT测定准确性的影响？

八、评价标准

血清ALT测定操作评价标准见表6-18。

表6-18　血清ALT测定操作评价标准

序号	项目	考核内容	分值	扣分标准	扣分	备注
1	准备工作	仪表端庄、头发符合要求，着白大衣、帽子、口罩、手套	4	仪表、着装不整，漏缺某一项，扣2分		
		合理摆放项目器材、试剂及标本		工作台面凌乱，器材、试剂及标本漏缺，扣2分		
2	操作流程	ALT测定 1.试管2支编号 2.空白管加蒸馏水100μl 3.测定管加血清100μl 4.两管各加ALT混合工作液1.0ml 5.上机测定并打印结果	6	试管无编号，扣1分		
				空白管未加蒸馏水，扣1分		
				标准管未加标准液，扣1分		
				测定管未加血清标本，扣1分		
				加液量不准，扣1分		
				加错液，扣1分		
		移液枪的使用	5	枪头混用，扣1分		
				枪头液体未排尽，扣1分		
				移液枪用完未退除枪头，扣1分		
				用完未调至最大量程，扣1分		
				调枪速度过快，扣1分		
		刻度吸管的使用	4	液体吸入洗耳球，扣1分		
				读数时吸管液体内有气泡，扣1分		
				读数时视线未与凹液面平行，扣1分		
				刻度吸管内的剩余液体未倒入废液桶，扣1分		
		恒温水浴箱使用	2	水浴箱温度无核对，扣1分		
				水浴时不盖水浴箱盖，扣1分		

续表

序号	项目	考核内容	分值	扣分标准	扣分	备注
2	操作流程	半自动生化分析仪的使用 1.项目测定前按仪器要求清洗管路 2.选择项目测定程序 3.按照程序要求，正确选择运行指令 4.准确吸取测试液量 5.两项目间清洗管路 6.参数选择或输入错误 7.项目测定完毕，清洗管路 8.机器复位到待机状态	18	测定前未按要求清洗管路，扣1分 测定程序选择错误，扣1分 运行程序指令执行错误，或者自行更改、中止运行指令，扣1分 吸取液量不准确，扣1分 未清洗管路，扣1分 测定完，未复位到待机状态，扣1分 测定参数查看 1.项目名称选错，扣2分 2.测定波长选错，扣2分 3.光径未按要求设定，扣2分 4.延迟时间未按要求设定，扣2分 5.吸液量未按要求设定，扣2分 6.检测方法未按要求设定，扣2分		
3	结果记录	打印结果签字，报告单填写正确、完整并与打印结果一致	2	结果填写不规范、无单位或单位不正确，扣2分		
		结果扣分计算 项目结果分为50分； 测定结果的相对误差 $\alpha = (\|X-T\|/T)$（X为测定值，T为靶值）	50	相对误差 $\alpha \leqslant 60\%$，扣$50 \times \alpha$分 相对误差 $\alpha > 60\%$，扣50分		
4	职业素养	操作结束清理工作台、物品放到指定位置	6	不清理、物品没放到指定位置，扣1分		
		医疗垃圾分类放入指定污物缸、锐器盒、垃圾回收桶，消毒台面		垃圾未分类放置，未整理、消毒实验台面，扣1分		
		保护器材		损坏器材，扣1分		
		生物安全防护		划伤，液体外流，吸量管、移液枪直接置于实验台面或跌落，扣2分		
		操作结束后手的消毒		操作结束后未消毒手部，扣1分		
5	总体印象	安全，规范，流畅，完成质量好	3	从生物安全、规范操作、完成质量等方面酌情考虑，最多扣3分		

287

项目十　临床生化检验室内质控图的绘制

一、目标

（一）知识目标

1.掌握室内质控图的基本原理及Levey-Jennings质控图的绘制方法。
2.熟悉判断规则、失控处理方法。

（二）能力目标

1.能根据数据绘制Levey-Jennings质控图。
2.根据质控规则，对质控图做出分析。

（三）素质目标

1.养成务实求真的工作态度和细致严谨的工作习惯。
2.养成良好的生物安全防范意识。

二、原理

质控图是一种具有质控界限的图形。质控界限通常由受控分析方法对已知标本（通常为质控品）作重复测定获得均值（$\bar{x}$）和标准差（s）来确定。当质控品测定值的点落在质控界限值之内时，一般解释为"在控"。相反，则表示检测过程可能存在问题，认为检测结果"失控"。通过对质控图形的分析，可判断检测过程是否正常，并可判断测定准确度和精密度。

Levey-Jennings质控方法以质控品20次以上测定结果计算均值（$\bar{x}$）和标准差（s），$\bar{x} \pm 2s$为警告限，$\bar{x} \pm 3s$为失控限绘制质控图。每天将质控品随患者标本一起检测，将测定结果填写在质控图上，对质控图形进行分析。

本试验中，将同一质控物进行分装，分发给学生进行测定，收集测定数据。将测定次数作为横坐标（天），测定结果作为纵坐标，绘制质控图。

三、仪器设备和器材

（一）试剂

血糖GOD-POD法检测试剂盒，质控血清。

（二）器材及其他

小号试管若干，试管架，微量移液器及配套枪头、枪头盒，1ml、2ml刻度吸管各1支，洗耳球1个，计时器1个，托盘1个。半自动生化分析仪，恒温水浴箱，锐器盒，废液缸，污物缸，垃圾回收桶，胶水，签字笔，记号笔等。

四、内容与操作步骤

（一）质控物靶值和控质限的确定

以20次重复检测质控物的结果，计算均值（$\bar{x}$）和标准差（s），以$\bar{x} \pm 2s$为警告限，$\bar{x} \pm 3s$为失控限绘制。即在纵坐标上标明$\bar{x}$、$\bar{x} \pm 2s$、$\bar{x} \pm 3s$的标志，并将其具体数值标在左侧标尺上。图中$\bar{x}$线为靶值线，然后用红笔画出平行$\bar{x}$轴的$\bar{x} \pm 2s$线，称为警告线；用蓝笔画出$\bar{x} \pm 3s$线，称为失控线，即为一张"空白质控图"。其中，y轴为浓度单位，x轴为日期或分析批次。质控图上应注明：项目、方法、仪器种类、波长、检测日期、$\bar{x}$、s、CV%及每一小格代表的含量、吸光度和操作者等信息。

（二）测定

将同一质控物分发给20个或组学生进行测定，收集测定数据，模拟20天的检测数据，将检测结果填写在表6-19中。

表6-19　2024年7月血糖项目质控数据表

日期	1	2	3	4	5	6	7	8	9	10	11	12	13	14	15	16	17	18	19	20
测定值（mmol/L）																				

（三）质控图的绘制与记录质控结果

将20组血糖测定结果数据分别标在"空白质控图"上，测定次数为横坐标，测定结果为纵坐标，将测定结果点在图上，直线连接。

（四）分析

依据质控判断规则对质控情况进行分析。

（五）判断规则

质控图测定值正常分布的统计学规律如下。

1. 95%数据落在$\bar{x} \pm 2s$内。

2. 不能有5连续5次结果在同一侧。

3. 不能有5次结果渐升或渐降。

4. 不能连续2个点，落在$\bar{x} \pm 2s$以外。

5. 不应该有落在$\bar{x} \pm 3s$以外的点。

测定结果违反上述规律时，称为失控，表示检测过程可能存在随机误差、系统误差或过失误差。

五、注意事项

（一）质控品的正确使用与保存

在使用和保管质控物时应严格按质控物说明书操作；应根据不同的检测对象，选择适当的质控品：冻干质控品复溶要确保所用溶剂的质量，所加溶剂的剂量要准确，并尽量保持每次加入量的一致性；冻干质控品复溶时应轻轻摇匀，使内容物完全溶解，切忌剧烈振摇；质控品应严格按使用说明书规定方法保存，不使用超过保质期的质控物；质控品要在与患者标本同样测定条件下进行测定。

（二）质控品应与患者待测样本具有相似或相同的基质

质控品应均一、稳定，如条件允许，可储存一年或以上的用量。瓶间变异性应小于分析系统的变异。如果没有商品化质控品，实验室可以自制质控品。所选质控品的浓度应位于临床有意义的浓度范围内。若使用定值质控品，使用说明书上的原有标定值仅供参考。必须由实验室作重复测定来确定暂定和常用均值以及标准差。

（三）质控图中心线与控制限的设定

质控图通过统计均值 $\bar{x}$ 和标准差 s 的状况来衡量指标是否在稳定状态，同时选择 $3s$ 来确定一个正常波动的上下限范围（根据正态分布的结论，指标的特征值落在 $\bar{x}+3s$ 之间的概率是 99.73%），使用均值 $\bar{x}$ 作为控制图的中心线（center line，CL），用 $\bar{x}+3s$ 作为控制上限（upper control limit，UCL），用 $\bar{x}-3s$ 作为控制下限（lower control limit，LCL）。

（四）特殊情况的处理（Grubbs法）

对于某些不是每天开展的项目、有效期较短的试剂盒的项目，用上述方法计算获得均值 $\bar{x}$ 和标准差有很大的难度。采用Grubbs法，只需连续测定3次，即可对第3次检验结果进行检验和控制。当检测超过20次后，可转入使用常规的质控方法进行质控。

（五）失控后处理

操作者在测定质控时，如发现质控数据违背了质控规则，应填写失控报告单，上交专业主管，由专业主管做出是否发出与测定质控物相关的那批患者标本检验报告的决定。

（六）失控原因分析

失控信号的出现受多种因素的影响，包括操作上的失误，试剂、校准品、质控品的失效，仪器维护不良以及采用的质控规则、控制限范围、一次测定的质控标本数等。失控信号一旦出现就意味着与测定质控品相关的那批患者标本报告可能作废。此时，首先要尽量查明导致失控的原因，然后再随机挑选出一定比例（5%或10%）的患者标本进行重新测定，最后根据既定标准判断先前测定结果是否可接受，对失控做出恰当的判断。对判断为真失控的情况，应在重做质控结果在控后，再对相应的所有失控患者标本进行重新测定。如失控信号被判断为假失控时，常规测定报告可以按原先测定结果发出，不必重做。

六、思考题

1.如何绘制临床生化检验室内质控图？

2.如何进行失控原因的分析？失控后如何处理？

七、评价标准

临床生化室内质控图的绘制评价标准见表6-20。

表6-20　临床生化室内质控图的绘制评价标准

序号	项目	考核内容	分值	扣分标准	扣分	备注
1	准备工作	仪表端庄、头发符合要求，着白大衣、帽子、口罩、手套	4	仪表、着装不整，漏缺某一项，扣2分		
		合理摆放项目器材、试剂及标本		工作台面凌乱，器材、试剂及标本不全面或漏缺某一项，扣2分		
2	操作流程	质控物靶值和控制限的确定以20次重复检测质控物的结果，计算均值（$\bar{x}$）和标准差（s），以$\bar{x} \pm 2s$为警告限，$\bar{x} \pm 3s$为失控限绘制。即在纵坐标上标明$\bar{x}$、$\bar{x} \pm 2s$、$\bar{x} \pm 3s$的标志，并将其具体数值标在左侧标尺上。图中$\bar{x}$线为靶值线，然后用红笔画出平行$\bar{x}$轴的$\bar{x} \pm 2s$线，称为警告线；用蓝笔画出$\bar{x} \pm 3s$线，称为失控线，即为一张"空白质控图"。其中，y轴为浓度单位，x轴为日期或分析批次。质控图上应注明：项目、方法、仪器种类、波长、检测日期、$\bar{x}$、s、CV%及每一小格代表的含量、吸光度和操作者等信息	24	均值计算错误，扣2分		
				标准差s计算错误，扣2分		
				变异系数CV%计算错误，扣2分		
				未标出y轴，扣2分		
				未标出x轴，扣2分		
				未在纵坐标上标明$\bar{x}$的标志，扣2分		
				未在纵坐标上标明$\bar{x} \pm 2s$的标志，扣2分		
				未在纵坐标上标明$\bar{x} \pm 3s$的标志，扣2分		
				未将具体数值标在左侧标尺，扣2分		
				未用红笔画$\bar{x} \pm 2s$警告线，扣2分		
				未用蓝笔画出$\bar{x} \pm 3s$线，称为失控线，扣2分		
				质控图上未注明：项目、方法、仪器种类、波长、检测日期、$\bar{x}$、s、CV%及每一小格代表的含量、吸光度和操作者等信息，或漏缺，扣2分		

序号	项目	考核内容	分值	扣分标准	扣分	备注
2	操作流程	测定 将同一质控物分发给20个或组学生进行测定，收集测定数据，模拟20天的检测数据，填写测定项目质控数据表	10	未使用相同批号质控血清，扣2分		
				试管无编号，扣1分		
				空白管未加蒸馏水，扣1分，扣1分		
				标准管未加标准液，扣1分		
				测定管未加标本，扣1分		
				加液量不准，扣1分		
				加错液，扣1分		
				水浴时间不准确，扣1分，扣1分		
				数据填写不正确，扣1分，扣1分		
		质控图的绘制与记录质控结果 将20组血糖测定结果数据分别标在"空白质控图"上，测定日期为横坐标，测定结果为纵坐标，将测定结果点在图上，直线连接	20	血糖测定结果数据未标在"空白质控图"上，或标记不准确，或标记不全面，缺一个扣0.5分，最多扣10分		
				测定结果间未用直线连接，少一条扣1分，最多扣10分		
		分析 依据质控判断规则对质控情况进行分析	24	未能根据规则正确判断数据，最多扣24分		
3	结果记录	根据分析结果记录质控在控还是失控	10	未正确记录在控还是失控，扣10分		
4	职业素养	操作结束清理工作台、物品放到指定位置	5	不清理、物品没放到指定位置，扣1分		
		医疗垃圾分类放入指定污物缸、锐器盒、垃圾回收桶，消毒台面		垃圾未分类放置，未整理、消毒实验台面，扣1分		
		生物安全防护		划伤，液体外流，吸量管、移液枪直接置于实验台面或跌落，扣2分		
		操作结束后手的消毒		操作结束后未消毒手部，扣1分		
5	总体印象	安全，规范，流畅，完成质量好	3	从生物安全、规范操作、完成质量等方面酌情考虑，最多扣3分		

第二部分 生物化学检验综合技能项目

项目十一 糖代谢紊乱检验

一、目标

（一）知识目标

掌握糖代谢紊乱疾病相关检测方法及临床意义；糖尿病的症状、诊断标准。

（二）能力目标

1.能团队协作完成项目方案的设计及项目检测。

2.具备完成项目的梳理及汇报的能力。

（三）素质目标

1.养成一定的临床思维。

2.具备良好的沟通、表达能力。

3.具备良好的团队合作精神。

二、项目任务

正常人空腹血糖浓度是在3.89~6.11mmol/L。高血糖是指空腹血糖浓度高于正常上限7.0mmol/L。

糖尿病（diabetes mellitus）是一组由遗传和环境因素相互作用而引起的临床综合征，因胰岛素分泌绝对不足或相对不足以及靶组织细胞对胰岛素敏感性降低，引起糖、蛋白、脂肪、水和电解质等一系列代谢紊乱。临床以高血糖为主要标志，久病可引起多系统损害。病情严重或应激时可发生多种急性代谢性紊乱。

糖尿病患者长期高血糖常见各种并发症的发生。按并发症的起病快慢，可分为急性并发症和慢性并发症两大类，糖尿病的慢性并发症可遍及全身各器官，主要是由于长期高血糖使蛋白质发生非酶促糖基化反应，形成大分子的糖化产物，导致眼、肾、神经、心脏和血管等多器官损害。临床上常常是以一些并发症为线索而发现糖尿病。急性并发症除常见的感染外，还有糖尿病酮症酸中毒、糖尿病非酮症高渗性昏迷、糖尿病乳酸酸中毒昏迷等，为糖尿病常见的死亡原因。通过对糖代谢紊乱疾病患者进行相关检测，可以及时发现诊断，进一步对治疗的疗效进行判断。

案例：患者，女，55岁，身高158cm，体重65kg，上次体检空腹血糖为6.8mmol/L，近日感易疲乏，口渴，来医院就诊。你认为需要做什么实验室检查？应采用何种方法检测？检测结果可否诊断为糖尿病？若不能，还需要做哪些检查？

1.按照案例中提供的信息，查阅教材、文献、网络资源，完成患者基本情况分析。

2.根据基本情况分析，选择合适检测项目及方法并实施。

3.检测结果报告及判断。

4.完成项目PPT的制作及汇报。

三、材料准备

（一）标本

待测血清标本。

（二）试剂

血糖检测试剂盒，蒸馏水，生理盐水等。

（三）器材

半自动生化分析仪、微量移液器、移液管、离心管。

四、项目实施

（一）分组

学生4~6人一组，讨论患者基本情况，分工，制订项目实施方案。

（二）流程

糖代谢紊乱检验项目实施见图6-2。

（三）结果报告

对患者情况下一步做哪些检查进行分析。

（四）项目总结

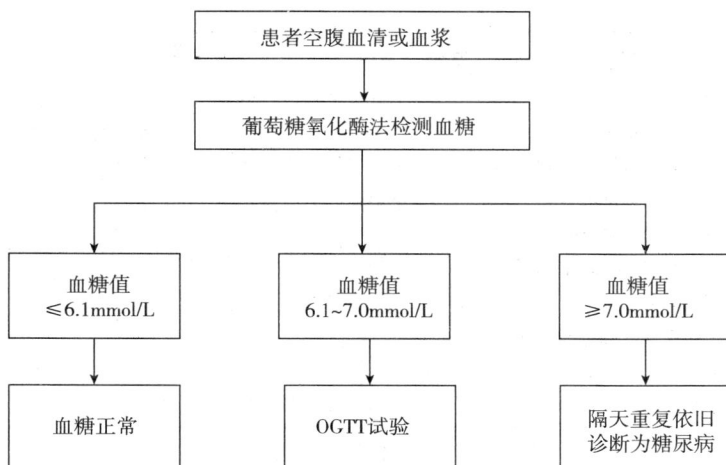

图 6-2　糖代谢紊乱检验项目实施流程图

五、评价与考核

采用表6-21《糖代谢紊乱检验项目评价考核表》进行评价。

表6-21　糖代谢紊乱检验项目评价考核表

评价内容 （100分）	考核要点	项目分值	得分	备注
项目方案设计（15分）	文献查阅	3		
	方案设计	10		
	创新性	2		
项目过程评价（60分）	血糖测定	60		见表6-22
项目总结（25分）	自评	3		
	组评	3		
	师评	9		
	项目报告	10		

表6-22　葡萄糖氧化酶法测定血糖项目过程评价表

序号	项目	考核内容	分值	扣分标准	扣分	备注
1	准备工作	仪表端庄、头发符合要求，着白大衣、帽子、口罩、手套	2	仪表、着装不整，漏缺某一项，扣2分		
		合理摆放项目器材、试剂及标本	2	工作台面凌乱，器材、试剂及标本漏缺，扣2分		

续表

序号	项目	考核内容	分值	扣分标准	扣分	备注
2	操作流程	血糖测定 1.试管3支编号 2.空白管加蒸馏水20μl 3.标准管加标准液20μl 4.测定管加血清20μl 5.各管分别加酶酚混合试剂3.0ml 6.各管置37℃水浴保温10分钟，取出上机测定并打印结果	7	试管无编号，扣1分		
				空白管未加蒸馏水，扣1分		
				标准管未加标准液，扣1分		
				测定管未加血清标本，扣1分		
				加液量不准，扣1分		
				加错液，扣1分		
				水浴时间不准确，扣1分		
		移液枪的使用	5	枪头混用，扣1分		
				枪头液体未排尽，扣1分		
				移液枪用完未退除枪头，扣1分		
				用完未调至最大量程，扣1分		
				调枪速度过快，扣1分		
		刻度吸管的使用	4	液体吸入洗耳球，扣1分		
				读数时吸管液体内有气泡，扣1分		
				读数时视线未与凹液面平行，扣1分		
				刻度吸管内的剩余液体未倒入废液桶，扣1分		
		恒温水浴箱使用	2	水浴箱温度无核对，扣1分		
				水浴时不盖水浴箱盖，扣1分		
		半自动生化分析仪的使用 1.项目测定前按仪器要求清洗管路 2.选择项目测定程序 3.按照程序要求，正确选择运行指令 4.准确吸取测试液量 5.两项目间清洗管路 6.参数选择或输入错误 7.项目测定完毕，清洗管路 8.机器复位到待机状态	18	测定前未按要求清洗管路，扣1分		
				测定程序选择错误，扣1分		
				运行程序指令执行错误，或者自行更改、中止运行指令，扣1分		
				吸取液量不准确，扣1分		
				未清洗管路，扣1分		
				测定完，未复位到待机状态，扣1分		
				测定参数查看 1.项目名称选错，扣2分 2.测定波长选错，扣2分 3.光径未按要求设定，扣2分 4.延迟时间未按要求设定，扣2分 5.吸液量未按要求设定，扣2分 6.检测方法未按要求设定，扣2分		

续表

序号	项目	考核内容	分值	扣分标准	扣分	备注
3	结果记录	打印结果签字，报告单填写正确、完整并与打印结果一致	2	结果填写不规范、无单位或单位不正确，扣2分		
		结果扣分计算 项目结果分为50分； 测定结果的相对误差 $\alpha = (\|X-T\|/T)$ （X 为测定值，T 为靶值）	50	相对误差 $\alpha \leq 60\%$，扣 $50 \times \alpha$ 分		
				相对误差 $\alpha > 60\%$，扣50分		
4	职业素养	操作结束清理工作台、物品放到指定位置	6	不清理、物品没放到指定位置，扣1分		
		医疗垃圾分类放入指定污物缸、锐器盒、垃圾回收桶，消毒台面		垃圾未分类放置、未整理、消毒实验台面，扣1分		
		保护器材		损坏器材，扣1分		
		生物安全防护		划伤、液体外流、吸量管、移液枪直接置于实验台面或跌落，扣2分		
		操作结束后手的消毒		操作结束后未消毒手部，扣1分		
5	总体印象	安全，规范，流畅，完成质量好	2	从生物安全，规范操作，完成质量等方面酌情考虑，扣2分		

六、思考题

1.糖尿病的诊断标准是什么？

2.糖尿病综合防治原则是什么？

七、项目报告单

生物化学检验项目报告单见表6-23。

表6-23　生物化学检验项目报告单

一、项目任务
二、项目设计

续表

三、任务分配

姓名	学号	任务

四、项目实施及结果记录

五、项目评价（自评、组评、师评）

六、项目综合成绩

成绩=项目方案设计×15%＋项目过程评价×60%＋项目总结×25%

成绩：

年　　月　　日

项目十二　肝功能试验相关检测

一、目标

（一）知识目标

1.掌握肝功能试验相关检测方法及临床意义。

2.理解肝功能检测试验的总体评价。

（二）能力目标

1.能团队协作完成项目方案的设计及项目检测。

2.具备完成项目的梳理及汇报的能力。

（三）素质目标

1.养成学生对常见肝脏疾病的综合分析诊断能力。

2.培养学生的自主学习能力、沟通能力、创新能力。

二、项目任务

肝脏是人体内最大的多功能实质性器官。它几乎参与体内一切物质的代谢，而且还具有分泌、排泄和生物转化等重要功能，同时还参与机体血容量调节、体液平衡和免疫吞噬等作用。

肝脏的生理、生化功能极为复杂，为检验肝脏完整性，有无疾病和损伤，从不同方面检查肝脏（包括胆道）的实验项目，针对性、特异性与敏感性各有不同。临床上常将肝脏实验室检查统称"肝功能检验"，包括功能、损伤、病原生物、异常增生、肿瘤和免疫学等各种检验。

案例： 患者，男，62 岁，有血吸虫病史和慢性肝炎史，因出现皮肤、巩膜黄染、消瘦、食欲不振和便血，收治入院。体检发现：上腹膨大，有腹水。B 超显示：肝脏肿大，且质地较硬，无占位性肿块。现申请肝功能全套检测。

根据所给临床资料，请描述肝功能全套检查都有哪些检查组合，这些项目组合分别有哪些意义？除了肝功能全套外，还需申请哪些监测项目对本病的确诊和鉴别诊断有所帮助？

1.按照患者信息阐述，查阅教材、文献、网络资源，完成患者基本情况分析。

2.根据患者基本情况，选择合适肝功能全套检查组合。回答是否还需要申请其他检测项目。

3.完成血清清蛋白检测。

4.完成PPT的制作及汇报。

三、材料准备

（一）标本

待测血清标本。

（二）试剂

清蛋白检测试剂盒，蒸馏水，生理盐水等。

（三）器材

半自动生化分析仪、微量移液器、移液管、离心管。

四、项目实施

（一）分组

学生4～6人一组，讨论患者基本情况，分工，制订项目实施方案。

（二）流程

血清清蛋白检测流程见图6-3。

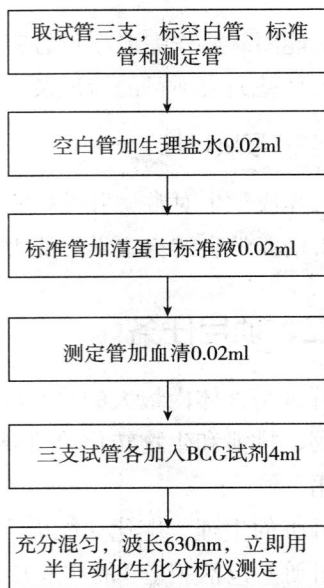

五、评价与考核

采用表6-24《肝功能试验相关检测项目评价考核表》进行评价。

取试管三支，标空白管、标准管和测定管

空白管加生理盐水0.02ml

标准管加清蛋白标准液0.02ml

测定管加血清0.02ml

三支试管各加入BCG试剂4ml

充分混匀，波长630nm，立即用半自动化生化分析仪测定

图6-3　血清清蛋白检测流程图

表6-24　肝功能试验相关检测项目评价考核表

评价内容 （100分）	考核要点	项目分值	得分	备注
项目方案设计 （15分）	文献查阅	3		
	方案设计	10		
	创新性	2		
项目过程评价 （60分）	血清清蛋白测定	60		见表6-25
项目总结 （25分）	自评	3		
	组评	3		
	师评	9		
	项目报告	10		

表6-25　血清清蛋白测定项目过程评价表

序号	项目	考核内容	分值	扣分标准	扣分	备注
1	准备工作	仪表端庄、头发符合要求，着白大衣、帽子、口罩、手套	2	仪表、着装不整，漏缺某一项，扣2分		
		合理摆放项目器材、试剂及标本	2	工作台面凌乱，器材、试剂及标本不全面或漏缺某一项，扣2分		

续表

序号	项目	考核内容	分值	扣分标准	扣分	备注
2	操作流程	Alb测定 1.试管3支编号 2.空白管加生理盐水20μl 3.标准管加清蛋白标准液20μl 4.测定管加血清20μl 5.各管分别加BCG试剂4.0ml 6.各管置37℃水浴保温10分钟，取出上机测定并打印结果	7	试管无编号，扣1分 空白管未加生理盐水，扣1分 标准管未加标准液，扣1分 测定管未加血清标本，扣1分 加液量不准，扣1分 加错液，扣1分 水浴时间不准确，扣1分		
		移液枪的使用	5	枪头混用，扣1分 枪头液体未排尽，扣1分 移液枪用完未退除枪头，扣1分 用完未调至最大量程，扣1分 调枪速度过快，扣1分		
		刻度吸管的使用	4	液体吸入洗耳球，扣1分 读数时吸管液体内有气泡，扣1分 读数时视线未与凹液面平行，扣1分 刻度吸管内的剩余液体未倒入废液桶，扣1分		
		恒温水浴箱使用	2	水浴箱温度无核对，扣1分 水浴时不盖水浴箱盖，扣1分		
		半自动生化分析仪的使用 1.项目测定前按仪器要求清洗管路 2.选择项目测定程序 3.按照程序要求，正确选择运行指令 4.准确吸取测试液量 5.两项目间清洗管路 6.参数选择或输入错误 7.项目测定完毕，清洗管路 8.机器复位到待机状态	18	测定前未按要求清洗管路，扣1分 测定程序选择错误，扣1分 运行程序指令执行错误，或者自行更改、中止运行指令，扣1分 吸取液量不准确，扣1分 未清洗管路，扣1分 测定完，未复位到待机状态，扣1分 测定参数查看 1.项目名称选错，扣2分 2.测定波长选错，扣2分 3.光径未按要求设定，扣2分 4.延迟时间未按要求设定，扣2分 5.吸液量未按要求设定，扣2分 6.检测方法未按要求设定，扣2分		

续表

序号	项目	考核内容	分值	扣分标准	扣分	备注
3	结果记录	打印结果签字，报告单填写正确、完整并与打印结果一致	2	结果填写不规范、无单位或单位不正确，扣2分		
		结果扣分计算 项目结果分为50分；测定结果的相对误差 $\alpha = (|X-T|/T)$（X为测定值，T为靶值）	50	相对误差 $\alpha \leqslant 60\%$，扣$50 \times \alpha$分		
				相对误差 $\alpha > 60\%$，扣50分		
4	职业素养	操作结束清理工作台、物品放到指定位置	6	不清理、物品没放到指定位置，扣1分		
		医疗垃圾分类放入指定污物缸、锐器盒、垃圾回收桶，消毒台面		垃圾未分类放置，未整理、消毒实验台面，扣1分		
		保护器材		损坏器材，扣1分		
		生物安全防护		划伤，液体外流，吸量管、移液枪直接置于实验台面或跌落，扣2分		
		操作结束后手的消毒		操作结束后未消毒手部，扣1分		
5	总体印象	安全，规范，流畅，完成质量好	2	从生物安全、规范操作、完成质量等方面酌情考虑，最多扣2分		

六、思考题

反映肝脏合成能力的检测项目有哪些？

七、项目报告单

生物化学检验项目报告单见表6-26。

表6-26　生物化学检验项目报告单

一、项目任务
二、项目设计

三、任务分配

姓名	学号	任务

四、项目实施及结果记录

五、项目评价（自评、组评、师评）

六、项目综合成绩

成绩=项目方案设计×15%+项目过程评价×60%+项目总结×25%

成绩：

年　　月　　日

参考文献

［1］龚道元,张纪云.临床检验基础［M］.5版.北京：人民卫生出版社,2020.

［2］闫晓华,吴芹,王富伟.血液学检验［M］.北京：中国医药出版社,2019.

［3］尚红，王毓三，申子瑜.全国临床检验操作规程［M］.4版.北京：人民卫生出版社,
2015.

［4］龚道元.临床检验基础实验指导［M］.北京：人民卫生出版社,2014.

［5］姜旭淦，李艳.临床生物化学检验实验指导［M］.4版.北京：中国医药科技出版社,
2020.

［6］倪培华.临床生物化学检验技术实验指导［M］.北京：人民卫生出版社,2015.

［7］汪晓静.寄生虫学检验［M］.5版.北京：人民卫生出版社,2023.

［8］李士根，陈盛霞，李晓霞.人体寄生虫学实验与学习指导［M］.北京：人民卫生出
版社,2023.

［9］林逢春，孙中文.免疫学检验［M］.5版.北京：人民卫生出版社,2020.

［10］季育华.临床检验免疫学实验指导［M］.北京：高等教育出版社,2006.

［11］曾常茜.临床免疫学检验实验指导［M］.4版.北京：中国医药科技出版社,2019.

［12］胡生梅.微生物检验技术实训［M］.北京：化学工业出版社,2012.

［13］李剑平,吴正吉.微生物学检验［M］.5版.北京：人民卫生出版社,2020.

［14］马少宁.医学检验职业技能实训与评价指南［M］.北京:人民卫生出版社,2011.